EU TE ODEIO
não me deixe

JEROLD JAY KREISMAN & HAL STRAUS

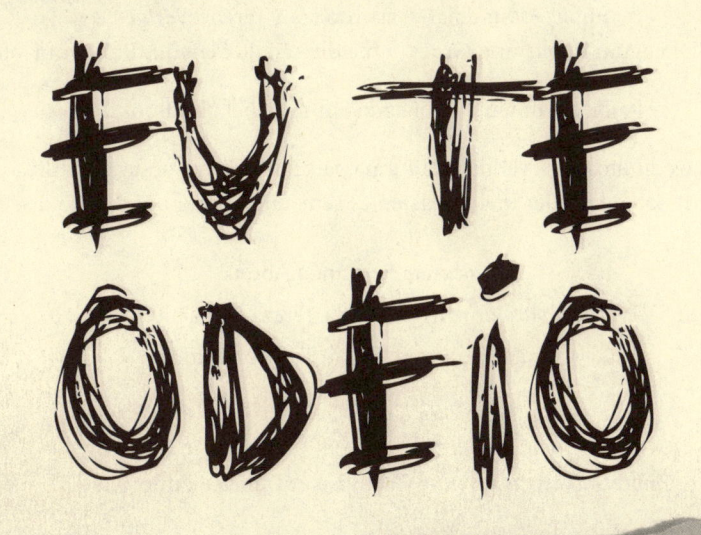

EU TE ODEIO

não me deixe

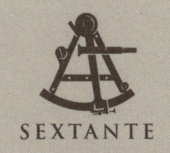

Sextante

Título original: *I Hate You – Don't Leave Me*

Copyright © 2021 por Jerold J. Kreisman, MD, e Hal Straus
Copyright da tradução © 2023 por GMT Editores Ltda.

Publicado mediante acordo com TarcherPerigee,
um selo da Penguin Publishing Group, uma divisão da Penguin Random House LLC.

Originalmente publicado em 1989 pela HPBooks.

Todos os direitos reservados. Nenhuma parte deste livro pode ser utilizada ou reproduzida sob quaisquer meios existentes sem autorização por escrito dos editores.

tradução: Fernanda Abreu
preparo de originais: Ana Tereza Clemente
revisão: Hermínia Totti e Tereza da Rocha
diagramação: Valéria Teixeira
capa: Natali Nabekura
impressão e acabamento: Cromosete Gráfica e Editora Ltda.

CIP-BRASIL. CATALOGAÇÃO NA PUBLICAÇÃO
SINDICATO NACIONAL DOS EDITORES DE LIVROS, RJ

K92e

Kreisman, Jerold J.
    Eu te odeio : não me deixe / Jerold J. Kreisman, Hal Straus ; [tradução Fernanda Abreu]. - 1. ed. - Rio de Janeiro : Sextante, 2023.
    304 p. ; 23 cm.

    Tradução de: I hate you – don't leave me
    ISBN 978-65-5564-689-4

    1. Distúrbios de personalidade. 2. Distúrbios de personalidade borderline. I. Straus, Hal. II. Abreu, Fernanda. III. Título.

23-84547   CDD: 616.8582
                  CDU: 616.89-008.485

Gabriela Faray Ferreira Lopes - Bibliotecária - CRB-7/6643

Todos os direitos reservados, no Brasil, por
GMT Editores Ltda.
Rua Voluntários da Pátria, 45 – Gr. 1.404 – Botafogo
22270-000 – Rio de Janeiro – RJ
Tel.: (21) 2538-4100 – Fax: (21) 2286-9244
E-mail: atendimento@sextante.com.br
www.sextante.com.br

Como tudo, para Doody

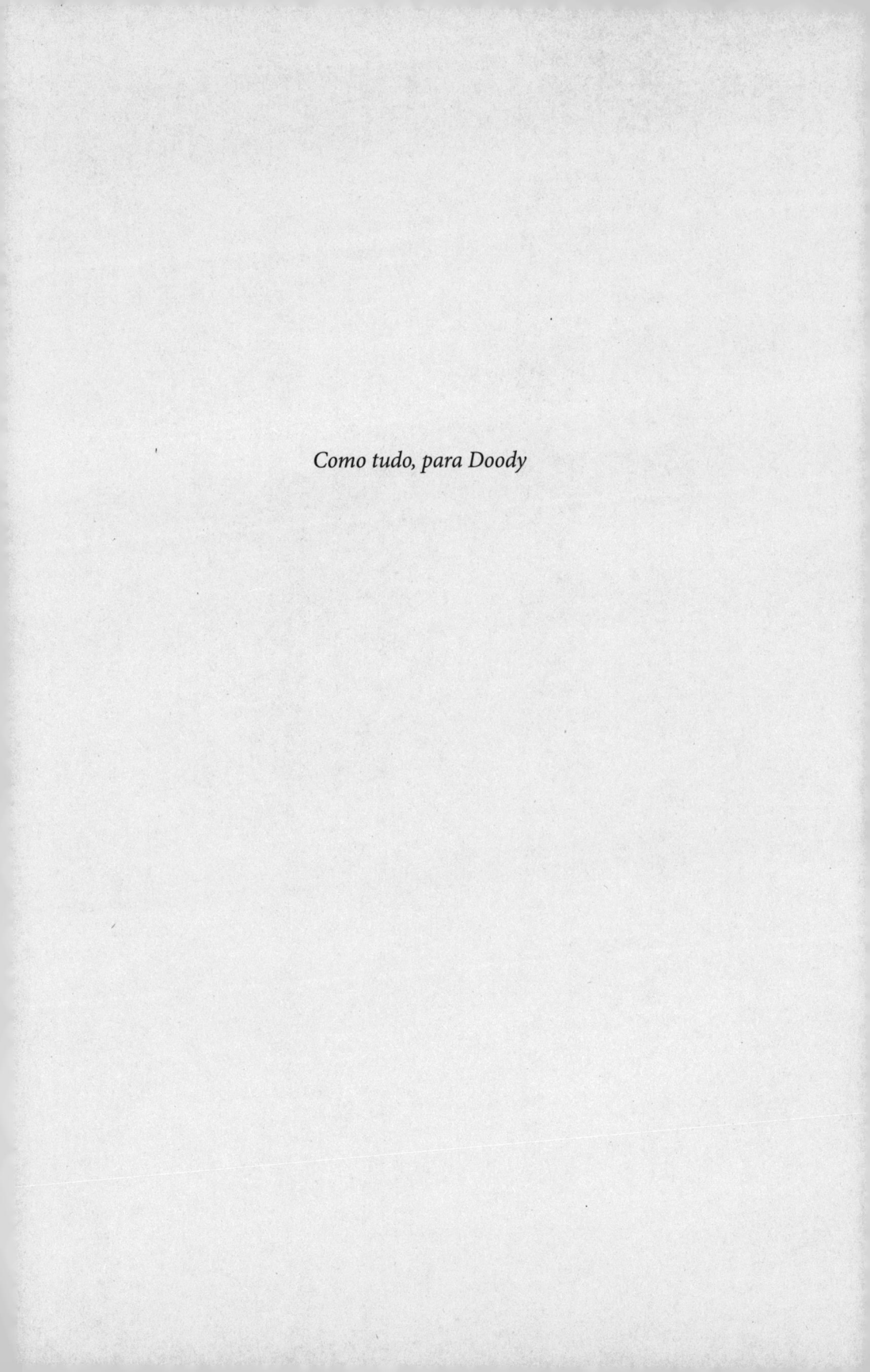

Sumário

Prefácio — 9

Nota aos leitores — 11

CAPÍTULO UM
O mundo do transtorno da personalidade borderline — 13

CAPÍTULO DOIS
Caos e vazio — 34

CAPÍTULO TRÊS
Raízes da síndrome borderline — 67

CAPÍTULO QUATRO
A sociedade borderline — 87

CAPÍTULO CINCO
O sistema de comunicação **SET-UP** — 121

CAPÍTULO SEIS
Parentes e amigos: como lidar — 152

CAPÍTULO SETE
Como buscar, encontrar e perseverar na terapia — 182

CAPÍTULO OITO
Abordagens psicoterapêuticas específicas — 214

CAPÍTULO NOVE
Remédios: a ciência e a promessa   231

CAPÍTULO DEZ
Compreender e curar   244

APÊNDICE A
Modelos alternativos para o diagnóstico do TPB   261

APÊNDICE B
Evolução da síndrome borderline   267

Agradecimentos   277

Referências   279

Notas   283

Prefácio

Este livro foi publicado pela primeira vez em 1989. É muito gratificante produzir esta edição revisada e atualizada. Ficamos lisonjeados pelo fato de o nosso livro, depois de mais de três décadas de seu lançamento e de ter sido traduzido para dez idiomas, continuar sendo um recurso importante mundo afora, tanto para o público em geral quanto para os profissionais. Esta revisão, portanto, é muito importante.

Nos dez anos desde a última revisão que fizemos, ocorreram avanços significativos nos campos da neurobiologia, da fisiologia e da genética. Teorias desenvolvimentistas foram refinadas e novas abordagens de tratamento sugiram. Para o público profissional, preservamos o material de referência clássico, que suplementamos com as referências e os recursos mais atualizados até o prazo final de entrega desta nova edição. Para o público leigo, tentamos destrinchar mais uma vez conceitos científicos e teóricos complexos e dar a eles termos acessíveis à leitura; com esse fim, incluímos outros estudos de caso e exemplos de pacientes para ilustrar melhor os conceitos.

Eu te odeio – Não me deixe surgiu inicialmente da frustração do autor principal, na prática clínica, com a falta de informação organizada, tanto para os pacientes quanto para muitos profissionais, sobre um distúrbio em grande parte desconhecido, ou terrivelmente mal compreendido. Como primeiro livro para leigos sobre o Transtorno da Personalidade Borderline (conhecido pela sigla TPB), acreditamos que tenha ajudado a tirar o distúrbio das sombras. Na segunda edição, vinte anos depois do lançamento, o texto ressaltava as pesquisas, as opções de tratamento cada vez mais numerosas e o reconhecimento de que o TPB não é uma doença incurável e conta com um prognóstico favorável. Desde então, a literatura profissional sobre o tema desabrochou. A conscientização junto ao público leigo também aumentou muito. Aqueles que sofrem do transtorno têm se mostrado mais abertos em relação a suas experiências, entre eles várias celebridades. Até mesmo o título deste livro foi usado como título de uma música de Demi Lovato, "I hate you, don't leave me", que muitos fãs da cantora interpretaram como uma canção sobre uma pessoa lutando contra o TPB.

Infelizmente, o estigma associado à doença mental em geral e ao transtorno da personalidade borderline em particular permanece forte. A representação do TPB na mídia é na maioria das vezes de pessoas perturbadas e inconsequentes, e faz da mulher sua principal vítima. O prognóstico otimista do transtorno é em grande parte ignorado. E as pesquisas na área permanecem insuficientes em comparação com aquelas dedicadas a outras doenças menos comuns. Esperamos que esta nova edição, com suas importantes atualizações, contribua para que haja menos preconceito e melhor compreensão de todas as doenças mentais.

Dr. Jerold J. Kreisman
e Hal Straus

Nota aos leitores

Nas edições anteriores, pedimos licença aos leitores para nos referir aos indivíduos portadores do TPB com a expressão "o borderline", por ser uma referência menos prolixa e mais favorável à leitura do que a designação mais precisa de "indivíduo que apresenta sinais e sintomas compatíveis com o diagnóstico formal de Transtorno da Personalidade Borderline".

Temos receio de que essa referência abreviada reduza uma pessoa a um rótulo estigmatizante. Por isso nesta revisão tentamos evitar esse termo pouco satisfatório transformando o substantivo em adjetivo e usando designações menos sucintas, tais como "indivíduo borderline" ou "pessoa com TPB", embora esta última expressão sugira a companhia de um convidado indesejado. Consideramos usar "indivíduo que *tem* personalidade borderline", mas até mesmo essa definição sugere a presença invasiva de algo inoportuno. Nenhuma dessas designações nos satisfaz, mas não conseguimos encontrar substitutos mais adequados. Apesar de não termos criado uma nomenclatura mais satisfatória, queremos enfatizar nosso respeito por aqueles que sofrem de TPB e nosso acolhimento para aqueles que os amam. Queremos, ainda, reforçar a necessidade de uma maior compreensão de todos aqueles que lutam para alcançar o bem-estar mental.

CAPÍTULO UM

O mundo do transtorno da personalidade borderline

"Tudo parecia e soava irreal. Nada era o que é. Era isso que eu queria: estar sozinho comigo mesmo em outro mundo, onde a verdade é mentirosa e a vida pode se esconder de si mesma."

Longa jornada noite adentro, de Eugene O'Neill

No início, Dr. White pensou que tudo seria relativamente simples. Ao longo dos cinco anos desde que começara a tratar Jennifer, ela tivera poucos problemas médicos. Suas queixas estomacais deviam ser sintomas de uma gastrite, pensou ele, então a tratou com antiácidos. Quando as dores no estômago se tornaram insuportáveis, apesar do tratamento e dos resultados normais nos exames de rotina, o dr. White decidiu internar Jennifer para investigar o problema.

Depois de uma avaliação médica completa, ele perguntou se ela estava enfrentando algum tipo de estresse em casa ou no trabalho. Na hora Jennifer admitiu que seu cargo como gerente de RH numa grande empresa era cansativo demais, mas, como ela mesma disse, "Muita gente trabalha sob pressão". Revelou também que sua vida pessoal andava mais caótica ultimamente. Ela estava tentando dar conta do trabalho enquanto lidava com suas responsabilidades como mãe. Mas duvidava de que esses fatores estivessem ligados às dores que sentia no estômago.

Quando o dr. White recomendou que Jennifer recebesse a visita de um psiquiatra, ela resistiu. No entanto, com a piora dos sintomas e a falta de diagnóstico, ela aceitou conversar com o dr. Gray.

Os dois se encontraram poucos dias depois, no hospital. Com uma aparência infantil e mais jovem do que inspiravam seus 28 anos, Jennifer estava deitada na cama, num quarto que havia sido transformado de um cubículo anônimo em um ninho personalizado. Havia um bicho de pelúcia ao seu lado na cama e outro na mesa de cabeceira junto a várias fotos de seu marido e seu filho. Cartões desejando melhoras estavam meticulosamente arrumados numa fileira no peitoril da janela, acompanhados de arranjos de flores.

No início, Jennifer se mostrou muito formal e respondeu com grande seriedade a todas as perguntas do dr. Gray. Então brincou dizendo que seu trabalho a estava "obrigando a falar com um psi". Quanto mais ela falava, mais triste parecia. Sua voz foi se tornando menos dominadora e mais infantilizada.

Ela lhe contou que uma promoção no trabalho estava criando novas demandas e responsabilidades que a deixavam insegura. Seu filho de 5 anos acabara de entrar na escola, e isso se relevara uma separação difícil para ambos. Os conflitos com seu marido, Allan, aumentavam consideravelmente. Ela relatou mudanças de humor repentinas, problemas para dormir, perda de peso, dificuldade de concentração e diminuição da libido.

O dr. Gray prescreveu antidepressivos, que melhoraram os sintomas gástricos e pareceram normalizar os padrões de sono. Em poucos dias, Jennifer recebeu alta e concordou em prosseguir com o tratamento.

Ao longo das semanas seguintes, Jennifer falou mais sobre sua criação. Originária de uma cidade pequena, ela era filha de um empresário bem-sucedido e sua esposa socialite. O pai, presbítero na igreja da cidade, exigia perfeição da filha e de seus dois irmãos mais novos, e vivia lembrando que a cidade inteira estava prestando atenção no comportamento deles. As notas de Jennifer, seu jeito de ser e até mesmo seus pensamentos nunca pareciam bons o bastante. Ela temia o pai, mas ainda assim buscava constantemente, sem sucesso, sua aprovação. A mãe se mantinha passiva e distante. Os pais avaliavam os amigos da filha e com frequência os julgavam inaceitáveis. Consequentemente, Jennifer tinha poucos amigos e ainda menos namorados.

Ela descreveu a montanha-russa das próprias emoções, que pareciam ter piorado depois que entrou na faculdade. Jennifer começou a beber, às vezes além da conta. Sem qualquer aviso, começava a se sentir sozinha e deprimida, e logo depois se sentia empolgada, feliz e apaixonada. Vez por outra tinha acessos de raiva com as amigas, crises que, de alguma forma, conseguira reprimir na infância.

Foi mais ou menos por volta dessa época que ela começou a gostar de chamar a atenção dos homens, algo que sempre evitara. Embora gostasse de ser desejada, sentia estar "enganando" ou trapaceando os pretendentes. Assim que começava a sair com alguém, sabotava a relação criando sucessivos conflitos.

Conheceu Allan quando ele estava terminando a faculdade de direito. Ele a cortejou com insistência e se recusou a ser dispensado quando ela tentou recuar. Allan gostava de escolher suas roupas e de lhe dar conselhos sobre como andar, como falar e como ter uma alimentação mais saudável. Insistia em que ela o acompanhasse à academia, onde ele malhava com frequência.

"Allan me deu uma identidade", explicou ela. Ele a aconselhava sobre como interagir com os sócios e clientes no escritório de direito, quando ser agressiva e quando ser recatada. Assim, ela desenvolveu um vasto "repertório" de personagens ou papéis que podia chamar ao palco sempre que quisesse.

Os dois se casaram, por insistência de Allan, antes de ela terminar o penúltimo ano de faculdade. Jennifer largou os estudos e começou a trabalhar como recepcionista, mas o chefe reconheceu sua inteligência e a promoveu a cargos de maior responsabilidade.

Em casa, porém, as coisas começaram a desandar. A carreira de Allan e seu interesse pela boa forma o levavam a passar mais tempo fora de casa, algo que Jennifer detestava. Às vezes, ela o provocava e puxava brigas só para mantê-lo em casa um pouco mais. Com frequência, essas brigas terminavam em violência física. E depois em sexo.

Jennifer tinha poucas amigas. Desvalorizava as mulheres, que taxava de fofoqueiras e desinteressantes. Torceu para que o nascimento do filho, Scott, dois anos depois de se casar, lhe proporcionasse o conforto que lhe faltava. Sentia que o filho sempre a amaria e estaria ao seu lado. Mas as demandas de uma criança pequena foram avassaladoras, e depois de um tempo Jennifer decidiu voltar a trabalhar.

Apesar dos elogios e do bom desempenho no trabalho, ela continuava insegura, sentindo estar "fingindo" ser aquilo que não era. Acabou se envolvendo sexualmente com um colega quase quarenta anos mais velho.

"Em geral eu me sinto bem", disse ela ao dr. Gray. "Mas há um outro lado meu que às vezes assume o comando e me controla. Sou uma boa mãe. Esse meu outro lado, no entanto, me leva a agir feito uma doida!"

Jennifer continuava a criticar a si mesma, em especial nos momentos de solidão; quando estava sozinha, sentia-se abandonada, fato que atribuía à baixa autoestima. A ansiedade ameaçava dominá-la se não encontrasse algum tipo de válvula de escape. Às vezes, comia compulsivamente; certo dia, devorou uma tigela inteira de massa de cookie. Passava horas e horas olhando fotos do filho e do marido para tentar "mantê-los vivos na mente".

A aparência de Jennifer nas sessões de terapia oscilava de modo radical. Quando vinha direto do trabalho, usava um terninho que transmitia maturidade e sofisticação. Nos dias de folga, porém, aparecia de short e meias três-quartos, com tranças nos cabelos; nessas sessões ela se comportava feito uma menininha, falando com uma voz aguda e usando um vocabulário mais restrito.

Às vezes, ela se transformava quando já estava no consultório, diante dos olhos do dr. Gray. Podia ser perspicaz e inteligente, mostrando-se disposta a ter uma compreensão maior de si mesma, e de repente virava uma adolescente, vaidosa e sedutora, incapaz de funcionar no mundo adulto. Podia ser encantadora e agradável, ou manipuladora e hostil. Podia sair batendo o pé de uma sessão, jurando nunca mais voltar, e aparecer, receosa, na sessão seguinte, com medo de o dr. Gray se recusar a atendê-la.

Jennifer se sentia como uma criança vestida com a armadura de um adulto. Ficava confusa com o tratamento que recebia dos outros, esperando que a qualquer momento pudessem ver através de seu disfarce e denunciá-la como uma fraude. Ela precisava de alguém que a amasse e a protegesse do mundo. Buscava desesperadamente a proximidade, mas quando alguém chegava perto demais, ela fugia.

Jennifer sofre de transtorno da personalidade borderline (TPB). Ela não está sozinha. Nos Estados Unidos, estudos apontam um número que pode chegar a 19 milhões de pessoas (entre 3% e 6% da população) que apresentam sintomas primários de TPB, e outros estudos sugerem que esse número está subestimado.[1,2] Aproximadamente 10% dos pacientes ambulatoriais e 20% dos pacientes internados nas alas psiquiátricas, e entre 15% e 25% de *todos* os pacientes que procuram atendimento psiquiátrico recebem o diagnóstico desse distúrbio. Ele é um dos transtornos de personalidade mais comuns.[3,4]

Apesar de sua prevalência, o TPB ainda é relativamente desconhecido pelo público geral. Pergunte a qualquer um na rua sobre ansiedade, depressão ou alcoolismo, e essa pessoa decerto conseguirá fazer uma descrição aproximada da doença, ainda que não tecnicamente precisa. Mas peça-lhe que descreva o transtorno da personalidade borderline, e a pessoa reagirá com um ar de incompreensão. Por outro lado, se você perguntar a um médico especialista em saúde mental sobre o transtorno, receberá uma resposta bem diferente. O profissional dará um suspiro profundo e exclamará que, de todos os seus pacientes psiquiátricos, aqueles que sofrem de transtorno borderline são os mais temidos e os que mais devem ser evitados, mais do que os que sofrem de esquizofrenia, mais do que aqueles que sofrem de alcoolismo ou dependência química, mais até do que qualquer outro paciente. Há décadas o TPB paira como uma espécie de "Terceiro Mundo" da doença mental: indistinto, imenso e vagamente ameaçador.

Em parte, o TPB não foi reconhecido como deveria porque o diagnóstico ainda é relativamente novo. Durante anos, a palavra "borderline" foi usada como uma categoria ampla para pacientes que não se encaixavam em diagnósticos mais estabelecidos. Pessoas descritas como borderline parecem mais doentes que pacientes neuróticos (que apresentam uma ansiedade pronunciada advinda de conflitos emocionais), porém menos doentes que pacientes psicóticos (cujo alheamento da realidade torna impossível um funcionamento normal).

O transtorno também coexiste com outras doenças mentais e as tangencia: depressão, ansiedade, transtorno bipolar (maníaco-depressivo), esquizofrenia, transtorno de somatização (hipocondria), transtorno dissociativo de identidade (múltiplas personalidades), transtorno de déficit de atenção/ hiperatividade (TDAH), transtorno de estresse pós-traumático (TEPT), alcoolismo, abuso de drogas (inclusive dependência de nicotina), transtornos alimentares, fobias, transtorno obsessivo-compulsivo, histeria, sociopatia, e outros transtornos de personalidade.

Embora o termo *borderline* tenha sido cunhado pela primeira vez nos anos 1930, o transtorno só foi claramente definido na década de 1970. Durante anos, os psiquiatras não conseguiam chegar a um consenso quanto à existência distinta dessa síndrome, muito menos quanto aos sintomas específicos para um diagnóstico preciso. No entanto, à medida que um número crescente de pessoas começou a buscar terapia por causa de um conjunto singular de problemas de vida, os parâmetros do transtorno se cristalizaram. O diagnóstico do transtorno da personalidade borderline foi definido pela primeira vez na terceira edição do Manual Diagnóstico e Estatístico de Transtornos Mentais (DSM-III), a "bíblia" de diagnóstico da profissão psiquiátrica, publicada pela Associação Americana de Psiquiatria. Desde então foram lançadas várias revisões do DSM, sendo a mais recente o DSM-5, publicado em 2013. Embora diversas escolas dentro da psiquiatria ainda discordem em relação a natureza, causas e tratamento exatos do TPB, o transtorno é hoje reconhecido oficialmente como um problema mental relevante nos Estados Unidos. De fato, os pacientes de TPB consomem uma porcentagem maior de serviços de saúde mental do que aqueles com praticamente qualquer outro diagnóstico.[5,6] Além disso, estudos corroboram que cerca de 90% dos pacientes com diagnóstico de TPB têm também pelo menos outro diagnóstico psiquiátrico.[7,8] O TPB está relacionado com frequência a doenças médicas importantes, sobretudo em mulheres. Entre elas estão dores crônicas de cabeça, artrite, câncer e distúrbios dos sistemas cardiovascular, gastrointestinal, urinário, pulmonar, hepático e imunológico.[9,10,11,12,13,14,15] Em 2008, a Câmara dos Representantes dos Estados Unidos escolheu maio como o Mês da Conscientização do Transtorno da Personalidade Borderline. Apesar disso, as pesquisas atuais financiadas pelo governo americano sobre o TPB representam apenas uma parte ínfima dos trabalhos relacionados a transtornos menos comuns, como por exemplo a esquizofrenia ou o transtorno bipolar.

Sob muitos aspectos, a síndrome borderline tem sido para a psiquiatria o mesmo que um vírus é para a medicina geral: um termo inespecífico para designar uma doença vaga, porém perniciosa, que é frustrante de tratar, difícil de definir e impossível de ser explicada adequadamente pelo médico a seu paciente.

FRONTEIRAS DEMOGRÁFICAS

Quem são as pessoas borderline que encontramos na vida cotidiana?

É Carlotta, aquela amiga desde a época do ensino fundamental. Por causa de qualquer mínimo deslize, ela acusa você de a ter apunhalado pelas costas e lhe diz que você na verdade nunca foi amigo dela. Semanas ou meses mais tarde, Carlotta telefona para você, simpática e blasé, como se nada tivesse acontecido.

É Bob, seu chefe. Num dia Bob é todo elogios pelo seu trabalho num projeto corriqueiro; no dia seguinte, recrimina você por um erro insignificante. Em alguns momentos se mostra reservado e distante, em outros aparece de repente esfuziante como "parte da turma".

É Arlene, a namorada do seu filho. Numa semana ela é a patricinha modelo; na semana seguinte, uma punk raiz. Termina com seu filho numa noite, e horas depois ressurge jurando devoção eterna.

É Brett, seu vizinho de porta. Incapaz de lidar com o naufrágio de seu casamento, ele nega a infidelidade evidente da esposa em um só fôlego, para em seguida assumir inteiramente a culpa por ter sido traído. Agarra-se desesperadamente à família, alternando entre culpa e ataques enfurecidos à mulher e aos filhos, que o acusaram de modo tão "injusto".

Se as pessoas nesses perfis curtos parecem inconsistentes, isso não deveria surpreender ninguém – a inconsistência é o principal sinal de TPB. Incapazes de tolerar o paradoxo, as pessoas com personalidade borderline são paradoxos na forma humana. A inconsistência é um dos principais motivos pelos quais os profissionais especializados em saúde mental tiveram tanta dificuldade para definir um conjunto uniforme de critérios para a doença.

Se essas pessoas parecem muito familiares, também não deveriam surpreender ninguém. Há boas chances de você ter um cônjuge, parente, amigo íntimo ou colega de trabalho com personalidade borderline. Talvez você saiba um pouco sobre TPB e até reconheça características borderline em si mesmo.

Embora seja difícil estimar com exatidão os números, os profissionais da saúde mental concordam que a quantidade de indivíduos com o transtorno na população em geral está crescendo, e num ritmo acelerado, embora alguns observadores aleguem que o que está aumentando é a consciência dos médicos em relação ao transtorno, não o número de pacientes.

Será a personalidade borderline de fato uma "epidemia" dos tempos modernos ou será que a novidade é apenas o rótulo de diagnóstico *borderline*? De toda forma, o transtorno forneceu novos dados para a compreensão do arcabouço psicológico de vários distúrbios correlatos. Diversos estudos relacionaram o TPB à anorexia, à bulimia, ao TDAH, ao abuso de drogas e ao suicídio na adolescência – todos eles cresceram de modo alarmante na última década. Alguns estudos detectaram TPB em quase 50% dos pacientes internados em decorrência de um distúrbio alimentar.[16] Outros estudos constataram que mais de 50% das pessoas com problemas de abuso de drogas ilícitas preenchem critérios para o TPB.

Tendências autodestrutivas ou atos suicidas são muito comuns em pacientes borderline, e são um dos critérios definidores da síndrome. Até 70% dos pacientes com TPB tentam o suicídio. A incidência de morte por suicídio documentada é de 8% a 10%, e mais alta ainda em adolescentes borderline. Um histórico de tentativas de suicídio prévias, vida familiar caótica e falta de sistemas de apoio aumentam a probabilidade de que isso venha a acontecer. O risco se multiplica ainda mais entre pacientes afetados também por transtornos depressivos ou maníaco-depressivos (bipolares), ou pelo alcoolismo ou abuso de drogas ilícitas.[17,18]

COMO OS MÉDICOS DIAGNOSTICAM UMA DOENÇA PSIQUIÁTRICA

Antes de 1980, o DSM-I e o DSM-II estabeleciam padrões para as doenças psiquiátricas em termos descritivos. A partir do DSM-III, os transtornos psiquiátricos passaram a ser definidos segundo paradigmas estruturados e *categóricos*, ou seja, diversos sintomas são propostos como sugestivos de um diagnóstico específico, e quando uma determinada quantidade desses critérios é alcançada, considera-se que o indivíduo preenche as exigências categóricas para um diagnóstico. Curiosamente, nas quatro revisões do DSM desde 1980 foram feitos apenas ajustes pontuais nos critérios definidores do TPB. Como veremos em breve, são nove os critérios associados ao TPB, e um indivíduo se qualifica para o diagnóstico se apresentar cinco ou mais entre os nove.

O paradigma categórico estimulou controvérsia no meio psiquiátrico, em especial no que tange ao diagnóstico de transtornos de personalidade. Ao contrário da maioria das doenças psiquiátricas, considera-se que os transtornos de personalidade se desenvolvem no início da idade adulta e perduram por longos períodos. Esses traços de personalidade tendem a ser persistentes e se modificam gradualmente ao longo do tempo. No entanto, o sistema categórico de definições pode resultar numa mudança de diagnóstico abrupta demais para ser realista. Com relação ao TPB, um paciente borderline que apresente cinco sintomas em teoria deixaria de ser considerado borderline caso apenas um dos sintomas se modificasse. Uma "cura" súbita não parece coerente com o conceito de personalidade.

Por esse motivo e tantos outros, alguns pesquisadores e clínicos sugeriram adaptar o DSM para uma abordagem *dimensional* do diagnóstico. Tal modelo tentaria determinar o que se poderia denominar "graus de TPB", já que obviamente alguns indivíduos borderline funcionam em níveis mais elevados do que outros. Segundo esses autores sugerem, em vez de concluir que um indivíduo é ou não borderline, o transtorno deveria ser reconhecido dentro de um espectro. Essa abordagem atribuiria pesos distintos a alguns dos critérios definidores, dependendo de quais sintomas as pesquisas revelarem ser mais prevalentes e persistentes. Esse método poderia desenvolver um protótipo borderline representativo, "puro", capaz de padronizar métricas com base em quanto um paciente "se encaixa" na descrição. Uma abordagem dimensional poderia ser usada para medir o comprometimento funcional. Assim, um paciente borderline com nível de funcionamento mais alto ou mais baixo poderia ser identificado com base em sua capacidade de administrar tarefas habituais. Outra metodologia avaliaria traços específicos, como a impulsividade, a busca de novidades, a dependência em relação a recompensas, a prevenção de danos, os aspectos neuróticos (que abarcariam características como vulnerabilidade ao estresse, mau controle dos impulsos, ansiedade, instabilidade do humor, etc.) que foram associados ao TPB.[19, 20, 21] Essas adaptações podem medir com mais precisão mudanças e graus de melhora em vez de simplesmente determinar a presença ou a ausência do transtorno.

Para entender a diferença entre essas duas abordagens definidoras, considere como se dá a percepção de "gênero". A determinação de que alguém é macho ou fêmea é uma definição *categórica*, com base em fatores objetivos físicos, genéticos ou hormonais. As designações de masculinidade ou feminilidade, contudo, são conceitos *dimensionais*, influenciados por critérios pessoais, culturais e outros menos objetivos. Modelos tridimensionais já propostos e em curso de aprimoramento estão descritos no Apêndice A deste livro. Entre eles estão o Modelo Alternativo do DSM-5 para Transtornos da Personalidade, da Associação Americana de Psiquiatria (MATP), a Classificação de Doenças da Organização Mundial da Saúde (CID-11) e os Critérios de Área de Pesquisa (RDoC) do Instituto Nacional de Saúde Mental dos Estados Unidos. É provável que futuras revisões do DSM incorporem aspectos de diagnóstico dimensionais.

Diagnóstico do TPB

O DSM-5 lista nove critérios categóricos para o TPB, cinco dos quais devem estar presentes para que se tenha um diagnóstico.[22] Com poucas modificações, essas características definidoras formais do TPB não sofreram mudanças nas últimas quatro décadas. À primeira vista, esses critérios podem parecer desconectados entre si ou relacionados apenas de maneira periférica. Quando explorados a fundo, porém, vê-se que os nove sintomas estão intrincadamente interligados, e interagem de modo que um cause o aumento de outro como os pistões de um motor a combustão.

Os nove critérios podem ser resumidos da seguinte forma (cada um deles é descrito em profundidade no Capítulo 2):

1. Tentativas frenéticas de evitar o abandono real ou imaginário.
2. Relacionamentos interpessoais instáveis e intensos.
3. Falta de noção clara de identidade.
4. Impulsividade em comportamentos potencialmente autodestrutivos, como abuso de substâncias, sexo, roubo, condução arriscada, compulsão alimentar.
5. Ameaças ou gestos suicidas recorrentes, ou comportamentos de automutilação.
6. Mudanças de humor severas e reatividade extrema a estresses situacionais.
7. Sensação crônica de vazio.
8. Explosões de raiva frequentes e inadequadas.
9. Sentimentos passageiros de irrealidade ou paranoia relacionados ao estresse.

Essa constelação de nove sintomas pode ser agrupada em quatro áreas principais para as quais o tratamento é frequentemente direcionado:

1. Instabilidade do humor (critérios 1, 6, 7 e 8).
2. Impulsividade e comportamentos descontrolados perigosos (critérios 4 e 5).
3. Psicopatologia interpessoal (critérios 2 e 3).
4. Distorções de pensamento e percepção (critério 9).

HEMOFILIA EMOCIONAL

Por trás da nomenclatura clínica existe a angústia vivenciada por indivíduos borderline e seus entes queridos. Para alguém com TPB, uma grande parte da vida é uma montanha-russa emocional interminável. Para quem mora com essas pessoas, tem amor por elas ou é responsável pelo seu tratamento, a viagem pode parecer igualmente desenfreada, assustadora e frustrante.

Jennifer e milhões de outros pacientes com TPB têm acessos de raiva incontroláveis direcionados às pessoas que mais amam. Eles se sentem impotentes e vazios, com sua identidade estilhaçada por graves contradições emocionais.

As mudanças de humor ocorrem com rapidez e de forma explosiva, levando o indivíduo dos píncaros da alegria às profundezas da depressão. Cheio de raiva num momento e calmo no instante seguinte, ele não compreende muito bem por que foi conduzido a tamanha ira. Depois do episódio, a incapacidade de entender a origem daquele destempero causa mais ódio de si mesmo e mais depressão.

Um indivíduo borderline padece de uma espécie de "hemofilia emocional": falta-lhe o mecanismo de coagulação necessário para moderar os acessos de emoção. Basta fazer um furinho numa paixão ou apunhalar um sentimento na delicada "pele" de uma personalidade borderline para que ela morra emocionalmente de hemorragia. Quem sofre de TPB não conhece períodos prolongados de contentamento. Um vazio crônico vai minando a pessoa até torná-la disposta a tomar qualquer atitude para fugir. Num desses momentos de baixa, ela está sujeita a uma série de atos impulsivos e autodestrutivos: surtos de abuso de drogas e álcool, maratonas de comida, jejuns anoréxicos, vômitos bulímicos, apostas desmedidas, consumo em excesso, promiscuidade sexual e automutilação. A pessoa pode tentar o suicídio, muitas vezes sem a intenção de morrer, mas para sentir *alguma coisa*, para confirmar que está viva.

"Odeio como eu me sinto", confessa um paciente com o transtorno. "Quando penso em me matar, isso parece muito tentador, muito convidativo. Às vezes, o suicídio é a única coisa com a qual consigo me relacionar. É difícil não querer me machucar. É como se, ao me machucar, o medo e a dor fossem embora."

Algo central na síndrome borderline é a falta de uma noção consistente de identidade. Quando descrevem a si mesmas, as pessoas com TPB pintam um autorretrato confuso ou contraditório, em contraste com outros pacientes que têm uma noção bem mais clara de quem são. Para superar sua autoimagem indistinta e em grande parte negativa, os indivíduos borderline, assim como os atores, estão constantemente em busca de "bons papéis", de "personagens" completos que possam habitar para preencher seu vazio de identidade. Assim, muitas vezes eles se adaptam ao ambiente que os cerca, à situação ou a seus companheiros do momento como camaleões, de modo bem parecido com o personagem do filme *Zelig*, de Woody Allen, que literalmente assume a personalidade, a identidade e a aparência das pessoas ao redor.

O poder de atração das experiências de êxtase, quer sejam obtidas por meio de sexo, drogas ou outras vias, é avassalador para quem sofre de TPB. No êxtase, a pessoa pode voltar para um mundo primevo no qual o eu e o mundo externo se fundem, uma espécie de segunda infância. Em períodos de intensa solidão e vazio, ela abusa de drogas, bebe em excesso ou pratica sexo sem parar (com um ou vários parceiros), às vezes por dias a fio. É como se, quando o esforço para encontrar uma identidade se torna insuportável, a solução fosse perdê-la por completo, ou então conseguir um arremedo de identidade por meio da dor ou do entorpecimento.

O histórico familiar de alguém com TPB é marcado com frequência por alcoolismo, depressão e distúrbios emocionais. Uma infância borderline costuma ser um campo de batalha desolado, recheado de escombros de indiferença, rejeição ou ausência parental, privação emocional e abuso crônico. A maioria dos estudos encontrou em muitos pacientes borderline um histórico de abuso psicológico, físico ou sexual severo. De fato, um histórico de maus-tratos, testemunho de violência, negligência ou invalidação de experiências por parte dos pais ou cuidadores primários distingue os pacientes borderline de outros pacientes psiquiátricos.[23, 24] Tais pacientes são mais vulneráveis a outras doenças e mais propensos a apresentar alterações hormonais, inflamatórias, genéticas e outros processos neurobiológicos.[25] Um estudo envolvendo gestantes com histórico de adversidade na infância examinou os padrões cromossômicos de seus filhos. Houve correlação direta entre a severidade do abuso sofrido pela mãe na infância e o grau de encurtamento do comprimento dos telômeros da criança (telômeros são as "tampas protetoras" nas extremidades dos cromossomos), que estava vinculado também a mais problemas comportamentais aos 18 meses.[26]

Esses relacionamentos instáveis perduram na adolescência e na idade adulta, quando os vínculos românticos são muito intensos e em geral de curta duração. Num dia o indivíduo borderline persegue o parceiro freneticamente, e no dia seguinte o manda fazer as malas. Romances mais longos, medidos em semanas ou meses, não em anos, são repletos de turbulências e raiva, de assombro e empolgação. Isso pode estar relacionado, segundo as pesquisas, a uma hipersensibilidade ao contato físico e uma preferência por um distanciamento interpessoal entre indivíduos com um histórico de maus-tratos na infância.[27]

CLIVAGEM: O MUNDO POLARIZADO DO INDIVÍDUO BORDERLINE

O mundo de um adulto borderline, assim como o de uma criança, divide-se entre heróis e vilões. Emocionalmente infantil, o indivíduo com TPB é incapaz de tolerar as inconsistências e as ambiguidades humanas; não consegue conciliar as boas e as más características do outro para ter uma compreensão constante e coerente da pessoa. A qualquer momento, alguém ou é "bom" ou é "mau": não existe zona intermediária, não existe área cinza. Nuances e tons são entendidos com grande dificuldade, isso quando chegam a sê-lo. Namorados e companheiros, mães e pais, irmãos e irmãs, amigos e terapeutas podem ser idolatrados num dia, e no dia seguinte, desvalorizados e descartados.

Quando a pessoa idealizada por fim o decepciona (todos nós causamos decepção, mais cedo ou mais tarde), o indivíduo borderline precisa reestruturar drasticamente sua conceituação rígida e inflexível. Das duas, uma: ou o ídolo é banido para a masmorra ou a pessoa borderline bane *a si mesma* de modo a conseguir preservar a imagem "perfeita" do outro.

Esse tipo de comportamento, denominado "clivagem", é o principal mecanismo de defesa empregado no TPB. Segundo a definição técnica, clivagem é a rígida separação entre pensamentos e sentimentos positivos e negativos a respeito de si próprio e dos outros, ou seja, a incapacidade de sintetizar esses sentimentos. A maioria dos indivíduos é capaz de sentir ambivalência e de perceber dois estados de sentimento contraditórios num mesmo momento; aqueles com TPB alternam entre os dois estados, ficando completamente alheios a um estado emocional quando imersos no outro.

A clivagem gera uma rota de fuga da ansiedade: a pessoa borderline vê um amigo próximo ou parente (vamos chamá-lo de "Joe") como pessoas distintas em tempos diferentes. Num dia ela consegue admirar sem reservas o "Joe do bem", interpretando-o como inteiramente bom; suas qualidades negativas não existem; foram expurgadas e atribuídas ao "Joe do mal". Em outros dias, ela pode sem qualquer culpa desprezar inteiramente o "Joe do mal" e enfurecer-se contra sua maldade sem qualquer autorrecriminação, pois agora seus traços positivos não existem, e ele merece totalmente a raiva.

Com o objetivo de proteger a experiência TPB de uma enxurrada de sentimentos e imagens contraditórios, e da ansiedade advinda de tentar conciliar essas imagens, o mecanismo de clivagem, com frequência e por ironia, alcança o efeito contrário: o esgarçamento do tecido da personalidade se transforma em rasgos verdadeiros; a noção da própria identidade e da identidade alheia muda de modo ainda mais dramático e frequente.

RELACIONAMENTOS TURBULENTOS

Apesar de se sentir vitimizado pelos outros, um indivíduo borderline busca desesperadamente novos relacionamentos, pois a solidão, ainda que seja uma condição temporária, é mais intolerável do que os maus-tratos. Para fugir da solidão, a pessoa com TPB corre para a noite, para os bares em que há solteiros disponíveis, para os sites de encontros, para os braços de alguém com quem está se relacionando há pouco tempo ou para qualquer lugar onde possa conhecer uma pessoa capaz de salvá-la do tormento dos próprios pensamentos. Ela está constantemente à procura do par perfeito.

Na busca incansável de um papel estruturado na vida, a pessoa com TPB é atraída por – e atrai – outras com características de personalidade complementares. O marido de Jennifer, por exemplo, com sua personalidade dominante e narcisista, teve pouca dificuldade para lhe atribuir um papel bem definido. Ele conseguiu lhe conferir uma identidade, ainda que essa identidade envolvesse submissão e maus-tratos.

Os relacionamentos costumam se desintegrar depressa no TPB. Sustentar uma proximidade com um indivíduo borderline exige compreensão da síndrome e também disposição para andar numa longa e arriscada corda bamba. Proximidade excessiva ameaça sufocar a pessoa borderline. Manter distância ou deixá-la sozinha, mesmo que por breves períodos, ativa nela a sensação de abandono que ela experimentava na infância. Em ambos os casos, a reação do indivíduo borderline é intensa.

Em certo sentido, alguém com TPB é como um explorador emocional munido apenas de um rascunho de mapa dos relacionamentos interpessoais: para ele, é extremamente difícil avaliar a distância psíquica ideal a ser mantida dos outros, em especial se os outros lhe são importantes. Para compensar isso, ele alterna entre a dependência carente e a manipulação raivosa, entre arroubos de gratidão e acessos de fúria irracional. Como teme o abandono, ele se apega; como teme ser "engolido", ele se afasta. Deseja e sente pavor da intimidade ao mesmo tempo. Assim, acaba repelindo aqueles com quem mais quer se conectar.

PROBLEMAS PROFISSIONAIS E NO AMBIENTE DE TRABALHO

Embora o indivíduo com TPB tenha dificuldade para administrar a vida pessoal, há quem consiga funcionar de modo produtivo numa situação profissional, em especial se o trabalho for claramente definido e proporcionar apoio. Algumas pessoas desempenham bem suas tarefas por longos períodos, mas de repente, por causa de uma mudança na estrutura do trabalho ou uma mudança drástica na vida doméstica, ou simplesmente por tédio e vontade de mudar, se demitem abruptamente ou sabotam o emprego e passam à oportunidade seguinte. Muitas pessoas com TPB reclamam de problemas médicos frequentes ou crônicos, que levam a consultas e faltas por motivos de saúde recorrentes.[28]

O mundo do trabalho pode representar um refúgio em relação à anarquia dos relacionamentos sociais. É por isso que os indivíduos borderline se saem melhor em ambientes de trabalho altamente estruturados. As profissões em que se oferece algum tipo de ajuda – medicina, enfermagem, sacerdócio, consultoria – atraem muitos com TPB, que lutam para alcançar o poder ou o controle que não conseguem ter nos relacionamentos sociais. Ao encarar esses papéis, eles podem cuidar dos outros e receber o reconhecimento pelo qual anseiam na própria vida. Os indivíduos borderline são quase sempre muito inteligentes e têm habilidades artísticas notáveis; abastecidos por um acesso fácil a emoções potentes, podem ser profissionalmente criativos e bem-sucedidos.

Mas um trabalho altamente competitivo ou pouco organizado, ou mesmo a presença de um superior muito crítico e exigente, tende a provocar raiva intensa e descontrolada e hipersenbilidade à rejeição. A raiva pode contaminar o ambiente e destruir uma carreira.

UMA DOENÇA "FEMININA"?

Até pouco tempo atrás, estudos sugeriam que a proporção de mulheres com TPB ultrapassava a de homens em três ou quatro para um. No entanto, pesquisas epidemiológicas mais recentes confirmam que a prevalência é parecida nos dois gêneros, embora as mulheres procurem tratamento com mais frequência. Além disso, a severidade dos sintomas e a incapacidade por eles gerada são maiores nas mulheres. Esses fatores podem ajudar a explicar por que as mulheres têm sido super-representadas nos estudos clínicos. No entanto, outros fatores talvez contribuam para a impressão de que o TPB é uma "doença feminina".

Alguns críticos acham que existe uma parcialidade clínica nos diagnósticos de TPB. Os psicoterapeutas podem identificar problemas de identidade e impulsividade como sendo mais "normais" em homens, e consequentemente subdiagnosticar o TPB em pessoas do sexo masculino. Enquanto o comportamento destrutivo em mulheres pode ser visto como resultado da disfunção de humor, um comportamento semelhante em homens pode ser percebido como antissocial. Enquanto as mulheres podem ser direcionadas para tratamento, os homens podem ser encaminhados para o sistema de justiça criminal, onde tendem a passar a vida inteira sem um diagnóstico correto.

TPB EM DIFERENTES GRUPOS ETÁRIOS

Muitos dos traços da síndrome borderline – impulsividade, relacionamentos turbulentos, problemas de identidade, instabilidade do humor – são obstáculos importantes de desenvolvimento para qualquer adolescente. De fato, o estabelecimento de uma identidade consistente é a principal busca tanto do adolescente quanto do borderline. Consequentemente, o TPB é diagnosticado com mais frequência entre adolescentes e adultos jovens do que em outros grupos etários.[29]

O TPB parece ser raro entre idosos. Estudos recentes demonstram que a maior queda no diagnóstico de TPB ocorre após os 40 e poucos anos. A partir desses dados, alguns pesquisadores formularam a hipótese de que muitos adultos borderline mais velhos "amadurecem" e conseguem, com o tempo, alcançar a estabilização. Adultos mais velhos, porém, precisam lidar com um declínio progressivo das funções físicas e mentais, o que pode ser um processo de adaptação atribulado para algumas pessoas de idade avançada. Para uma identidade frágil, a tarefa de alterar expectativas e ajustar a autoimagem pode exacerbar os sintomas. O indivíduo borderline mais velho com uma psicopatologia persistente pode negar a deterioração das funções, projetar em outros a culpa pelas próprias deficiências e tornar-se paranoico; em outros momentos, pode exagerar as deficiências e se tornar mais dependente.

FATORES SOCIOECONÔMICOS

A patologia borderline já foi identificada em todas as culturas e classes econômicas. No entanto, as taxas de TPB nos Estados Unidos foram significativamente mais altas entre pessoas separadas, divorciadas, viúvas ou que moravam sozinhas, e entre aquelas com menos renda e instrução. As consequências da pobreza em bebês e crianças – níveis mais altos de estresse, menos instrução e falta de bons cuidadores, atendimento psiquiátrico e pré-natal (talvez causando danos cerebrais ou desnutrição) – podem levar a uma incidência maior de TPB entre pessoas de classes sociais mais baixas.

Os custos sociais do TPB são consideráveis. Pacientes com TPB gastam mais com psiquiatras e outros médicos e têm também custos mais altos por causa da perda de produtividade relacionada a essas doenças em comparação com a população em geral. Um estudo dinamarquês, com milhares de pacientes e quinze anos de duração, comparou os custos de saúde dos pacientes com TPB com os da população em geral. Os dados confirmaram que outros custos médicos eram mais altos mesmo cinco anos antes de estabelecido o diagnóstico de TPB. Cônjuges de pacientes com TPB também apresentaram despesas com saúde e perda de produtividade mais robustas.[30]

FRONTEIRAS GEOGRÁFICAS

Embora a maior parte das formulações teóricas e de estudos empíricos sobre a síndrome borderline tenha se originado nos Estados Unidos, países como Canadá, México, Alemanha, Israel, Suécia, Dinamarca, Rússia, China, Coreia, Japão e outros países orientais identificaram a patologia borderline em suas populações.

Os estudos comparativos são por enquanto raros e contraditórios. Alguns indicam, por exemplo, taxas mais altas de TPB na população hispânica, enquanto outros não confirmam essa hipótese. Alguns identificaram taxas mais altas de TPB entre indígenas norte-americanos do sexo masculino. Os estudos consistentes são poucos, mas poderiam lançar luz sobre os fios educacionais, culturais e sociais que compõem o tecido social da síndrome.

COMPORTAMENTO BORDERLINE EM CELEBRIDADES E PERSONAGENS DE FICÇÃO

Se a personalidade borderline é um fenômeno novo ou apenas um rótulo recente para um conglomerado antigo que inter-relaciona sentimentos internos e comportamentos externos é uma questão que desperta bastante interesse na comunidade dos que trabalham com saúde mental. A maioria dos psiquiatras acredita que a síndrome borderline já existe há bastante tempo e que o aumento de sua importância não vem tanto do fato de se espalhar (como uma doença infecciosa ou uma condição de deficiência crônica) pela mente dos pacientes, mas da conscientização dos profissionais clínicos. De fato, muitos psiquiatras acreditam que alguns dos casos mais interessantes de "neurose" de Sigmund Freud na virada do século seriam hoje claramente diagnosticados como borderline.[31]

Vista dessa forma, a síndrome borderline se torna um novo e interessante prisma para entender algumas de nossas personalidades mais complexas, tanto do passado quando do presente, tanto reais quanto fictícias. Inversamente, pessoas e personagens conhecidos podem ilustrar aspectos distintos da síndrome. Nessa linha de raciocínio, biógrafos e outros profissionais já especularam que o termo poderia se aplicar a pessoas tão distintas quanto a princesa Diana, Marilyn Monroe, Zelda Fitzgerald, Thomas Wolfe, T. E. Lawrence, Adolf Hitler e Muamar Khadafi. Críticos de cultura podem observar traços borderline em personagens fictícios como Blanche DuBois de *Um bonde chamado desejo*, Martha de *Quem tem medo de Virginia Woolf?*, Sally Bowles de *Cabaré*, Travis Bickle de *Taxi Driver*, Howard Beale de *Rede de intrigas*, Rebecca Bunch do seriado *Crazy Ex-Girlfriend* e Carmen da ópera de Bizet. Embora seja possível identificar nesses personagens sintomas ou comportamentos borderline, não se deveria supor que o TPB teria necessariamente causado ou incitado os atos ou destinos radicais dessas pessoas ou desses personagens nas obras em que aparecem. Hitler, por exemplo, foi motivado por disfunções mentais e forças sociais muito mais prevalentes em sua psique que o TPB; as causas de fundo do (suposto) suicídio de Marilyn Monroe eram provavelmente mais complexas do que uma manifestação do TPB. Há poucos indícios de que os diretores de *Taxi Driver* ou de *Rede de intrigas* estivessem tentando criar conscientemente um protagonista borderline. O que a síndrome proporciona é outra perspectiva a partir da qual pode-se interpretar e analisar essas personalidades fascinantes.

Ao longo da última década, circularam boatos de que muitas celebridades, entre atores e atrizes e figuras de grande destaque no mundo da música, apresentavam sintomas da personalidade borderline, embora muitos não falem sobre o assunto publicamente. Outros, como o integrante do elenco de *Saturday Night Live* Pete Davidson e o ex-astro do futebol americano Brandon Marshall, mostraram-se abertos em relação ao diagnóstico de TPB, à dor causada pelo problema e ao estigma que acompanha uma doença mental. A dra. Marsha Linehan, conhecida pesquisadora e criadora da terapia comportamental dialética (TCD – também conhecida pela sigla original em inglês, DBT), uma importante abordagem de tratamento para o TPB, revelou que ela também teve problemas com esse transtorno, e foi hospitalizada várias vezes na adolescência por causa da automutilação e de outros sintomas preocupantes.

AVANÇOS EM PESQUISA E TRATAMENTO

Desde a publicação da primeira edição deste livro, foram dados passos importantes nas pesquisas sobre as causas de fundo do TPB e seu tratamento. A compreensão das causas biológicas, fisiológicas e genéticas das doenças psiquiátricas vem crescendo exponencialmente. As interações entre partes distintas do cérebro e a interseção entre as emoções e o raciocínio executivo estão sendo mais bem esclarecidas. O papel dos neurotransmissores, dos hormônios, do sistema imunológico e das reações químicas do cérebro é mais bem compreendido agora. A vulnerabilidade genética, o acionamento e o desligamento de genes e sua relação com os acontecimentos da vida para determinar o funcionamento da personalidade estão sendo estudados. Novas técnicas terapêuticas evoluíram.

Estudos de longo prazo confirmam que muitos pacientes se recuperam com o tempo, e um número maior ainda apresenta melhora significativa. Após dezesseis anos de acompanhamento, 99% dos pacientes borderline tiveram pelo menos dois anos de remissão, e 78% tiveram oito anos de remissão (definida como a não apresentação de cinco dos nove critérios definidores). No entanto, apesar da diminuição de alguns dos sintomas definidores mais agudos, como impulsividade destruidora, automutilação, tentativas de suicídio e pensamentos quase psicóticos, muitos desses pacientes seguem tendo dificuldades no âmbito social, profissional ou acadêmico. Embora as taxas de reincidência cheguem a 34%, uma recuperação plena e completa, com bom funcionamento social e profissional, é alcançada em 50% dos pacientes depois de dez anos.[32, 33, 34, 35] Muitos pacientes borderline melhoram sem um tratamento consistente, embora a terapia constante acelere a melhora.[36]

A QUESTÃO DA "PATOLOGIA" BORDERLINE

Em maior ou menor grau, todos nós enfrentamos as mesmas questões que o paciente borderline: ameaça de separação, medo da rejeição, confusão em relação à identidade, sentimentos de vazio e de tédio. Quantos de nós já não tivemos alguns relacionamentos intensos e instáveis? Quantos de nós não temos acessos de raiva às vezes? Quantos de nós já não nos sentimos atraídos pelos estados de êxtase? Ou sentimos medo de ficar sozinhos, ou tivemos mudanças bruscas de humor, ou agimos de modo autodestrutivo?

No mínimo, o TPB serve para nos lembrar de que a linha que separa o "normal" do "patológico" às vezes pode ser muito tênue. Muitas das descrições contidas neste livro ilustram os extremos desse transtorno. Será que todos nós apresentamos, em maior ou menor grau, alguns sintomas da personalidade borderline? A resposta provavelmente é sim. De fato, muitos dos que estiverem lendo este primeiro capítulo podem pensar que essa pessoa parece alguém que vocês conhecem. O fator decisivo, porém, é que nem todos nós somos controlados pela síndrome a tal ponto que ela perturbe ou domine nossa vida. Com extremos de emoção, pensamento e comportamento, o TPB representa alguns traços muito positivos e muito negativos da personalidade humana, e da nossa sociedade, nos primeiros vinte anos do século XXI. Ao explorar suas profundezas e seus limites, talvez estejamos encarando nossos instintos mais assustadores e nossos maiores potenciais, e o difícil caminho que precisamos percorrer para passar de um ao outro.

CAPÍTULO DOIS

Caos e vazio

"Tudo é capricho. Eles amam sem medida os mesmos que em breve odiarão sem motivo."

Thomas Sydenham, médico seiscentista, sobre os pacientes "histéricos", o equivalente à personalidade borderline de hoje

"Às vezes eu me pergunto se estou possuída pelo diabo", diz Carrie, assistente social na unidade psiquiátrica de um grande hospital. "Eu mesma não me entendo. Só sei que minha personalidade me obrigou a viver uma vida na qual eu me isolei de todo mundo. É uma vida muito solitária."

Carrie recebeu o diagnóstico de transtorno borderline depois de 22 anos em terapia, tomando remédios e sendo internada constantemente por doenças físicas e mentais. Àquela altura, seu histórico médico parecia um passaporte bem carimbado, com as páginas cobertas pelos vários "territórios" psiquiátricos pelos quais já tinha viajado.

"Passei anos entrando e saindo de hospitais, mas nunca encontrei um terapeuta que me entendesse e soubesse algo sobre o que eu estava passando."

Os pais de Carrie tinham se divorciado quando ela era bebê, e ela fora criada pela mãe alcoólatra até os 9 anos. Nos quatro anos seguintes, viveu em um colégio interno.

Aos 21 anos, uma grave depressão forçou-a a procurar terapia; na época, ela foi diagnosticada e tratada dessa doença. Alguns anos mais tarde, começou a ter mudanças bruscas de humor e passou por tratamento de transtorno bipolar (maníaco-depressivo). Nessa fase, ela tomou overdoses de remédios e cortou os pulsos várias vezes.

"Eu me cortava e tomava overdoses de tranquilizantes, antidepressivos, ou qualquer outro remédio que por acaso estivesse à mão", recorda ela. "Aquilo tinha virado quase um modo de vida."

Aos 20 e poucos anos, Carrie começou a ter alucinações auditivas e tornou-se gravemente paranoica. Foi nesse momento que ela foi hospitalizada pela primeira vez e diagnosticada com esquizofrenia.

Mais tarde ainda, Carrie foi internada na unidade cardíaca diversas vezes por causa de dores no peito, relacionadas à ansiedade. Atravessou fases de compulsão alimentar e de jejum; em questão de semanas, seu peso podia variar em até trinta quilos.

Aos 32 anos, ela foi brutalmente estuprada por um médico da equipe do hospital no qual trabalhava. Pouco depois, retomou os estudos e iniciou um relacionamento sexual com uma de suas professoras. Ao completar 42 anos, sua coleção de históricos médicos continha quase todos os diagnósticos imagináveis, entre eles esquizofrenia, depressão, transtorno bipolar, hipocondria, ansiedade, anorexia, disfunção sexual e transtorno de estresse pós-traumático.

Apesar dos problemas mentais e físicos, Carrie desempenhava relativamente bem seu trabalho. Embora tenha mudado de emprego com frequência, conseguiu concluir um doutorado em serviço social. Chegou até a lecionar por um breve período numa pequena faculdade só para mulheres.

Mas as suas relações pessoais tinham severas limitações. "Os únicos relacionamentos que tive com homens foram aqueles nos quais eu sofri abuso sexual. Alguns quiseram se casar comigo, mas para mim é um problema enorme ter intimidade ou ser tocada. Não consigo tolerar isso. Tenho vontade de sair correndo. Fiquei noiva duas vezes, mas rompi o noivado. É impossível pensar que eu poderia ser a esposa de alguém."

Em relação aos amigos, ela diz: "Sou muito autocentrada. Digo tudo que penso, que sinto, que sei ou não sei. Para mim é muito difícil me interessar pelos outros."

Após mais de vinte anos de tratamento, Carrie teve seus sintomas finalmente reconhecidos e diagnosticados como TPB. Sua disfunção evoluiu a partir de traços de personalidade inerentes e persistentes, mais indicativos de um transtorno da personalidade ou de "traço" do que de doenças transitórias de "estado" anteriormente diagnosticadas.

"A parte mais difícil de ter uma personalidade borderline tem sido o vazio, a solidão e a intensidade dos sentimentos", diz ela hoje. "Os comportamentos extremos me deixam muito confusa. Há momentos em que não sei o que estou sentindo ou quem sou."

Uma compreensão mais clara da doença de Carrie levou a um tratamento mais consistente. Remédios lhe foram receitados para tratar dos sintomas agudos e fornecer a cola que lhe permitisse manter uma noção de identidade mais coerente; ao mesmo tempo, ela reconhecia os limites dessa medicação.

Em parceria com outros médicos de Carrie, seu psiquiatra a ajudou a entender a conexão entre os males físicos e a ansiedade e a evitar exames, remédios e cirurgias desnecessários. A psicoterapia foi pensada para "longo prazo", com foco em sua dependência e na estabilização de sua identidade e seus relacionamentos, procurando evitar aquela sucessão infindável de emergências agudas.

Aos 46 anos, Carrie teve de aprender que todo um conjunto de comportamentos anteriores não é mais aceitável. "Não tenho mais a opção de me cortar, tomar uma overdose ou ser internada. Jurei que iria viver e lidar com o mundo real, mas vou lhe dizer, que lugar assustador. Não tenho certeza ainda se consigo fazer isso, ou mesmo se *quero* fazer."

BORDERLINE: UM TRANSTORNO DA PERSONALIDADE

A jornada de Carrie por esse labirinto de sintomas e diagnósticos médicos e psiquiátricos é um exemplo da confusão e do desespero vividos pelos indivíduos afetados por doenças mentais e por aqueles que os tratam. Embora as especificidades do caso de Carrie possam ser consideradas extremas por alguns, milhões de mulheres e homens sofrem com problemas parecidos de relacionamentos, intimidade, depressão e abuso de drogas ilícitas. Se tivesse sido diagnosticada mais cedo e com maior precisão, talvez Carrie pudesse ter sido um pouco poupada de dor e solidão.

Embora pacientes com personalidade borderline padeçam de um emaranhado de sintomas dolorosos que perturbam a vida, os psiquiatras começaram a entender mais recentemente o transtorno e a tratá-lo de maneira eficaz. O que é um "transtorno da personalidade"? Qual é a fronteira em que o borderline encosta *(border*, em inglês, quer dizer limite, fronteira)? Em que a personalidade borderline se parece e em que se diferencia de outros transtornos? Como a síndrome borderline se encaixa no esquema geral da medicina psiquiátrica? São perguntas difíceis até mesmo para o profissional, especialmente à luz da natureza esquiva e paradoxal da doença e de sua curiosa evolução na psiquiatria.

Um modelo amplamente aceito sugere que a personalidade individual é na verdade uma combinação de *temperamento* (características pessoais herdadas, como impaciência, vulnerabilidade à dependência química, etc.) e *caráter* (valores de desenvolvimento advindos do ambiente e das experiências de vida). Em outras palavras, um misto de "natureza" e "criação". As características do *temperamento* podem ser correlacionadas com marcadores genéticos e biológicos, desenvolvem-se cedo na vida, e são percebidas como instintos ou hábitos. Já o *caráter* surge mais lentamente na idade adulta, moldado pelos encontros ocorridos no mundo. Pela lente desse modelo, o TPB pode ser visto como uma colagem resultante da colisão dos genes com o ambiente.[1,2]

O TPB é um dos dez transtornos da personalidade mencionados no DSM-5. Esses transtornos se distinguem por um conglomerado de *traços* de desenvolvimento que se tornam proeminentes no comportamento de um indivíduo. Tais traços, relativamente inflexíveis, resultam em padrões mal adaptados de percepção, comportamento e relacionamentos pessoais.

Por outro lado, os transtornos de *estado* (como depressão, esquizofrenia, anorexia e dependência química) não são tão duradouros quanto os transtornos de *traços*. Essas doenças são com mais frequência episódicas ou limitadas no tempo. Os sintomas podem surgir de repente, e em seguida se resolvem e o paciente volta ao "normal". Muitas vezes essas doenças têm correlação direta com desequilíbrios na bioquímica do corpo, e com frequência podem ser tratadas com medicamentos que eliminam ou minimizam bastante os sintomas.

Os sintomas de um transtorno da personalidade, por sua vez, tendem a ser traços mais duráveis e mudam de maneira mais gradual; a medicação em geral tem menos efeito. Embora várias farmacêuticas tenham testado medicamentos, até hoje não existe um remédio especificamente indicado para o tratamento do TPB. A principal recomendação é a psicoterapia, embora outros tratamentos, inclusive remédios, possam aliviar muitos sintomas, em especial agitação ou depressão extremas (ver o Capítulo 9). Na maioria dos casos, o transtorno borderline e outros transtornos da personalidade constituem um diagnóstico secundário, e descrevem o funcionamento subjacente, em termos de temperamento, de um paciente que apresenta sintomas mais agudos e mais proeminentes de um transtorno de estado.

Comparação com outros transtornos

Como a síndrome borderline se disfarça como outra doença, e é com frequência associada a outros distúrbios psiquiátricos, os médicos muitas vezes não conseguem reconhecer que o TPB pode ser um componente importante na hora de avaliar um paciente. Consequentemente, o paciente borderline se torna, como Carrie, extensamente "viajado", avaliado por vários hospitais e médicos e acompanhado ao longo de toda a vida por um sortimento de rótulos equivocados.

O TPB pode interagir com outros transtornos de diversas formas (ver Figura 2-1). Em primeiro lugar, o TPB pode coexistir com transtornos de estado de tal maneira que a patologia borderline fique camuflada. O TPB pode ser ofuscado por uma depressão mais proeminente e severa, por exemplo. Uma vez resolvida a depressão com antidepressivos, as características borderline podem vir à tona, e só então serem reconhecidas como a estrutura de caráter subjacente que requer mais tratamento.

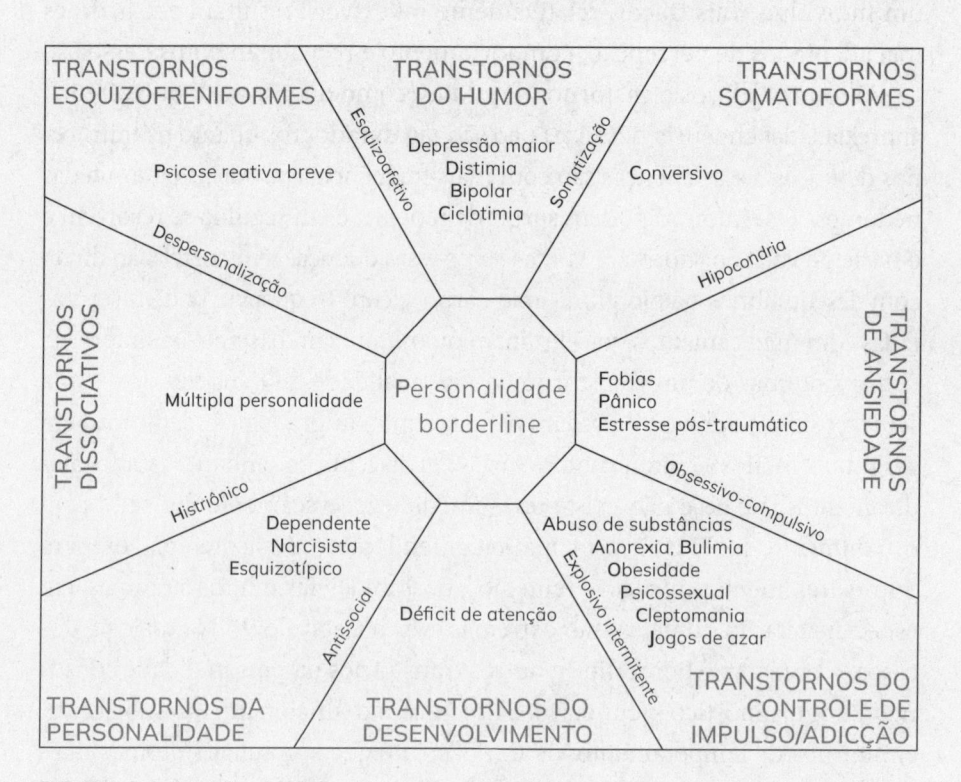

FIGURA 2-1. Posição do TPB em relação a outros transtornos mentais.

Em segundo lugar, o TPB pode estar intimamente ligado e até mesmo contribuir para o desenvolvimento de outro transtorno. Impulsividade, autodestruição, dificuldades interpessoais, autoimagem ruim e mudanças bruscas de humor apresentadas por pacientes com quadro de abuso de substâncias ou distúrbios alimentares podem refletir mais o TPB do que o transtorno primário. Embora se possa argumentar que o abuso crônico de álcool às vezes altere características de personalidade de tal forma que um padrão borderline se desenvolva secundariamente, parece bastante provável que a patologia de caráter subjacente se desenvolva primeiro e contribua para o desenvolvimento do alcoolismo.

A questão de quem é a galinha e quem é o ovo pode ser difícil de solucionar, mas o desenvolvimento de doenças associadas ao TPB pode representar uma espécie de vulnerabilidade psicológica ao estresse. Assim como determinados indivíduos têm predisposição genética e biológica para doenças físicas – infarto, câncer, problemas gastrointestinais, etc. –, outros têm propensão biologicamente determinada para doenças psiquiátricas, em especial quando se soma o estresse a uma vulnerabilidade subjacente ao TPB. Assim, quando submetido ao estresse, um paciente borderline recorre às drogas, outro desenvolve um distúrbio alimentar, e outro ainda se torna gravemente deprimido.

Em terceiro lugar, o TPB pode mimetizar de forma tão completa outro transtorno que o paciente pode ser equivocadamente diagnosticado com esquizofrenia, ansiedade, transtorno bipolar, transtorno de déficit de atenção/hiperatividade (TDAH) ou outros distúrbios.

Comparação com a esquizofrenia e a psicose

Pacientes esquizofrênicos são muito mais severamente comprometidos que os pacientes borderline e menos capazes de manipular e se relacionar com os outros. Ambos os tipos de pacientes podem apresentar episódios de agitação psicótica. A prevalência estimada da psicose no TPB (que inclui alucinações auditivas e visuais, delírios paranoicos e experiências dissociativas) varia entre 20% e 50%.[3] Em contraposição à esquizofrenia, os sintomas psicóticos no TPB são menos consistentes e menos frequentes ao longo do tempo e estão relacionados ao estresse. Pacientes esquizofrênicos têm probabilidade muito maior de se acostumar com alucinações e delírios, e com frequência são menos perturbados por eles. Embora ambos os grupos possam ser destrutivos e praticar a automutilação, o paciente borderline é capaz de levar a vida de modo bem mais adequado; o paciente esquizofrênico é anestesiado emocionalmente, retraído, e tem uma sociabilidade muito mais comprometida.[4]

Comparação com transtornos do humor (depressão e bipolaridade)
Quase 96% dos pacientes com TPB apresentam um transtorno do humor ao longo da vida. Os transtornos de ansiedade acompanham os transtornos do humor ou afetivos. Estima-se que a depressão maior afete entre 71% e 83% dos pacientes borderline.

"Mudanças bruscas de humor" e "pensamentos desordenados" são queixas comuns dos pacientes, e a reação automática por parte do profissional responsável pelo tratamento é diagnosticar depressão ou transtorno bipolar (maníaco-depressivo). Esses sintomas, porém, são condizentes com o TPB ou mesmo o TDAH, ambos significativamente mais prevalentes que o transtorno bipolar. Embora haja argumentos de que o TPB é uma forma de transtorno bipolar, estudos clínicos, genéticos e de imagem distinguem as duas doenças, e as diferenças clínicas entre uma síndrome e outra são bem marcadas. Para aqueles acometidos por transtorno bipolar, os episódios de depressão ou mania representam mudanças radicais de funcionamento. As oscilações de humor duram de dias a semanas. Entre uma e outra oscilação de humor, esses indivíduos levam a vida de modo relativamente normal, e podem ser tratados de maneira eficiente com medicação. Já os pacientes borderline têm dificuldade (ao menos interna) de funcionar, mesmo quando não estão exibindo oscilações de humor proeminentes. Ao apresentar comportamentos hiperativos, autodestrutivos ou suicidas, ou ao experimentar oscilações rápidas e radicais de humor, o indivíduo borderline pode parecer bipolar. Mas as oscilações de humor no TPB são mais transitórias (duram horas em vez de dias ou semanas), mais instáveis e mais reativas aos estímulos ambientais.[5, 6] Os critérios que distinguem com mais eficácia o TPB da bipolaridade são medo do abandono e problemas de identidade.[7] Mesmo assim, os dois transtornos têm uma sobreposição de 20% na frequência de diagnóstico, ou seja, 20% dos pacientes com transtorno bipolar dão sinais de um TPB concomitante, e 20% dos pacientes com TPB têm transtorno bipolar. Os pacientes com ambos os diagnósticos têm sintomas marcadamente mais severos e prognósticos mais complicados.[8, 9]

TPB e TDAH

Indivíduos com TDAH são submetidos a uma constante profusão de processos mentais cognitivos. Como os pacientes borderline, eles apresentam oscilações radicais de humor, pensamento acelerado, impulsividade, acessos de raiva, impaciência e baixa tolerância à frustração; têm um histórico de abuso de drogas, substâncias (incluindo automedicação) ou de álcool e relacionamentos tortuosos, além de se entediarem com facilidade. Muitas características da personalidade borderline correspondem ao "temperamento TDAH típico", como a procura constante de novidades (em busca de empolgação) aliada a uma baixa dependência de recompensas (falta de preocupação com consequências imediatas).[10] De modo nada surpreendente, vários estudos já observaram correlações entre esses diagnósticos. Alguns estudos prospectivos verificaram que crianças diagnosticadas com TDAH desenvolvem transtorno da personalidade, especialmente TPB, conforme vão crescendo.[11] Um estudo sueco demonstrou que indivíduos com diagnóstico de TDAH eram quase vinte vezes mais propensos a sofrer também de TPB do que aqueles não reconhecidos com TDAH. Pesquisadores retrospectivos determinaram que adultos com diagnóstico de TPB se encaixam num diagnóstico infantil de TDAH.[12, 13, 14] Se uma doença causa a outra, se ocorrem juntas, ou se são apenas manifestações correlatas do mesmo transtorno são questões que precisam ser investigadas mais a fundo. Curiosamente, um estudo demonstrou que o tratamento dos sintomas de TDAH melhoraram os sintomas de TPB em pacientes diagnosticados com os dois transtornos.[15]

TPB e dor

Indivíduos borderline apresentam reações paradoxais à dor. Muitos estudos revelaram uma sensibilidade significativamente reduzida à dor *aguda*, em especial quando autoinfligida[16] (ver "Autodestruição" adiante neste capítulo). Apesar disso, os pacientes borderline apresentam uma sensibilidade maior à dor *crônica*. Cerca de 30% dos pacientes com dor crônica (como fibromialgia, artrite e dor nas costas) parecem sofrer também de TPB.[17] Esse "paradoxo da dor" tende a ser específico do TPB, e ainda não foi satisfatoriamente explicado. Há quem sugira que a dor aguda, em especial quando autoinfligida, satisfaz determinadas necessidades psicológicas do paciente e está associada a descargas de atividade elétrica cerebral e talvez a uma liberação rápida de opioides endógenos, os narcóticos naturais do corpo. Mas a dor contínua, experimentada fora do controle de quem sofre de borderline, pode resultar numa proteção analgésica interna menor e causar mais ansiedade. Pode ser usada ainda para obter mais atenção e provocar reações acolhedoras dos outros. Um estudo sobre a tolerância da dor após uma cirurgia no joelho em pacientes borderline demonstrou uma resposta pior e foi relacionado aos mecanismos borderline para lidar com a dor contínua.[18] À medida que envelhecem, os pacientes com TPB parecem se tornar mais sensíveis à dor.[19]

TPB e transtorno de somatização

O indivíduo borderline pode se concentrar nos próprios males físicos e queixar-se com grande ênfase e carga dramática para médicos e familiares de modo a manter com eles relações de dependência. Pode ser considerado apenas hipocondríaco, e a compreensão subjacente de seus problemas pode ser totalmente ignorada. O transtorno de somatização é um distúrbio definido por múltiplas queixas físicas do paciente (como dor, problemas gástricos e neurológicos e disfunções sexuais) inexplicáveis em relação a qualquer causa médica conhecida. Na hipocondria, o paciente está convencido de que tem uma doença terrível, apesar de a avaliação médica não dar mostra alguma disso.[20]

TPB e transtornos dissociativos

Os transtornos dissociativos incluem fenômenos como amnésia ou sentimentos de irrealidade relativos a si mesmo (*despersonalização*) ou ao entorno (*desrealização*). A forma mais extrema de dissociação é o transtorno dissociativo de identidade (TDI), antes conhecido como "múltipla personalidade". Quase 75% dos indivíduos com TPB apresentam algum fenômeno dissociativo.[21] A prevalência de TPB naqueles com um diagnóstico primário da forma mais grave de dissociação, o TDI, é ainda maior.[22] Os dois transtornos têm alguns sintomas em comum: impulsividade, acessos de raiva, relacionamentos conturbados, oscilações radicais de humor e automutilação. Pode existir um histórico de maus-tratos, abuso ou negligência na infância.

TPB e transtorno de estresse pós-traumático

O transtorno de estresse pós-traumático (TEPT) é um complexo sintomatológico que sucede a um acontecimento extraordinariamente grave e traumático, como um desastre natural ou uma guerra. Ele é caracterizado por medo intenso, pela reencenação emocional do acontecimento, por pesadelos, irritabilidade, reação exagerada ao susto, fuga de locais ou atividades relacionadas e sensação de impotência. Como o TPB e o TEPT foram associados ao abuso extremo na infância e refletem sintomas semelhantes – reações emocionais extremas e impulsividade –, há quem sugira tratar-se da mesma doença. Embora alguns estudos indiquem que ambos os distúrbios podem ocorrer juntos em até 50% ou mais dos casos, trata-se de transtornos distintamente diferentes, com critérios definidores diferentes.[23] Quando pacientes com TPB sofrem também de TEPT, os sintomas são mais severos. Pacientes mulheres, em especial, são mais propensas a se autoinfligir ferimentos não letais, em especial para chamar atenção. Elas também são mais suscetíveis a padecer de transtornos de ansiedade, como transtorno de pânico, transtorno obsessivo-compulsivo (TOC) e agorafobia. Pacientes de TEPT com outros transtornos da personalidade concomitantes não costumam apresentar complicações tão graves.[24, 25]

TPB associado a outros transtornos da personalidade

Muitas das características do TPB se sobrepõem às de outros transtornos da personalidade. Por exemplo, os transtornos da personalidade dependentes compartilham com o TPB aspectos de dependência, medo de ficar só e dificuldade nos relacionamentos. Mas a personalidade dependente não apresenta a autodestruição, a raiva, ou as oscilações de humor de um paciente borderline. Da mesma forma, aqueles com um transtorno da personalidade do tipo esquizofrênico têm relações ruins e dificuldade para confiar, mas são mais excêntricos e menos autodestrutivos. Muitas vezes, um paciente manifesta características suficientes de dois ou mais transtornos da personalidade para justificar diagnósticos para cada um deles. Um paciente pode exibir sinais que conduzem tanto a um diagnóstico de transtorno da personalidade borderline como de transtorno obsessivo-compulsivo.

Em edições anteriores do DSM, o TPB foi agrupado num conglomerado de transtornos da personalidade que refletem traços dramáticos, emotivos ou erráticos. Os outros transtornos desse grupo são os da personalidade narcisista, antissocial e histriônica. Todos eles têm uma relação mais próxima com o TPB.

Tanto as pessoas que têm TPB como as que apresentam transtorno da personalidade narcisista sofrem de hipersensibilidade às críticas; fracassos ou rejeições podem acarretar depressão grave. Ambos os pacientes tendem a explorar os outros; ambos demandam atenção quase constante. A pessoa com transtorno da personalidade narcisista, porém, tem um nível mais alto de funcionamento. Ostenta uma noção inflada de autoimportância (muitas vezes para disfarçar insegurança extrema), desprezo pelos outros, e não exibe sequer um semblante de empatia. A pessoa borderline, por sua vez, tem autoestima mais baixa e é altamente dependente da confirmação alheia. Ela se agarra desesperadamente aos outros, e é mais sensível às suas reações.

Assim como o indivíduo borderline, a pessoa com transtorno da personalidade antissocial demonstra impulsividade, baixa tolerância à frustração e relacionamentos manipuladores. Uma pessoa com transtorno da personalidade antissocial, porém, não apresenta sentimento de culpa ou falta de consciência; é mais desapegada, não se mostra propositadamente autodestrutiva.

A pessoa com transtorno da personalidade histriônica compartilha com a personalidade borderline a busca excessiva por atenção, o comportamento manipulador e a instabilidade emocional. A personalidade histriônica, porém, desenvolve papéis e relacionamentos mais estáveis. Apresenta fala e trejeitos extravagantes e suas reações emocionais são exageradas. A atração física é uma preocupação importante. Um estudo comparou o funcionamento psicológico e social de pacientes com TPB, transtorno da personalidade esquizoide, obsessivo-compulsivo ou esquivo e pacientes com depressão maior. Os pacientes com transtorno da personalidade borderline ou esquizoide eram significativamente mais comprometidos do ponto de vista funcional do que aqueles com outros transtornos ou afetados por depressão maior.[26]

TPB e abuso de substâncias

O TPB e o abuso de substâncias químicas estão quase sempre associados. Aproximadamente um terço das pessoas que recebem diagnóstico de abuso de substâncias também preenche critérios para TPB. Entre 50% e 72% dos pacientes com TPB abusam do álcool e de outras substâncias químicas.[27, 28, 29] O álcool ou as drogas podem ser um reflexo de comportamentos autopunitivos, raivosos ou impulsivos, de ânsia por empolgação, ou de um mecanismo para lidar com a solidão. A dependência de drogas pode funcionar como um substituto para relacionamentos sociais enriquecedores, uma forma conhecida e reconfortante de estabilizar ou automedicar flutuações bruscas de humor, ou de estabelecer uma sensação de pertencimento ou autoidentificação. Essas possíveis explicações da atração pelo abuso químico são alguns dos critérios definidores do TPB.

Anorexia/bulimia e TPB

A anorexia nervosa e a bulimia se tornaram problemas de saúde importantes nos Estados Unidos, em especial entre mulheres jovens. Os distúrbios alimentares são incentivados por um desgosto intrínseco do próprio corpo e por uma reprovação geral da própria identidade. A paciente anoréxica se vê em extremos absolutos – como obesa (como sempre se sente) ou como magra (condição que jamais irá alcançar inteiramente). Como se sente fora do eixo, ela usa a fome ou a compulsão alimentar seguida por vômitos autoprovocados para manter uma ilusão de autocontrole. Pacientes com anorexia ou bulimia apresentam comportamentos autodestrutivos e uma noção distorcida de identidade e experimentam sensações de vazio. A semelhança desse padrão com o perfil borderline levou muitos profissionais da saúde mental a deduzir uma forte conexão entre os dois.[30] Num estudo,[31] pacientes com anorexia ou bulimia confirmaram que tinham relacionamentos instáveis, comportamento suicida e experiências dissociativas. Os sintomas característicos do TPB, como instabilidade do humor, impulsividade e raiva, estavam mais relacionados a pacientes bulímicas do que anoréxicas. As pacientes anoréxicas eram comparativamente mais afetadas por uma noção de identidade perturbada. A prevalência do TPB na forma de compulsão alimentar/vômitos autoprovocados da anorexia nervosa é de 25%. O TPB está presente em 28% daquelas que sofrem de bulimia nervosa.[32]

TPB e comportamentos compulsivos

Determinados comportamentos compulsivos ou destrutivos podem refletir padrões borderline. Um jogador compulsivo segue jogando apesar de não ter mais dinheiro. Ele pode buscar empolgação num mundo que lhe causa tédio, inquietação e entorpecimento. Ou então o jogo pode ser uma expressão de autopunição impulsiva. Pessoas que roubam em lojas costumam levar artigos de que não precisam. Cinquenta por cento das pacientes bulímicas sofrem de cleptomania, usam drogas ou são promíscuas.[33] Quando governados pela compulsão, esses comportamentos podem significar que existe uma necessidade de sentir ou de autoinfligir dor.

A promiscuidade é o reflexo de que há uma carência de amor e de atenção constante, para que se possa manter sentimentos positivos em relação a si mesmo. Falta ao indivíduo borderline autoestima positiva e consistente, e por isso ele exige reafirmação contínua. Uma mulher borderline carente de autoestima pode considerar sua capacidade de atração física como o único trunfo, e requerer confirmação de seu valor por meio de atos sexuais frequentes. Esses encontros evitam a dor da solidão e criam relacionamentos artificiais que ela pode controlar totalmente. Sentir-se desejada pode gerar um senso de identidade. Quando a autopunição se torna uma parte proeminente da psicodinâmica, humilhação e perversões masoquistas tendem a surgir nos relacionamentos. Desse ponto de vista, é lógico especular que muitas prostitutas, atores e atrizes da indústria pornô e modelos apresentem patologia borderline.

Dificuldades nos relacionamentos podem impelir a pensamentos e comportamentos ritualísticos privados, muitas vezes expressados por obsessões ou compulsões. Um paciente borderline desenvolve fobias específicas à medida que usa o pensamento mágico para lidar com seus temores; perversões sociais podem evoluir como um mecanismo para se aproximar da intimidade.

TPB e transtorno do espectro autista (TEA)

Indivíduos com TEA apresentam comprometimento na formação de relações sociais. O comportamento desses pacientes pode ser imprevisível e incluir súbitas explosões de raiva e atos impulsivos de autoagressão. Pode haver dificuldade para tolerar separações ou outras mudanças repentinas.

Os pacientes com TPB, por sua vez, têm um humor mais reativo aos estímulos situacionais e são mais expressivos; sua comunicação é mais direcionada. E são mais capazes de responder ao mundo circundante (embora frequentemente de modo inadequado). Pacientes com TEA costumam ficar mais presos a estímulos internos.

A atração das seitas

Como a pessoa com TPB anseia por orientação e aceitação, pode ser atraída por líderes fortes de grupos doutrinários. A seita pode lhe ser muito atraente, já que proporciona uma aceitação instantânea e incondicional, uma intimidade automática, e um líder paternalista que será imediatamente idealizado. O indivíduo borderline pode ser muito vulnerável a essa visão em preto e branco do mundo, na qual o "mal" é personificado pelo mundo externo e o "bem" se limita ao grupo da seita.

TPB e suicídio

Até 70% dos pacientes com TPB tentam se matar, e a proporção de suicídios concluídos avizinha os 10%, quase mil vezes a taxa observada na população geral. No grupo de alto risco formado por adolescentes e adultos jovens (entre 15 e 29 anos), o TPB foi diagnosticado em um terço dos casos de suicídio. Impotência, agressividade impulsiva, depressão maior, uso concomitante de drogas e um histórico de abuso na infância aumentam o risco. Entre os critérios definidores para os pacientes com TPB, sintomas de problemas de identidade, sensação de vazio e medo do abandono estão mais associados às tentativas de suicídio.[34] Embora sintomas de ansiedade estejam associados ao suicídio em outras doenças, pacientes borderline que sofrem de ansiedade significativa têm uma probabilidade *menor* de cometer suicídio. Um grande estudo feito na Califórnia examinou a mortalidade subsequente por suicídio após comparecimento a um pronto-atendimento com autolesão proposital ou ideação suicida. Em um ano, em comparação com outros pacientes que estiveram no pronto-atendimento, a taxa de suicídio foi 50% mais alta em pacientes que inicialmente tinham apresentado autolesão, e mais de trinta vezes maior naqueles que tinham apresentado pensamentos suicidas.[35]

As mortes prematuras não causadas por suicídio são mais de 2,5 vezes mais comuns em pacientes borderline do que em grupos comparativos. Entre as causas mais comuns dessas mortes prematuras estão doenças cardiovasculares (em especial infarto), complicações decorrentes do uso persistente de substâncias (como doenças hepáticas), câncer e acidentes.[36, 37, 38, 39, 40]

DEFINIÇÃO CLÍNICA DO TRANSTORNO DA PERSONALIDADE BORDERLINE

A definição oficial da patologia borderline está contida nos critérios de diagnóstico do transtorno da personalidade borderline do DSM-5.[41] Essa designação enfatiza o comportamento descritivo e observável. (Um modelo alternativo para o diagnóstico dos transtornos da personalidade está descrito na Seção III do DSM-5. Ver Apêndice A para um resumo dessa e de outras propostas de diagnóstico.)

O diagnóstico de TPB é confirmado quando pelo menos cinco dos nove critérios a seguir estão presentes.

"Os outros reagem a mim, logo eu existo"

Critério 1: Tentativas frenéticas de evitar o abandono real ou imaginário.

Assim como um bebê é incapaz de distinguir entre a ausência temporária da mãe e a sua "extinção", o indivíduo borderline vivencia uma solidão temporária como um isolamento perpétuo. Consequentemente, sente-se gravemente deprimido com o abandono real ou perceptível por parte de pessoas importantes, e em seguida furioso com o mundo (ou quem quer que esteja por perto) por tê-lo privado dessa satisfação básica.

O medo do abandono vivido por alguém com TPB pode até ser mensurado no cérebro. Um estudo usou a tomografia por emissão de pósitrons (PET-Scan) para demonstrar que mulheres com TPB apresentavam alterações no fluxo sanguíneo em determinadas áreas do cérebro quando expostas a lembranças de abandono.[42] Quando estão sozinhos, os pacientes borderline perdem a sensação de existir, de se sentirem reais. Em vez de abraçar o princípio de existência do filósofo francês René Descartes – aquela famosa expressão "Penso, logo existo" –, eles vivem segundo uma filosofia mais próxima de "Os outros reagem a mim, logo eu existo".

O teólogo e filósofo Paul Tillich escreveu: "A solidão só pode ser vencida por aqueles que conseguem suportá-la". Como a pessoa borderline considera a solidão muito difícil de tolerar, fica encurralada numa solidão metafísica interminável, para a qual o único alívio vem na forma da presença física de outras pessoas. Assim, ela recorre à cena noturna ou a locais lotados, com consequências decepcionantes ou até violentas. Conforme o século XX foi se aproximando do fim, milhares de bares direcionados ao público solteiro fecharam, sendo substituídos durante um breve período por casas noturnas suntuosas direcionadas a uma clientela mais jovem, mas ambos os ambientes estavam fadados à extinção por causa dos aplicativos de paquera. Acossados pela Grande Recessão e tendo que suportar o peso de um endividamento estudantil gigantesco, os jovens da geração X e os millenials podiam "conhecer" centenas de pares perfeitos pelo preço de uma consumação num bar, embora o preço pudesse se revelar igualmente alto em matéria de decepção e solidão. (Para mais discussão a respeito, ver o Capítulo 4.)

Em *Marilyn: A única estória não revelada*, Norman Rosten relembrou o pavor de Marilyn Monroe de ficar sozinha. Sem pessoas constantemente à sua volta, ela caía num buraco negro "infinito e aterrorizante".[43]

Para a maioria de nós, ficar sozinho é algo almejado e valorizado, uma oportunidade rara para refletir sobre lembranças e questões importantes para o nosso bem-estar, e uma chance de restabelecer contato com nós mesmos e redescobrir quem somos: "As paredes de um quarto vazio são espelhos que duplicam e reduplicam nossa noção de identidade", escreveu John Updike em *O Centauro*.

Já a personalidade borderline, cuja noção de identidade é das mais tênues, só vê reflexos vazios ao olhar para trás. A solidão rememora o pânico que a pessoa sentia quando criança diante da perspectiva de ser abandonada pelos pais: quem vai cuidar de mim? A dor da solidão só pode ser aliviada com o resgate de um amante idealizado, conforme expressado nas letras de incontáveis canções de amor.

A incansável busca do par perfeito

Critério 2: Relacionamentos interpessoais instáveis e intensos, com mudanças de atitude em relação aos outros (da idealização à desvalorização, ou da dependência carente ao isolamento e ao esquivamento).

As relações instáveis do adulto borderline estão diretamente ligadas à sua intolerância da separação e do medo da intimidade. Ele se mostra dependente, carente e idealizador até o(a) namorado(a), cônjuge ou amigo(a) repelir ou frustrar essas necessidades com algum tipo de rejeição ou indiferença; a pessoa então se precipita para o extremo oposto: desvalorização, resistência à intimidade e esquivamento total. Cria-se um cabo de guerra constante entre o desejo de fusão e de ser cuidado, por um lado, e o medo de ser "engolido", pelo outro. No TPB, engolfamento significa destruição da identidade autônoma, perda de autonomia e sensação de não existência. Ele oscila entre o desejo de proximidade, de aliviar o vazio e o tédio, e o medo da intimidade, vista como uma ladra da autoconfiança e da independência.

Nas relações, esses sentimentos internos são dramaticamente traduzidos em uniões intensas, voláteis e manipuladoras. Uma pessoa com TPB tem demandas pouco realistas em relação aos outros, sendo definida por observadores como mimada. A manipulação se manifesta como queixas físicas e hipocondria, expressões de fraqueza e impotência, atos de provocação e comportamentos masoquistas. Ameaças ou gestos suicidas são usados para obter atenção e socorro. A pessoa pode usar a sedução como estratégia de manipulação, mesmo com alguém conhecido por ser inadequado ou inacessível, como o terapeuta ou o pastor da igreja.

Embora seja muito sensível aos outros, a pessoa borderline carece de verdadeira empatia, especialmente pelas pessoas mais próximas. Ela pode ficar desapontada ao encontrar um conhecido, como um professor, colega ou terapeuta, fora de seu local de trabalho habitual, pois é difícil aceitar que o outro tenha uma vida autônoma. Além disso, pode não entender ou ter ciúme intenso da vida particular do terapeuta, ou mesmo de outros pacientes com quem possa cruzar. Esse "paradoxo borderline da empatia" reflete a teoria de que pacientes com TPB têm uma sensibilidade elevada para estímulos sociais mas têm dificuldade para integrar essas informações interpessoais.⁴⁴ Observou-se que pacientes borderline têm mais empatia por pessoas em situações difíceis ou negativas do que em situações sociais positivas. Pode ser que isso reflita uma familiaridade maior com emoções e situações negativas. Um estudo examinou o efeito da oxitocina intranasal na empatia de mulheres borderline. A oxitocina é um hormônio que promove a sensibilidade social e a confiança. No estudo, mulheres borderline apresentaram um aumento do efeito positivo na empatia emocional (sentir a dor do outro), mas não na empatia cognitiva (compreender as ramificações da dor do outro).⁴⁵

A identidade borderline carece de *constância do objeto*, ou seja, da capacidade de compreender os outros como seres humanos complexos e que mesmo assim podem se relacionar de modo consistente. A pessoa borderline vivencia o outro com base no encontro atual, não em uma série de interações de espectro mais amplo. Assim, uma percepção constante e previsível do outro nunca surge: a pessoa borderline, como se sofresse de uma espécie de amnésia direcionada, continua a reagir ao outro como se fosse alguém novo a cada vez.

Dada a incapacidade de o indivíduo borderline ver o contexto mais amplo, de aprender com erros passados, de observar padrões no próprio comportamento, ele repete relacionamentos destrutivos. Uma mulher com TPB volta para o marido abusador, que não demora a abusar dela outra vez; um homem com TPB se relaciona com homens ou mulheres inadequados, parecidos entre si, e com os quais repete interações sadomasoquistas. Como a dependência do indivíduo borderline se disfarça de paixão, ele continua no relacionamento destrutivo "porque ama a pessoa". Mais tarde, quando a relação se desintegra, um parceiro pode pôr a culpa na patologia do outro. Assim, se ouve com frequência no consultório terapêutico: "Minha primeira mulher/marido era borderline!"

A eterna busca do indivíduo borderline é de um cuidador perfeito, disposto a se doar sem limites e a ser onipresente. Essa demanda conduz a parceiros com patologias complementares: nenhum dos dois consegue perceber a destrutividade mútua. Michelle, por exemplo, anseia desesperadamente pela proteção e pelo conforto de um homem; Amin exibe uma autoconfiança exuberante. Embora essa segurança esconda uma profunda insegurança, ela se encaixa na busca de Michelle. Da mesma forma que Michelle precisa de Amin para ser seu príncipe protetor montado num cavalo branco, Amin precisa que Michelle continue impotente e dependente de sua beneficência. Depois de algum tempo, nenhum dos dois corresponde ao estereótipo que lhe foi atribuído. Amin não suporta a ferida narcísica de um desafio ou fracasso, e começa a encobrir a própria frustração bebendo demais e agredindo Michelle fisicamente. Michelle se ressente do controle de Amin, mas se assusta ao ver suas fraquezas. As insatisfações levam a mais provocação e mais conflito.

Como odeia a si mesma, a pessoa borderline desconfia das manifestações de carinho do outro. Como Groucho Marx, ela jamais entraria para um clube que a aceitasse como sócia. Sam era um estudante universitário de 21 anos cuja principal queixa na terapia era: "Preciso sair com alguém." Rapaz atraente com problemas interpessoais graves, Sam abordava mulheres que considerasse inacessíveis. Quando suas investidas eram aceitas, ele desvalorizava a mulher na mesma hora e passava a não considerá-la mais desejável.

Todas essas características dificultam uma intimidade realmente significativa. Como conta Carrie: "Alguns homens já quiseram se casar comigo, mas para mim é um problema enorme ter intimidade ou ser tocada. Não consigo tolerar isso." A identidade borderline não consegue conquistar independência suficiente para ser dependente de maneira saudável, não desesperada. O compartilhamento genuíno é sacrificado por causa de uma dependência exigente e uma necessidade desesperada de se fundir com o outro de modo a completar a própria identidade, como dois gêmeos siameses de alma. Quando o relacionamento é ameaçado, a pessoa borderline pode sentir como se um pedaço de si mesma estivesse sendo arrancado. "Você me completa", a frase famosa do filme *Jerry Maguire*, se transforma num objetivo que está sempre fora de alcance.

Quem sou eu?

Critério 3: Problema de identidade persistente, manifestado por uma autoimagem ou um senso de si mesmo bastante instável.

No TPB há falta de um senso de identidade central constante, assim como ausência de uma conceituação sólida do outro. O indivíduo borderline não aceita a própria inteligência, poder de atração física ou sensibilidade como traços constantes, mas como qualidades comparativas, que precisam ser continuamente reconquistadas e avaliadas em comparação com as dos outros. Ele pode se considerar inteligente unicamente com base nos resultados de um teste de QI que acabou de fazer. Mais tarde, no mesmo dia, ao cometer um "erro bobo", voltará a se considerar "burro". A pessoa pode achar que é atraente até ver uma mulher mais bonita, e então se sentirá feia. A autoaceitação de Popeye, cujo lema é "Eu sou o que sou e é isso que eu sou", lhe causa inveja. Em seus relacionamentos íntimos, a identidade borderline passa a se sentir mergulhada numa espécie de amnésia acerca de si mesma. Seu passado se torna difuso; ela se parece muito com o chefe exigente que vive perguntando a si próprio e aos outros: "O que você tem feito para mim ultimamente?"

No TPB, o senso de valor do indivíduo é medido numa escala em comparação com o dos outros, mas a identidade é avaliada isoladamente. Quem a pessoa é hoje (e o que ela faz hoje) é o que determina seu status, pouco importando o que fez antes. Ela não se permite descansar sobre nenhuma espécie de louro. Assim como Sísifo, está condenada a passar a vida inteira empurrando a pedra morro acima, necessitando provar repetidamente o próprio valor. A autoestima só é alcançada impressionando os outros, de modo que agradar aos outros se torna crucial para a pessoa poder amar a si mesma.

Em seu livro *Marilyn*, Norman Mailer descreve como a busca da identidade de Marilyn Monroe se tornou sua força motriz, absorvendo todos os aspectos de sua vida:

> Que obsessão é a identidade! Nós a buscamos, porque a sensação que temos quando estamos em nossa própria identidade é que nos sentimos sinceros ao falar, nos sentimos *reais*, e esse pequeno fenômeno de bom sentimento esconde um mistério existencial tão importante para a psicologia quanto o *cogito ergo sum*: nada menos que a condição emocional de sentir-se real é, por algum motivo, superior à sensação de vazio dentro de si que pode se tornar, para protagonistas como Marilyn, uma motivação mais poderosa que o instinto sexual ou a sede de status ou dinheiro. Há quem abra mão do amor ou da segurança antes de se atrever a perder o conforto da identidade.[46]

Mais tarde, Marilyn encontrou um apoio na atuação, em especial usando o Método de Interpretação do Ator:

Atores que praticam o Método transformam emoção em ação; como a própria psicanálise, sua técnica é pensada para liberar a lava de emoções, permitindo assim ao intérprete entrar em contato com as próprias profundezas e dominá-las o suficiente para se deixar possuir pelo papel. Trata-se de uma transação mágica. Podemos pensar em Marlon Brando em *Um bonde chamado desejo*. Ser possuído por um papel é para o ator um *satori* (ou iluminação intuitiva), porque sua identidade só parece inteira quando ele está vivendo no papel.[47]

A luta do indivíduo borderline para estabelecer uma identidade consistente está relacionada com a sensação dominante de inautenticidade: uma constante percepção de estar "fingindo". A maioria de nós experimenta essa sensação em diversos momentos da vida. Quando começamos num emprego novo, por exemplo, e tentamos passar a impressão de que temos conhecimento e segurança. Quando ganhamos experiência, a segurança se torna cada vez mais genuína, porque aprendemos como funciona o sistema e não precisamos mais fingir. Como escreveu Kurt Vonnegut em *Mother Night*: "Nós somos o que fingimos ser, portanto devemos tomar cuidado com o que fingimos ser." Ou, como dizem alguns: "Finja até dar certo."

O adulto borderline nunca atinge essa segurança. Continua a sentir que está fingindo e tem pavor de mais cedo ou mais tarde ser "desmascarado". Isso se aplica em especial a quando alcança algum tipo de sucesso, pois lhe parece equivocado e imerecido.

Essa sensação crônica de ser uma farsa ou um engodo tem origem na infância. Como abordado no Capítulo 3, a criança pré-borderline cresce se sentindo inautêntica por causa de diversas circunstâncias de seu entorno, por sofrer abusos físicos ou sexuais, ou por ser forçada a assumir o papel de um adulto ainda na infância, ou então por ser responsável pelo pai ou pela mãe doente. No outro extremo, pode ser desencorajada a amadurecer e se separar, e pode ficar presa no papel de criança dependente muito depois da época adequada para a separação. Em todas essas situações, a identidade borderline emergente nunca desenvolve uma noção de si mesma, e continua "fingindo" um papel atribuído por outra pessoa. ("Ele nunca escolhe uma opinião, simplesmente veste o que por acaso estiver na moda", diz Tolstói ao descrever um de seus personagens.) Se fracassar nesse papel, a pessoa teme ser punida; se tiver sucesso, tem certeza de que em breve será desmascarada como fraude e será humilhada.

Tentativas pouco realistas de alcançar um estado de perfeição fazem parte do padrão borderline. Uma paciente borderline com anorexia pode tentar manter o peso constantemente baixo e se horrorizar caso oscile nem que seja meio quilo, sem entender que essa expectativa é pouco realista. Por se perceberem como estáticos, não num estado dinâmico de mudança, os indivíduos com TPB podem considerar destruidora qualquer variação da autoimagem inflexível.

Da mesma forma, o adulto borderline pode buscar satisfação na direção contrária: mudando frequentemente de emprego, carreira, objetivo, amigos e, às vezes, até de gênero. Ao alterar situações externas e fazer mudanças drásticas no estilo de vida, ele espera alcançar contentamento interno. Alguns casos da chamada crise da meia-idade masculina ou da andropausa representam uma tentativa extrema de afastar o medo da mortalidade ou de lidar com decepções em escolhas de vida. Um adolescente borderline pode mudar constantemente de grupo de amigos, e alternar entre "sarados", "desajustados", "CDFs" e "nerds" na esperança de alcançar uma sensação de pertencimento e aceitação. Na experiência borderline, até mesmo a identidade sexual pode ser fonte de confusão.

Grupos do tipo seita, que prometem aceitação incondicional, uma estrutura social organizada e uma identidade circunscrita são muito atraentes para a personalidade borderline. Quando a identidade e o sistema de valores do indivíduo se fundem com os do grupo que o aceita, o líder da facção passa a ter um poder extraordinário. Keith Raniere, fundador da seita NXIVM, tinha um harém de escravos sexuais que se deixavam marcar a ferro até ser condenado por tráfico sexual e outros crimes em 2019. A influência do líder pode chegar ao ponto em que consegue induzir os seguidores a imitar seus atos mesmo que sejam fatais, conforme demonstrado pelo Massacre de Jonestown em 1978, pelo conflito fatal com seguidores do Ramo Davidiano em 1993, e pelos suicídios em massa da seita Heaven's Gate em 1997. Após largar a faculdade, Aaron tentou amenizar seus sentimentos de falta de rumo entrando para a seita do reverendo Moon. Ele saiu após dois anos, mas voltou depois de mais dois de uma vida sem rumo, vagando de cidade em cidade e de emprego em emprego. Dez meses depois de sair novamente da seita, agora sem um conjunto estável de objetivos ou uma noção confortável de quem era ou do que queria, Aaron tentou se matar.

O fenômeno dos "suicídios coletivos", em especial entre adolescentes, pode ser reflexo de fraquezas na formação da identidade. Nos Estados Unidos, a taxa nacional de suicídios aumenta acentuadamente após o suicídio de pessoas famosas, como Marilyn Monroe, Kurt Cobain ou Robin Willians. A mesma dinâmica talvez opere entre adolescentes com estruturas de identidade frágeis: eles são suscetíveis às tendências suicidas do líder do grupo, ou de outro grupo de adolescentes suicidas na mesma região.

O temperamento impulsivo

Critério 4: Impulsividade em pelo menos duas áreas com potencial autodestrutivo, como abuso de substâncias, promiscuidade sexual, jogo, direção arriscada, cleptomania, gastos excessivos ou compulsão alimentar.

Os comportamentos borderline podem ser repentinos e contraditórios, uma vez que são resultantes de fortes sensações momentâneas, percepções que representam instantâneos de experiências isoladas e sem relação entre si. O imediatismo ocorre de forma isolada, sem o benefício da experiência passada ou da esperança em relação ao futuro. Como padrões históricos, consistência e previsibilidade não estão disponíveis na experiência borderline, erros impulsivos semelhantes se repetem inúmeras vezes. O filme de Christopher Nolan *Amnésia*, de 2000, apresenta como metáfora aquilo que o indivíduo borderline enfrenta regularmente. Sofrendo de perda de memória de curto prazo, o investigador de seguros Leonard Shelby precisa cobrir seu quarto de Polaroids e Post-its, e até tatuar mensagens no próprio corpo, para poder se lembrar do que aconteceu apenas horas ou minutos antes. (Numa cena de perseguição de carro, ao tentar vingar o assassinato da mulher, ele não consegue se lembrar se está perseguindo alguém ou sendo perseguido!) O filme ilustra de maneira dramática a solidão de um homem que se sente o tempo todo "como se tivesse acabado de acordar". Uma paciência limitada e a necessidade de gratificação imediata podem estar relacionadas a comportamentos que definem outros critérios do TPB: conflito e raiva impulsivos podem decorrer das frustrações de uma relação turbulenta (critério 2); oscilações de humor radicais (critério 6) podem resultar em explosões impulsivas; rompantes de raiva inadequados (critério 8) podem advir da incapacidade de controlar impulsos; comportamentos autodestrutivos ou de automutilação (critério 5) podem ser resultantes das graves frustrações do indivíduo borderline. Muitas vezes atos impulsivos, como abuso de drogas ou álcool, funcionam como defesa contra sentimentos de solidão e abandono. Estudos de ressonância magnética demonstraram alterações no fluxo sanguíneo em áreas específicas do córtex cerebral em pacientes borderline com altas taxas de impulsividade em comparação com a circulação naquelas áreas de controle.[48]

Joyce é uma mulher divorciada de 31 anos que passou a recorrer cada vez mais à bebida depois do divórcio e do casamento do marido com outra mulher. Embora seja atraente e talentosa, ela deixou seu trabalho se deteriorar e começou a passar mais tempo em bares. "Transformei o esquivamento em carreira", disse ela mais tarde. Quando a dor de estar sozinha e se sentir abandonada se tornava grande demais, ela usava a bebida como anestésico. Às vezes ficava com homens e os levava para casa. Depois desses excessos de bebida e sexo, ela se sentia culpada e merecedora do abandono do marido. O ciclo então recomeçava, pois ela precisava ser punida mais ainda por sua falta de valor. Assim, os comportamentos impulsivos e autodestrutivos se tornaram tanto uma forma de evitar a dor quanto um mecanismo para infligir dor como expiação pelos próprios pecados.

Autodestruição

Critério 5: Ameaças, gestos ou comportamentos suicidas recorrentes, comportamentos de automutilação.

Ameaças e gestos suicidas, que refletem tanto a suscetibilidade à depressão e à desesperança avassaladoras quanto o talento para manipular os outros, são traços proeminentes de TPB. A lesão autoprovocada é tanto um grito de socorro quanto uma punição autoimposta por ter sido "mau".

Até 75% dos pacientes com TPB têm um histórico de automutilação, e grande parte deles tentou se matar pelo menos uma vez.[49] O tipo mais comum de autolesão são cortes, mas queimaduras, overdoses, correr riscos, autoflagelo e outros tipos de automutilação também podem ocorrer.[50] Ameaças frequentes ou tentativas não muito convictas de se matar não representam o desejo de morrer, mas uma forma de comunicar a dor e um pedido de socorro para os outros interviremos. Infelizmente, quando repetidos de forma habitual, esses gestos suicidas conduzem à situação oposta: os outros se fartam e param de reagir, o que pode resultar em tentativas progressivamente mais sérias de suicídio. O comportamento suicida é um dos sintomas do TPB mais difíceis de lidar para familiares e terapeutas: abordá-lo pode ter como resultado confrontos intermináveis e improdutivos, e ignorá-lo pode resultar em morte (ver o Capítulo 6). Embora muitos dos critérios definidores do TPB diminuam com o tempo, inclusive as ameaças de autolesão, o risco de suicídio persiste ao longo de todo o ciclo de vida.[51, 52] Pacientes borderline com histórico de abuso sexual na infância têm uma probabilidade dez vezes maior de tentar o suicídio.[53]

TPB é o único diagnóstico médico parcialmente definido pelo comportamento de autolesão. Exceto quando claramente associada à psicose, a automutilação é uma das marcas do TPB. Esse comportamento pode assumir a forma de ferimentos autoprovocados nos genitais, nos membros ou no tronco. Para esses pacientes borderline, o corpo se torna um mapa sinalizado com um roteiro de uma vida inteira de cicatrizes autoprovocadas. Navalhas, tesouras, unhas e cigarros acesos são alguns dos instrumentos mais comumente usados; o uso excessivo de drogas, álcool ou comida também pode infligir danos. O suicídio não é a intenção do ato de se automutilar, embora a morte possa ocorrer por acidente caso o corte seja demasiado profundo; a queimadura, demasiado intensa; ou a autolesão, demasiado extrema.

Muitas vezes a automutilação começa como um ato impulsivo de autopunição, mas com o tempo pode se tornar um procedimento estudado e ritualizado. Nesses casos, o paciente borderline pode causar cicatrizes em partes do corpo cobertas pelas roupas, o que ilustra a intensa ambivalência: apesar de se sentir compelido a se autopunir de modo exuberante, ele esconde cuidadosamente as provas de suas dificuldades. Embora muitas pessoas façam tatuagens por motivos decorativos, o fascínio crescente por tatuagens e piercings ao longo das três últimas décadas pode ser menos uma tendência de moda e mais um reflexo de propensão borderline na sociedade (ver o Capítulo 4). Às vezes, a necessidade desesperada de se encaixar pode estimular uma pessoa com TPB (em geral, um adolescente) a se cortar para "copiar" alguém, ou a gravar na própria pele palavras e nomes.

Jennifer (ver o Capítulo 1) satisfazia a necessidade de se autoinfligir dor arranhando os próprios pulsos, barriga e cintura, deixando marcas profundas de unhas que podiam ser facilmente ocultadas.

Às vezes, a autopunição é mais indireta. A pessoa borderline pode alegar ser vítima de uma série de "acidentes", ou então provocar brigas constantes nas quais se sente menos diretamente responsável; nesses casos, são as circunstâncias ou os outros que proporcionam a violência.

Quando Carlos terminou com a namorada, pôs a culpa nos pais. Os dois não o haviam apoiado o suficiente ou sido simpáticos o bastante com ela, e quando ela rompeu o namoro de seis anos, ele ficou desorientado. Aos 28 anos, ainda morava num apartamento bancado pelos pais e trabalhava esporadicamente no escritório do pai. Quando era mais jovem, Carlos tinha tentado se matar, mas estava decidido a não dar aos pais "a satisfação" de cometer suicídio. Em vez disso, passou a apresentar comportamentos cada vez mais perigosos. Sofreu vários acidentes de carro, alguns sob o efeito de substâncias tóxicas, e continuou a dirigir apesar de ter tido a carteira cassada. Frequentava bares onde provocava brigas com homens bem mais fortes. Carlos reconhecia o caráter destrutivo do próprio comportamento e desejava que "numa dessas vezes simplesmente morresse".

Esses comportamentos dramáticos e as ameaças autodestrutivas podem ser explicados de várias formas. A dor autoinfligida tende a refletir a necessidade de sentir, de escapar de um entorpecimento que isola a pessoa. Aqueles que sofrem de TPB podem formar uma espécie de bolha isolante que não só os protege de dores emocionais mas funciona também como barreira para as sensações de realidade. A experiência da dor se torna então um elo importante com a existência. Muitas vezes, porém, a dor provocada não é forte o suficiente para transcender essa barreira (embora a visão do sangue e das cicatrizes possa ser fascinante), e nesse caso a frustração pode levar a pessoa a aumentar o número de tentativas de induzir dor ou a quantidade de dor autoinfligida.

A dor autoinfligida funciona como distração de outras formas de sofrimento. Sempre que se sentia sozinha ou com medo, uma paciente cortava partes do próprio corpo como um modo de "se distrair" da solidão. Outra batia a cabeça em agonia ao ser acometida por enxaquecas induzidas pelo estresse. O alívio da tensão interna pode ser o motivo mais comum para a autolesão.[54]

O comportamento autodestrutivo pode servir como expiação dos pecados. Um homem, culpado após o fim do casamento pelo qual se considerava o único responsável, bebia gim repetidamente até o ponto de vomitar, pois detestava o sabor da bebida. Somente após suportar esse desconforto e essa humilhação ele se sentia redimido e capaz de retomar sua rotina habitual.

O comportamento doloroso e autodestrutivo pode ser usado numa tentativa de limitar atos considerados perigosamente fora de controle. Um adolescente abria cortes nas mãos e no pênis para evitar se masturbar, ato que considerava execrável. Torcia para que a lembrança da dor o impedisse de se entregar novamente a esse comportamento repugnante.

Atos (ou ameaças) impulsivos de autodestruição podem ser resultantes de um desejo de punir o outro, muitas vezes alguém próximo. Uma mulher insistia em descrever em detalhes para o namorado seu comportamento promíscuo (que envolvia rituais masoquistas degradantes). Esses encontros invariavelmente aconteciam quando ela estava com raiva e queria punir o namorado.

Por fim, o comportamento autodestrutivo pode ser a evolução de uma necessidade manipuladora de empatia ou de socorro. Depois de discussões com o namorado, uma mulher cortava repetidamente os pulsos na sua frente, obrigando-o a buscar atendimento médico para ela.

Muitos com TPB negam sentir dor durante a automutilação, e chegam a relatar uma euforia tranquila após fazê-lo. Antes de se machucar, podem experimentar grande tensão, raiva ou tristeza avassaladora; depois vem uma sensação de descarga e alívio da ansiedade, como a libertação que acontece quando se está construindo uma torre de blocos cada vez mais alta que acaba oscilando até desabar.

Esse alívio é resultante de fatores psicológicos, fisiológicos, ou uma combinação dos dois. Os médicos reconhecem há tempos que após traumas físicos severos, como ferimentos de guerra, o paciente experimenta uma calma inesperada e uma espécie de anestesia natural, mesmo na ausência de atendimento médico. Alguns observaram que, nesses momentos, o corpo libera substâncias biológicas chamadas endorfinas, os opioides naturais do corpo (como a morfina ou a heroína), que funcionam como autotratamento do organismo para a dor. Quando expostos a experiências de dor controladas, os pacientes com TPB apresentam diferenças na conectividade do circuito cerebral medida pela ressonância magnética. Essas regiões cerebrais afetadas estão associadas às percepções cognitivas e emocionais da dor.[55]

Alterações radicais de humor

Critério 6: Instabilidade afetiva decorrente de acentuada reatividade de humor, com mudanças episódicas severas que conduzem a depressão, irritabilidade ou ansiedade, durando em geral poucas horas e só raramente mais do que alguns dias.

O indivíduo borderline passa por alterações de humor abruptas e extremas com períodos curtos de duração, geralmente horas. Seu humor basal não é calmo e controlado, mas mais frequentemente hiperativo e irrefreável, ou então pessimista, cínico e deprimido. Essas alterações de humor são reações à situação imediata e podem ser muito desproporcionais em relação às circunstâncias.

Audrey ficou inebriada de empolgação e cobriu Owen de beijos depois de ele lhe fazer uma surpresa com flores compradas na volta do trabalho para casa. Quando ele estava tomando banho antes de jantar, ela recebeu uma ligação da mãe, que mais uma vez a repreendeu por não ter ligado para perguntar sobre suas constantes dores no corpo. Quando Owen voltou do banheiro, Audrey tinha se transformado numa megera enraivecida e começou a gritar com ele por não ajudar a preparar o jantar. Tudo que ele pôde fazer foi ficar sentado, atordoado e perplexo com a transformação.

Justin foi levado para o pronto-socorro às pressas pela namorada depois de uma crescente manifestação de desespero e da intenção de tomar uma overdose. Ao ser internado na unidade psiquiátrica, soluçando descontroladamente, ele expressou aos prantos para a enfermeira como se sentia inútil e quanto acalentava um desejo persistente de morrer. Mas minutos depois foi visto rindo e fazendo piadas com seu novo colega de quarto.

Sempre meio vazio

Critério 7: Sensação crônica de vazio.

Por não ter uma noção central de identidade, os indivíduos com TPB vivenciam uma solidão dolorosa que os motiva a buscar modos de preencher os "buracos". Em outros momentos, eles podem simplesmente se retrair e se negar a procurar ajuda.

Hamlet de Shakespeare lamenta essa sensação dolorosa e quase física: "Ultimamente, mas por qual motivo não sei, perdi toda a alegria, e abri mão de qualquer hábito de me exercitar; e de fato minha disposição anda tão pesada que essa agradável estrutura chamada terra me parece um promontório estéril."

Tolstói definiu o tédio como "o desejo por desejos"; nesse contexto, é possível considerar que a busca borderline por uma forma de aliviar o tédio resulta em incursões impulsivas em atos destruidores e relacionamentos decepcionantes. Sob muitos aspectos, o temperamento borderline busca um novo relacionamento ou uma experiência não por causa de seus aspectos positivos, mas para escapar da sensação de vazio, personificando os destinos existenciais de personagens descritos por Sartre, Camus e outros filósofos.

A pessoa borderline sente uma espécie de angústia existencial que pode ser um obstáculo importante no tratamento, já que mina a energia motivacional para ficar bem. Desse estado emocional decorrem muitos outros traços do TPB. O suicídio pode parecer a única resposta racional a um eterno estado de vazio. A necessidade de preencher o vazio ou de aliviar o tédio pode conduzir a explosões de raiva e impulsividade prejudiciais, em especial o abuso de drogas. O abandono pode ser sentido com mais intensidade. Os relacionamentos podem ser afetados. Uma noção estável de si não pode ser estabelecida dentro de uma casca vazia. E a instabilidade do humor tende a ser consequência do sentimento de solidão. A depressão e a sensação de vazio se reforçam mutuamente.

Touro enfurecido

Critério 8: Raiva inadequada e intensa, ou falta de controle da raiva – demonstrações frequentes de pavio curto e enfrentamentos físicos recorrentes.

Junto da instabilidade afetiva, a raiva é um sintoma persistente do TPB ao longo do tempo.[56]

Os rompantes de raiva são ao mesmo tempo imprevisíveis e assustadores. As cenas violentas são desproporcionais às frustrações que as provocam. Brigas domésticas que podem envolver perseguições com facas e pratos atirados são típicas da raiva borderline. A raiva pode ser provocada por uma ofensa específica (e muitas vezes banal), mas por baixo dessa fagulha existe um arsenal de medo proveniente da ameaça de decepção e abandono. Após discordar de um comentário trivial sobre seus estilos contrastantes de pintar, Vincent van Gogh pegou uma faca e perseguiu o grande amigo Paul Gauguin ao redor da casa e porta afora. Então voltou a própria raiva contra si mesmo e usou a faca para decepar um pedaço da orelha.

A raiva, tão intensa e tão perto da superfície, é direcionada às vezes a pessoas próximas àquela que sofre de TPB: o cônjuge, os filhos, os pais. A raiva borderline pode representar um grito de pedido de ajuda, um teste da devoção ou o medo de intimidade, mas, sejam quais forem seus fatores subjacentes, ela afasta aqueles de quem a pessoa mais precisa. O cônjuge, amigo, namorado ou parente que continua por perto apesar dessas agressões pode ser muito paciente e compreensivo, ou às vezes ele próprio é muito perturbado. Diante dessas explosões é difícil ter empatia, e a outra pessoa precisa usar todos os recursos disponíveis para lidar com eles (ver o Capítulo 5).

A raiva perdura até mesmo no ambiente terapêutico, onde psiquiatras e outros profissionais da saúde mental se tornam alvo. Carrie, por exemplo, tinha acessos de raiva direcionados ao terapeuta, buscando constantemente formas de testar o comprometimento dele de seguir com ela na terapia. Às vezes, ela saía bufando do consultório e dizia à secretária para cancelar todas as sessões futuras. Então ligava no dia seguinte para remarcar. A secretária logo aprendeu a adiar a remarcação das sessões de Carrie. Em situações como essa, o tratamento se torna precário (ver Capítulo 7), e terapeutas podem largar (ou "demitir") pacientes borderline. Muitos terapeutas tentam limitar o número de pacientes borderline que tratam.

Às vezes ajo feito louco: mentiras, malditas mentiras, e delírios

Critério 9: Sentimentos passageiros de irrealidade ou paranoia relacionados ao estresse, ou sintomas de dissociação severa.

As experiências psicóticas mais comuns nos pacientes com TPB envolvem sentimentos de irrealidade e ilusões paranoicas. Esses sentimentos de irrealidade implicam dissociações de percepções habituais. O indivíduo ou aqueles que o cercam parecem irreais. Alguns experimentam uma espécie de divisão interna, na qual sentem aspectos diversos da própria personalidade emergirem em diferentes situações. Percepções distorcidas podem incluir qualquer um dos cinco sentidos.

O adulto borderline se torna transitoriamente psicótico quando confrontado com situações estressantes (como sentir-se abandonado) ou posto em ambientes muito desestruturados. Terapeutas já observaram episódios de psicose durante a psicanálise clássica, que se apoia na livre associação e revela traumas do passado num ambiente desestruturado. A psicose também pode ser estimulada pelo uso de drogas ilícitas. Ao contrário de pacientes com doenças psicóticas como esquizofrenia, depressão psicótica ou doenças orgânicas relacionadas a drogas, a psicose borderline tem duração mais curta e é mais intensamente assustadora para o paciente e bem distinta da sua experiência normal. Para o mundo externo, contudo, pode ser impossível distinguir a apresentação da psicose em sua forma aguda das experiências psicóticas dessas outras doenças. A principal diferença é a duração. Ao contrário de outras formas de psicose, as rupturas com a realidade por horas ou dias podem desaparecer à medida que o paciente borderline se recalibra e volta ao funcionamento normal.

A dra. Jill Sanchez, residente de psiquiatria que estava de plantão, foi chamada para avaliar Lorenzo, um aluno de pós-graduação descabelado de 23 anos levado ao pronto-socorro por seu colega de quarto. O colega descreveu um comportamento paranoico e bizarro crescente nas últimas 24 horas. Lorenzo estava enfrentando uma pressão cada vez maior para concluir a dissertação de mestrado, ao mesmo tempo que tinha de lidar com questões familiares desde a morte recente do pai. Ele não conseguia dormir e comia pouco. Tinha começado a resmungar sozinho, depois a gritar subitamente com seu orientador como se ele estivesse no seu apartamento. Externou medo de a universidade estar contra ele e querer que ele não fosse aprovado. Acusou seu colega de apartamento de fazer parte do complô. Disse que tinha de pular para outra dimensão, já que não existia mais neste mundo.

Em sua avaliação, a dra. Sanchez não detectou qualquer histórico psiquiátrico ou familiar de doença mental que houvesse sido previamente documentado. Uma testagem excluiu o uso de drogas. O colega de apartamento confirmou nunca ter observado algum comportamento estranho, embora tenha descrito Lorenzo como "inconstante", com ocasionais oscilações extremas de humor e explosões de raiva desproporcionais. A dra. Sanchez internou Lorenzo na unidade psiquiátrica com um diagnóstico preliminar de esquizofrenia incipiente. Administrou uma dose baixa de um antipsicótico com efeito sedativo, na esperança de o remédio aliviar a ansiedade do rapaz e facilitar o sono.

Na manhã seguinte, Lorenzo parecia outra pessoa. De banho tomado e limpo, estava calmo e reagiu bem à visita da médica. Sua lembrança dos dois dias anteriores era falha, mas ele confirmou que vinha se sentindo sobrecarregado pelo estresse dos estudos e dos familiares. Mostrou-se constrangido ao recordar vagamente o comportamento agitado e desconfiado que tivera. Sentia que a noite bem-dormida fora um grande alívio, e, como estava se sentindo melhor, pediu que tivesse alta de modo a voltar para a universidade. Por insistência da médica, concordou em ficar mais um dia internado, tempo que passou ajudando a enfermagem com outros pacientes agitados. Ao ter alta, Lorenzo reconheceu que precisava lidar melhor com a pressão dos estudos. Admitiu que a morte do pai havia desenterrado muita ansiedade relacionada a conflitos familiares antigos. Concordou em dar continuidade ao tratamento consultando um psiquiatra.

O MOSAICO BORDERLINE

O TPB passou a ser reconhecido pelos profissionais da saúde mental como uma das doenças psiquiátricas mais comuns nos Estados Unidos. O profissional deve ser capaz de reconhecer os traços de TPB para poder tratar de maneira eficaz um grande número de pacientes. O leigo precisa saber reconhecê-los para entender melhor aqueles com quem convive.

Quando estiver digerindo o que leu neste capítulo, você, leitor astuto, observará que esses sintomas interagem: são menos lagos isolados e mais regatos que vão se alimentando mutuamente até acabarem desaguando em rios, depois em baías ou oceanos. Os sintomas são também interdependentes. Os sulcos profundos escavados por essas enxurradas de emoções ajudam a explicar não só o temperamento borderline mas também partes da cultura na qual a pessoa borderline vive. Como essas marcas se formam no indivíduo e se refletem na nossa sociedade é o tema abordado nos capítulos seguintes.

CAPÍTULO TRÊS
Raízes da síndrome borderline

"Todas as famílias felizes se parecem entre si; cada família infeliz é infeliz do seu jeito."

Anna Kariênina, de Leon Tolstói

Crescer não foi fácil para Dixie Anderson. Seu pai raramente estava em casa, e quando estava não dizia muita coisa. Durante anos ela nem sequer soube como ele ganhava a vida, apenas que vivia fora. Margaret, sua mãe, dizia que ele era workaholic. Dixie passou a infância inteira sentindo que a mãe estava lhe escondendo alguma coisa, embora nunca tenha tido certeza do quê.

Quando Dixie completou 11 anos, porém, as coisas mudaram. Ela "amadureceu cedo", como dizia sua mãe, ainda que a menina não tivesse muita certeza do que isso significava. Tudo que sabia era que o pai, de repente, passou a ficar mais do que nunca em casa e a se mostrar mais atencioso. Dixie gostou desse envolvimento novo e da sensação de poder que tinha sobre o pai assim que ele acabava de tocá-la. Feito isso, ele se dispunha a agradá-la em tudo que pedisse.

Mais ou menos nessa época, Dixie se tornou muito popular no subúrbio rico de Chicago em que a família morava. Os outros adolescentes começaram a lhe oferecer seus estoques secretos de maconha, e poucos anos depois cogumelos e ecstasy.

O ensino médio era muito aborrecido. Às vezes, em plena aula, ela acabava saindo no tapa com alguma colega, o que não a abalava nem um pouco: ela era durona; tinha amigos e drogas; ela era *cool*. Certa vez, chegou a dar um soco no professor de ciências, que considerava um verdadeiro imbecil. O professor não reagiu nada bem e procurou o diretor da escola, que a expulsou.

Aos 13 anos, Dixie se consultou com seu primeiro psiquiatra, que a diagnosticou como hiperativa e a tratou com vários remédios que não faziam com que ela se sentisse nem de longe tão bem quanto quando fumava maconha. Ela decidiu fugir de casa. Fez uma mala pequena, pegou um ônibus até a rodovia interestadual, pediu carona e em poucos minutos estava a caminho de Las Vegas.

Para sua mãe, independentemente do que ela fizesse, o resultado com Dixie parecia ser sempre o mesmo: era impossível agradar sua filha mais velha. Dixie, pelo visto, havia herdado os genes do pai e vivia criticando a aparência de Margaret e o modo como ela cuidava da casa. Margaret tentara de tudo para emagrecer: anfetaminas, álcool e até uma cirurgia de redução do estômago, mas nada parecia dar certo. Ela sempre havia sido gorda e sempre seria.

Margaret se perguntava por que Roger havia casado com ela. Ele era um homem bonito; desde o início ela não conseguia entender o que o levava a querer aquele relacionamento. Depois de um tempo, ficou evidente que ele não a desejava: simplesmente ele parou de dormir em casa.

Dixie era o único pontinho luminoso na vida de Margaret. Sua caçula, Julie, já era obesa aos 5 anos e parecia uma causa perdida. Mas por Dixie Margaret era capaz de tudo. Ela se agarrava à filha como se a menina fosse uma boia salva-vidas. Quanto mais Margaret se agarrava, mais isso desagradava Dixie. A menina foi se tornando mais exigente e começou a dar chiliques e a reclamar aos gritos do fato de a mãe ser gorda. Os médicos não conseguiam fazer nada para ajudar Margaret: diziam que ela era maníaco-depressiva e viciada em álcool e anfetaminas. Na última vez em que estivera internada, ela fora tratada com eletrochoques. E agora, com Roger deixando de aparecer em casa e Dixie fugindo a toda hora, a situação estava ficando insustentável.

Depois de alguns meses frenéticos em Las Vegas, Dixie foi para Los Angeles, onde se repetiu a mesma ladainha: prometeram-lhe carros, dinheiro e boas noitadas. Ela já havia andado em vários carros, mas boas noitadas sempre foram raras em sua vida. Seus amigos eram todos uns fracassados, e ela às vezes precisava ir para a cama com algum sujeito para pedir dinheiro "emprestado". Por fim, com apenas uns poucos dólares no bolso do jeans, ela voltou para casa.

Quando Dixie chegou, Roger estava fora, e sua mãe, envolta numa névoa de depressão e entorpecimento induzido por drogas. Com essa situação sombria em casa, Dixie logo voltou a consumir álcool e drogas. Aos 15 anos, já tinha sido internada duas vezes por dependência química e fazia tratamento com vários terapeutas. Aos 16, engravidou de um homem que conhecia havia apenas poucas semanas. Casou-se com ele logo depois do teste positivo de gravidez.

Sete meses mais tarde, quando Kim nasceu, o casamento começou a ruir. O marido de Dixie era um tolo fraco e passivo que não conseguia colocar a própria vida nos trilhos, quanto mais proporcionar um ambiente doméstico sólido para a filha.

Quando a bebê completou 6 meses, o casamento já havia terminado, e Dixie e Kim foram morar com Margaret. Foi nessa época que Dixie se tornou obcecada pelo próprio peso. Passava dias inteiros sem comer, depois comia compulsivamente para em seguida vomitar tudo no vaso sanitário. Aquilo de que não conseguia se livrar vomitando ela eliminava de outras formas: tomava comprimidos de laxante como se fossem balas. Exercitava-se até deixar as roupas ensopadas de suor e se sentir exausta demais para sequer se mexer. Os quilos foram indo embora... mas a saúde sofreu e o humor piorou. Ela parou de menstruar; ficou sem energia; perdeu a capacidade de se concentrar. Mostrou-se muito deprimida em relação à vida, e pela primeira vez o suicídio pareceu uma alternativa real.

No início, ela se sentira segura e confortável ao ser internada novamente, mas logo seu antigo eu voltou. No quarto dia, ela já estava tentando seduzir o médico; como ele não correspondeu, Dixie o ameaçou com todo tipo de retaliações. Exigia privilégios extras e atenção especial das enfermeiras, e se recusava a participar das atividades coletivas.

De modo tão abrupto quanto tinha dado entrada no hospital, ela se declarou curada e exigiu ter alta poucos dias depois de ser internada. Ao longo do ano seguinte, voltaria ao hospital várias vezes. Também se consultaria com vários psicoterapeutas, que não pareciam entender ou saber como tratar suas dramáticas oscilações de humor, sua depressão, sua solidão, sua impulsividade com os homens e as drogas. Ela começou a duvidar de que algum dia pudesse vir a ser feliz.

Não demorou muito para Margaret e Dixie começarem a brigar e a gritar uma com a outra. Para Margaret, era como ver a si mesma crescendo outra vez e cometendo os mesmos erros. Ela não suportaria ver aquilo por mais tempo.

O pai de Margaret fora igualzinho a Roger: um homem solitário e infeliz, que tinha pouca relação com a família. Sua mãe chefiava a família de modo bem semelhante ao de Margaret. E, assim como Margaret se agarrava a Dixie, a mãe de Margaret havia se agarrado a ela, tentando desesperadamente moldá-la a cada passo do caminho. Margaret se alimentava com as ideias e os sentimentos da mãe, e com comida suficiente para um batalhão. Aos 16 anos, já sofria de obesidade mórbida e tomava grandes quantidades de anfetaminas receitadas pelo médico da família para inibir o apetite. Aos 20 anos, bebia e tomava barbitúricos para neutralizar o efeito das anfetaminas.

Margaret nunca fora capaz de agradar a mãe, embora a constante disputa por controle entre as duas nunca tenha arrefecido. Tampouco foi capaz de agradar a filha ou o marido. Percebeu que não conseguia fazer ninguém feliz, nem a si mesma. Apesar disso, seguia tentando agradar pessoas impossíveis de agradar.

Agora, com Roger fora de casa e Dixie muito doente, a vida de Margaret parecia estar desmoronando. Dixie por fim contou à mãe como Roger abusara dela sexualmente. E, antes de ir embora, Roger havia se gabado de todas as mulheres que tivera. Apesar de tudo, Margaret ainda sentia sua falta. Sabia que ele estava sozinho, como ela.

Dixie reconhecia que era hora de tomar uma atitude a respeito da difícil situação daquela família autodestrutiva. Ou pelo menos em relação a sua vida. Um emprego seria a prioridade número um, algo para combater o tédio constante. Mas ela era uma moça de 19 anos com uma filha de 2 e sem marido, e ainda não havia concluído o ensino médio.

Com a compulsão que lhe era característica, ela abraçou um programa de supletivo e tirou o diploma em questão de meses. Dias depois, já estava se candidatando a empréstimos e bolsas para cursar o ensino superior.

Margaret havia começado a tomar conta de Kim, e sob muitos aspectos esse arranjo parecia poder dar certo: Kim dava a Margaret algum sentido em sua vida e tinha quem cuidasse dela sem custo, e Dixie tinha tempo para sua nova missão na vida. Mas o sistema logo começou a apresentar rachaduras: Margaret às vezes ficava demasiado bêbada ou deprimida para poder ajudar. Quando isso acontecia, Dixie tinha uma solução simples: ameaçava tirar Kim de Margaret. Mas avó e neta precisavam desesperadamente uma da outra, e assim Dixie conseguia controlar bem a família.

Em meio a tudo isso, Dixie ainda conseguia encontrar tempo para sair com homens, embora suas relações tivessem curta duração. Ela parecia seguir um padrão: sempre que um homem começava a gostar dela, mostrava-se entediada. Seu tipo habitual eram homens distantes e mais velhos: médicos não disponíveis, conhecidos casados, professores da faculdade; ela os largava assim que correspondiam ao seu flerte. Os homens mais novos com quem saía eram todos fiéis de uma igreja rigidamente contrária ao sexo antes do casamento.

Dixie evitava as mulheres e não tinha amigas. Achava as mulheres fracas e desinteressantes. Pelo menos os homens tinham algum conteúdo. Se correspondessem ao seu flerte, eram bobos; caso contrário, eram hipócritas.

Com o passar do tempo, quanto maior o sucesso de Dixie nos estudos, mais medo ela sentia. Podia correr atrás de um interesse específico de modo incansável e quase obsessivo, seja os estudos ou algum homem, mas cada sucesso gerava demandas ainda maiores e mais irrealistas. Apesar de tirar boas notas, sempre que ela se saía pior do que o esperado em alguma prova, isso acarretava uma explosão de raiva e ameaças de se matar.

Em momentos como esses, sua mãe tentava consolá-la, mas Margaret também começava a pensar em suicídio, e os papéis com frequência se invertiam. Mais uma vez, entre idas e vindas, mãe e filha estavam sendo internadas para tentar superar a depressão e a dependência química.

Assim como sua mãe e sua avó, Kim não conhecia muito bem o pai. Às vezes, ele ia visitá-la; outras vezes, ela ia à casa em que ele morava com a mãe. Ele sempre parecia pouco à vontade na companhia da filha.

Com a mãe distante e a avó incapacitada ou preocupada com os próprios problemas, Kim já havia assumido o controle da família ao completar 4 anos. Ignorava Dixie, que reagia ignorando-a também. Se Kim fazia uma pirraça, Margaret cedia aos seus desejos.

A casa vivia num estado de caos quase constante. Às vezes, Margaret e Dixie eram internadas ao mesmo tempo: Margaret por causa da bebida,

Dixie pela bulimia. Kim, então, tinha que ficar com o pai, embora ele fosse incapaz de cuidar dela e mandasse a própria mãe se encarregar da menina.

Na superfície, apesar do caos ao seu redor, Kim parecia estranhamente madura para uma menina de 6 anos. Para ela, as outras crianças eram "só crianças", e não tinham a sua experiência. Ela não considerava o seu tipo específico de maturidade nem um pouco fora do comum: tinha visto fotos antigas da mãe e da avó quando elas tinham a sua idade, e nas imagens todas tinham a mesma expressão.

Cruzando gerações

Sob muitos aspectos, a saga dos Andersons é típica dos casos borderline: os fatores que contribuem para a síndrome atravessam gerações. A genealogia do TPB é repleta de problemas profundos e duradouros que incluem suicídio, incesto, abuso de drogas, violência, perdas e solidão.

Foi observado que as pessoas borderline têm mãe borderline, que também tiveram mãe com o transtorno. Essa predisposição hereditária para o TPB levanta uma série de questões: como se desenvolvem os traços borderline? Como são transmitidos nas famílias? Eles são passados de um membro a outro de qualquer forma?

Quando se examinam as raízes da doença, essas perguntas trazem de volta o tradicional debate "natureza *versus* criação" (ou *temperamento* versus *caráter*). As duas principais teorias sobre as causas do TPB refletem esse dilema: uma enfatiza as raízes ligadas ao desenvolvimento (psicológicas), e a outra, as raízes ligadas à constituição (biológicas e genéticas). Estudos indicam que aproximadamente 42% a 55% dos traços do TPB são considerados atribuíveis a influências genéticas, enquanto o restante vem de experiências com o entorno.[1,2,3]

Além dos fatores de estresse e de experiências interpessoais ruins, as influências do entorno incluem fatores socioculturais, como nossa estrutura social acelerada e fragmentada, a destruição da família nuclear, o aumento das taxas de divórcio, a maior incidência de cuidados não parentais na primeira infância, a maior mobilidade geográfica e padrões cambiantes de papéis de gênero (ver o Capítulo 4). Embora as pesquisas empíricas sobre esses elementos ambientais sejam limitadas, alguns profissionais especulam que esses fatores tenderiam a aumentar a prevalência do TPB.

Os indícios disponíveis não apontam para uma causa definitiva e isolada do TPB, nem mesmo para um único tipo de causa. Fatores genéticos, de desenvolvimento, neurobiológicos e sociais contribuem em conjunto para o desenvolvimento da doença.

RAÍZES GENÉTICAS E NEUROBIOLÓGICAS: OS ASPECTOS "NATURAIS"

Estudos sobre famílias sugerem que parentes de primeiro grau de pacientes borderline são muito mais propensos que o público geral a apresentar sinais de algum transtorno da personalidade, em especial o TPB. Esses parentes próximos também são significativamente mais suscetíveis a sofrer de transtornos decorrentes de abuso de substâncias, de humor e impulsividade. Nos estudos de famílias com foco nos componentes dos quatro principais aspectos que definem o TPB (humor, interpessoal, comportamental e cognitivo), uma única via genética explicava a convergência desses sintomas em parentes. Um estudo revelou que um parente de alguém com TPB tem quase quatro vezes mais probabilidade de desenvolver TPB do que um não parente.[4] Outro estudo sobre gêmeos, que examinou os nove critérios do TPB, também concluiu que a maioria dos efeitos genéticos sobre os critérios do TPB derivam de um fator geral de TPB herdado. Nessa pesquisa, os níveis de impulsividade em pacientes de TPB pareciam ser mais altamente herdados. Por outro lado, os traços interpessoais e de autoimagem tinham menos conexão entre membros de uma mesma família, sugerindo que esses sintomas eram mais provavelmente decorrentes de experiências de vida e menos determinados pela genética.[5] Houve quem sugerisse que um setor do cromossomo 9, que abarca muitos genes, pudesse estar ligado ao TPB.[6]

É improvável que um único gene determine completamente o TPB; como na maior parte dos transtornos médicos, muitos *loci* cromossômicos estão envolvidos no desenvolvimento do que rotulamos de TPB, alguns ativados e outros atenuados, decerto por causa da influência de fatores ambientais. Genes determinados no nascimento também podem ser alterados por meio de um processo conhecido como epigenética. O estresse ou um trauma, como o transtorno de estresse pós-traumático (TEPT), podem resultar em metilação do DNA, um processo que foge em muito ao escopo deste livro; basta dizer que existe um mecanismo capaz de ligar ou desligar um gene.[7] Correlações biológicas e anatômicas com o TPB já foram demonstradas. Em nosso livro *Sometimes I Act Crazy* (Eu às vezes cometo loucuras), discutimos em detalhes como genes específicos afetam neurotransmissores (hormônios cerebrais que transmitem mensagens entre as células do cérebro).[8] Disfunções em algum desses neurotransmissores, como a serotonina, a norepinefrina, a dopamina, o glutamato e outros, estão associadas a impulsividade, transtornos do humor, dissociação e outras características do TPB. Esses neurotransmissores afetam também o equilíbrio da produção de glicose, adrenalina e esteroides pelo corpo. A ocitocina, às vezes chamada de "hormônio do amor" em decorrência de sua associação com o vínculo materno, com maior socialização e com menos ansiedade, pode ser desregulada pelo TPB. Estudos demonstraram reações paradoxais a esse neuropeptídeo na população com TPB.[9, 10] Uma produção alterada de cortisol, substância-chave ligada à resposta ao estresse através do sistema endócrino, pode ser observada em pacientes com TPB.[11] Alguns dos genes que afetam essas substâncias neurobiológicas foram associados a várias doenças psiquiátricas. No entanto, estudos com resultados variáveis demonstram que *múltiplos* genes (combinados com fatores de estresse ambientais) contribuem para a expressão da maioria dos transtornos médicos e psiquiátricos.

No TPB, o abuso frequente de comida, álcool e outras drogas, tipicamente interpretado como comportamento autodestrutivo, pode ser visto como uma tentativa de automedicar um turbilhão emocional. Pacientes borderline relatam os efeitos calmantes da automutilação: em vez de sentir dor, sentem um alívio tranquilizador, ou então uma distração da dor psicológica. Assim como qualquer outro trauma ou estresse físico, a automutilação pode ter como resultado a liberação de endorfinas, as substâncias narcóticas naturais do organismo, que proporcionam alívio no parto, em traumas físicos, nas maratonas de longo curso e em outras atividades fisicamente estressantes. Pacientes com TPB apresentam alterações no sistema endógeno de opioides do corpo que afetam não apenas a percepção da dor, mas também as sensações calmantes e prazerosas.[12, 13]

Mudanças no metabolismo e na morfologia (ou estrutura) cerebral estão associadas ao TPB. Pacientes borderline demonstram hiperatividade na parte do cérebro associada à raiva, ao medo, à emotividade e à impulsividade (áreas límbicas, em especial a amígdala), e uma atividade diminuída na parte que controla o pensamento racional e a regulação das emoções (o córtex pré-frontal). De maneira talvez bem simplificada, isso sugere que, no TPB, a parte evolutivamente mais desenvolvida, sensata e "racional" do cérebro fica subjugada, sem conseguir controlar a parte mais primitiva, instintiva, "impulsiva" do sistema mental. (Desequilíbrios semelhantes são observados em pacientes que sofrem de depressão e ansiedade.) Além disso, mudanças de volume nessas partes do cérebro estão associadas ao TPB e têm correlação com essas mudanças fisiológicas.[14, 15]

Em resposta a lesões externas ou ao estresse interno, o sistema imunológico estimula uma cascata de interações biológicas que resulta em inflamação. Isso estimula fatores pró e anti-inflamatórios que podem ser mensurados no sangue. Processos inflamatórios já foram associados a vários transtornos psiquiátricos importantes, entre eles depressão maior, transtorno bipolar, esquizofrenia, TEPT, transtorno obsessivo-compulsivo.[16] Não seria surpreendente se alguns dos traços de TPB (raiva, impulsividade, etc.) estivessem associados a esse tipo de disfunção autoimune.

Essas alterações cerebrais podem estar relacionadas a lesões ou doenças no cérebro. Uma porcentagem significativa de pacientes borderline tem histórico de trauma cerebral, encefalite, epilepsia, deficiências de aprendizado, TDAH e complicações maternas na gravidez.[17] Essas anormalidades se refletem em irregularidades nas ondas cerebrais (medidas por eletroencefalograma), disfunções metabólicas e reduções no volume de massa branca e cinzenta.

Como o não desenvolvimento de um vínculo saudável com o pai ou a mãe na infância pode resultar mais tarde em patologias de caráter, deficiências cognitivas na criança e/ou no genitor tendem a prejudicar o relacionamento. Pesquisas mais recentes sugerem que o TPB é em parte herdado, e por isso genitores e filhos podem apresentar disfunções na conexão cognitiva e/ou emocional. Um encaixe ruim de comunicação perpetua as inseguranças e os defeitos nos impulsos e nos afetos que resultam em TPB.

RAÍZES NO DESENVOLVIMENTO: OS ASPECTOS DA CRIAÇÃO

As teorias do desenvolvimento sobre as causas do TPB se concentram nas delicadas interações entre a criança e seus cuidadores, em especial durante os primeiros anos de vida. As idades entre os 18 e 30 meses, quando a criança inicia a luta para conquistar autonomia, são particularmente cruciais. Alguns pais e mães resistem à evolução da criança para que não haja um corte emocional, insistindo numa simbiose controlada, exclusiva e sufocante. No extremo oposto, outros proporcionam apenas cuidados erráticos, ou se ausentam durante boa parte do período de criação da criança, não proporcionando atenção suficiente para os sentimentos e as experiências dela. Qualquer um desses extremos do comportamento parental, seja um controle excessivo e/ou um envolvimento emocional insuficiente, pode resultar numa criança que não consegue desenvolver uma noção de si mesma positiva e estável, para além de conduzir a uma necessidade intensa e constante de apego e ao temor crônico de ser abandonada.

Em muitos casos, o relacionamento rompido entre genitor e criança induz a uma perda parental mais severa precocemente ou à separação prolongada e traumática do pai ou da mãe, ou ambas as coisas. Como no caso de Dixie, muitas crianças borderline têm um pai ausente ou psicologicamente perturbado. Figuras maternas primárias (que às vezes podem ser o pai) tendem a ser erráticas e deprimidas e apresentar elas mesmas psicopatologias significativas, com frequência TPB. O histórico familiar borderline é marcado às vezes por incesto, violência e/ou alcoolismo. Muitos casos demonstram hostilidade ou combatividade constantes entre a mãe e a criança pré-borderline.

Teoria das relações objetais e separação-individuação na infância

A teoria das relações objetais, um modelo para o desenvolvimento infantil, ressalta a importância das interações da criança com seu entorno, por oposição aos instintos psíquicos internos e aos impulsos biológicos não relacionados a sensações externas a ela. Segundo essa teoria, o relacionamento da criança com "objetos" (pessoas e coisas) ao redor determina seu modo de funcionar mais tarde.

O principal modelo de relações objetais para as primeiras fases do desenvolvimento infantil foi criado pela psiquiatra americana Margaret Mahler e seus colegas.[18] Eles postularam que os primeiros dois meses do bebê eram caracterizados por um alheamento a tudo que não fosse ele mesmo (*fase autista*). Nos quatro ou cinco meses seguintes, chamados de *fase simbiótica*, o bebê começa a reconhecer os outros em seu universo, não como seres separados, mas como extensões de si mesmo.

No período subsequente, de *separação-individuação*, que vai até os 2 ou 3 anos, a criança começa a se separar e a se desvincular do cuidador principal e a estabelecer uma noção de si mesma em separado. Mahler e outros consideram a capacidade de a criança atravessar com sucesso essa fase do desenvolvimento como crucial para sua saúde mental mais tarde.

Durante todo o período de separação-individuação, a criança em desenvolvimento esboça fronteiras entre si e os outros, tarefa complicada por dois conflitos centrais: desejo de autonomia *versus* proximidade e necessidade de dependência, e medo do engolfamento *versus* medo do abandono.

Um fator complicador suplementar durante esse período é que o bebê em desenvolvimento tende a perceber cada indivíduo no entorno como personas distintas. Quando a mãe se mostra reconfortante e sensível, é vista como "essencialmente bondosa". Quando está indisponível ou não consegue tranquilizar e dar aconchego, é vista como uma mãe distante e "absolutamente má". Quando ela sai de seu campo de visão, o bebê sente como se ela fosse sumir para sempre e chora para que volte e alivie seu desespero e seu pânico. À medida que a criança cresce, essa "clivagem" normal é substituída por uma integração mais saudável dos traços bons e ruins da mãe, e a ansiedade da separação é trocada pela consciência de que a mãe existe mesmo quando não está fisicamente presente, e que em algum momento irá voltar; esse fenômeno é conhecido como *constância do objeto* (ver adiante). O que rege esses marcos da evolução é o cérebro em desenvolvimento da criança, o qual pode sabotar a adaptação normal.

Mahler divide a separação-individuação em quatro subfases sobrepostas:

FASE DE DIFERENCIAÇÃO (5-8 MESES). Nessa fase do desenvolvimento, o bebê se torna consciente de um mundo separado daquele da mãe. Começam os sorrisos sociais e uma reação ao entorno, porém direcionada principalmente à mãe. Próximo ao final dessa fase, o bebê exibe uma faceta oposta a essa reação: ansiedade diante de desconhecidos e identificação de pessoas desconhecidas ao redor.

Se o relacionamento com a mãe for de apoio e acolhimento, as reações a desconhecidos são caracterizadas por assombro e curiosidade. Se a relação não for de aconchego, a ansiedade é mais proeminente: a criança começa a direcionar emoções positivas e negativas a outros indivíduos, apoiando-se na clivagem para lidar com essas emoções conflitantes.

(Ainda não se sabe qual efeito o distanciamento social prolongado imposto pela pandemia de covid-19 pode ter nos bebês a longo prazo. Enquanto as interações sociais estão limitadas, o desenvolvimento de reações de diferenciação a figuras maternas e a desconhecidos fica comprometido.)

FASE DE EXPLORAÇÃO (8-16 MESES). É marcada pela capacidade crescente de o bebê se afastar da mãe, primeiro engatinhando, depois caminhando. Essas separações curtas são pontuadas por encontros frequentes, para o bebê se certificar de que a mãe continua ali e para se reabastecer, comportamento que demonstra a primeira ambivalência da criança na direção de sua autonomia em desenvolvimento.

FASE DA REAPROXIMAÇÃO (16-25 MESES). O mundo em expansão da criança gera o reconhecimento de que ela tem uma identidade à parte daqueles que a cercam. Encontros com a mãe e a necessidade de sua aprovação vão moldando a consciência cada vez mais profunda de que ela e outras pessoas são reais e distintas. É na fase da reaproximação, porém, que tanto o bebê quanto a mãe enfrentam desafios que irão determinar a futura vulnerabilidade à síndrome borderline.

O papel dos pais durante essa fase é incentivar os experimentos da criança com a individuação, ao mesmo tempo que proporcionam um constante reservatório de reabastecimento de apoio. A criança de 2 anos desenvolve um vínculo forte com os pais e aprende a se separar deles temporariamente com tristeza em vez de raiva ou birra. Os chamados *terrible twos* [conhecidos também como crise dos 2 anos, ou adolescência do bebê] representam parte dos conflitos dessa transição. Ao reencontrar o pai ou a mãe, a criança se sentirá feliz e também zangada por causa da separação. A mãe cuidadora sente empatia pela criança e aceita a raiva sem retaliação. Depois de muitas separações e reencontros, a criança desenvolve uma noção de si, um amor e uma confiança (apego) duradouros pelos pais, e uma ambivalência saudável em relação aos outros.

Em teoria, a mãe de uma criança pré-borderline tende a reagir de modo diferente ao filho, quer afastando-o prematuramente de si e desencorajando o reencontro (talvez em decorrência do próprio medo de proximidade), quer insistindo numa simbiose sufocante (talvez por causa do próprio medo do abandono e da necessidade de intimidade). Em ambos os casos, a criança fica sobrecarregada com o medo intenso do abandono e/ou do engolfamento que é espelhado de volta para ela pelo temor da própria mãe.

Como resultado, a criança nunca se desenvolve em um ser humano emocionalmente distinto. Mais tarde na vida, a incapacidade de o adulto borderline conseguir intimidade nos relacionamentos pessoais reflete esse estágio da primeira infância. Quando um adulto com TPB confronta a proximidade, ele pode ressuscitar da infância sentimentos devastadores de abandono, que sempre sucediam as fúteis tentativas de intimidade com a mãe, ou o sentimento sufocante advindo da superproteção constante da figura materna. Desafiar esses controles traz o risco de perder o amor da mãe; satisfazer as próprias tentativas de intimidade traz o risco de perder a si mesmo.

Esse medo de ser engolfado é bem ilustrado por T. E. Lawrence (o livro autobiográfico que escreveu gerou o filme *Lawrence da Arábia*), que aos 38 anos escreve sobre o medo da proximidade em relação à mãe sufocante: "Tenho pavor de que ela descubra algo sobre meus sentimentos, convicções ou modo de vida. Se ela soubesse, essas coisas poderiam ser danificadas, violadas, não ser mais minhas."[19]

FASE DA CONSTÂNCIA DO OBJETO (25-36 MESES). Ao final do segundo ano de vida, supondo que as etapas anteriores do desenvolvimento tenham progredido de maneira satisfatória, a criança entra na fase de constância do objeto, na qual reconhece que a ausência da mãe (e de outros cuidadores principais) não significa automaticamente sua morte. A criança aprende a tolerar a ambivalência e a frustração. A natureza temporária da raiva da mãe é reconhecida. A criança começa a entender que a própria raiva não vai destruir sua mãe. E compreende também o conceito de amor e aceitação incondicionais, para além de desenvolver a capacidade de compartilhar e ter empatia. A criança se torna mais reativa ao pai e a outras pessoas do entorno. Sua autoimagem se torna mais positiva, apesar dos aspectos de autocrítica de uma consciência emergente.

Para auxiliar a criança em todas essas tarefas existem os objetos transicionais, os confortos conhecidos (bichos de pelúcia, bonecas, paninhos) que representam a mãe e são carregados pela criança por toda parte para ajudar a facilitar a separação. O formato, o cheiro e a textura do objeto são representações físicas da mãe acolhedora. Os objetos transicionais estão entre os primeiros meios-termos aceitos pela criança em desenvolvimento ao negociar o conflito entre a necessidade de estabelecer a própria autonomia e a necessidade de dependência. Esse conflito entre opostos é a primeira "dialética" que a criança aprende a negociar. (Essas oposições dialéticas são confrontadas na terapia comportamental dialética [TCD], uma das abordagens terapêuticas ao TPB, discutida mais detalhadamente no Capítulo 8.) No desenvolvimento normal, depois de algum tempo o objeto transicional é abandonado, quando a criança se torna capaz de internalizar uma imagem permanente de uma figura materna tranquilizadora e protetora.

Teorias do desenvolvimento postulam que o indivíduo com TPB jamais consegue progredir para esse estágio de constância do objeto. Em vez disso permanece fixado numa fase de desenvolvimento anterior, na qual a clivagem e outros mecanismos de defesa são proeminentes.

Como estão presos a uma luta contínua para alcançar a constância do objeto, a confiança e a identidade distinta, os adultos borderline prosseguem se apoiando em objetos transicionais para se tranquilizar. Uma mulher levava sempre na bolsa uma reportagem de jornal contendo citações de seu psiquiatra. Em situações de estresse, ela sacava o papel, que chamava de "cobertor de segurança". Ver o nome do médico impresso reforçava sua existência e o fato de ele seguir interessado e preocupado com ela.

A princesa Diana buscava conforto em objetos transicionais: a coleção de bichos de pelúcia que mantinha ao pé da cama – "minha família", como ela os chamava. Como observou seu amante James Hewitt, eles "ficavam todos enfileirados, uns trinta bichos fofinhos que a tinham acompanhado na infância. Ela mantinha todos eles arrumados em sua cama da Park House, porque a reconfortavam e representavam certa segurança". Ao viajar, Diana levava um bicho de pelúcia preferido.[20] Da mesma forma, pacientes borderline internados levam de casa pelúcias ou outros objetos de dormir para dar bem-estar durante o tratamento. Atos supersticiosos ritualizados, quando levados ao extremo, podem representar a utilização borderline de objetos transicionais. O jogador que usa as mesmas meias ou se recusa a fazer a barba durante uma boa fase, por exemplo, pode ter sido afetado pelas superstições comuns no meio esportivo; somente quando esses comportamentos se repetem de modo compulsivo e inflexível, e interferem no funcionamento normal do dia a dia, é que a pessoa cruza a fronteira da síndrome borderline.

Conflitos na infância

A noção de constância do objeto em evolução é regularmente desafiada conforme a criança avança pelos marcos do desenvolvimento. A criança pequena, fascinada por contos de fadas cheios de personagens completamente bons ou maus, encontra várias situações em que usa a clivagem como estratégia adaptativa primária. (Branca de Neve só pode ser conceitualizada como inteiramente boa e a rainha como inteiramente má; o conto de fadas não suscita empatia por uma rainha que pode ter sido fruto de uma criação caótica, nem permite críticas à coabitação da heroína com os sete anões.) Embora agora confie na presença permanente da mãe, a criança em crescimento ainda precisa lidar com o medo de perder seu amor. A criança de 4 anos repreendida por ser "levada" ainda pode se sentir ameaçada com a retirada do amor da mãe; pode não conceber a possibilidade de a mãe estar expressando as próprias frustrações de modo bastante independente de seu comportamento. Tampouco aprendeu que a mãe pode estar zangada e ainda assim amá-la da mesma forma.

Mas à frente, as crianças são confrontadas com a ansiedade de separação ao começar a frequentar a escola. "Fobia escolar" não é uma fobia de verdade, nem está relacionada exclusivamente à escola em si, mas representa a sutil interação entre a ansiedade da criança e as reações dos pais, que podem reforçar o apego excessivo da criança com a própria ambivalência sobre a separação.

Conflitos na adolescência

Questões relacionadas à separação-individuação se repetem na adolescência, quando temas ligados à identidade e à proximidade dos outros se tornam mais uma vez preocupações vitais. Tanto durante a fase de reaproximação da infância quanto durante a da adolescência, o modo principal de relacionamento da criança é menos agir e mais *re*agir aos outros, em especial aos pais. Enquanto a criança de 2 anos tenta suscitar a aprovação e a admiração dos pais moldando a própria identidade para copiar a dos cuidadores, o adolescente tenta imitar seus pares ou adotar comportamentos conscientemente distintos ou mesmo opostos aos dos pais. Em ambos os estágios, o comportamento da criança se baseia menos em necessidades internas determinadas de forma independente e mais na reação às pessoas importantes do entorno imediato. O comportamento, então, se torna uma tentativa de *descobrir* a identidade, não de reforçar uma identidade estabelecida.

Uma adolescente insegura pode pensar sem parar no namorado, no estilo "Ele me ama, ele não me ama". A incapacidade de integrar essas emoções positivas e negativas para estabelecer uma percepção firme e consistente dos outros faz com que a pessoa continue usando a clivagem como mecanismo de defesa. O fracasso do adolescente borderline em manter a constância do objeto tem como resultado problemas posteriores para sustentar relacionamentos consistentes de confiança, para estabelecer uma noção central de identidade e para tolerar a ansiedade e a frustração.

Muitas vezes, famílias inteiras adotam um sistema de interação borderline, e as identidades indiferenciadas dos membros da família se fundem e se separam umas das outras. Melanie, a filha adolescente de uma dessas famílias, identificava-se bastante com a mãe cronicamente deprimida, que por sua vez se sentia abandonada pelo marido infiel. Como o marido vivia fora de casa e os outros filhos eram bem mais novos, a mãe se agarrava à filha adolescente, relatando detalhes íntimos do casamento infeliz e invadindo a privacidade da garota com perguntas intrusivas sobre seus amigos e suas ações diárias. Os sentimentos de responsabilidade de Melanie em relação à felicidade da mãe interferiam a tal ponto que ela não conseguia prover os próprios desejos. Chegou a escolher uma faculdade próxima, de modo a poder continuar morando em casa. Melanie acabou desenvolvendo anorexia nervosa, o que se tornou seu principal mecanismo para sentir-se no controle, independente e reconfortada.

Da mesma forma, a mãe de Melanie se sentia responsável e culpada pela doença da filha. Tentava encontrar alívio em surtos de gastos extravagantes (que escondia do marido), depois pagava as contas roubando dinheiro da conta bancária da filha. Mãe, pai e filha estavam presos num pântano de disfunção familiar, que não estavam dispostos a confrontar e do qual não conseguiam escapar. Nesses casos, outras pessoas envolvidas com o indivíduo borderline sofrem e têm dificuldades com o ambiente doméstico estressante.[21] O tratamento do paciente identificado como borderline pode exigir que toda a família passe por cuidados terapêuticos (ver o Capítulo 7). Intervenções de terapia familiar podem se concentrar no melhor conhecimento sobre TPB e no treinamento de competências a parentes e outros que estejam profundamente envolvidos com o caso. Os cenários familiares que podem ser abordados no auxílio à pessoa com TPB e seus entes queridos são três: (1) cuidar da pessoa com TPB e de sua família de origem; (2) cuidar da pessoa com TPB e de sua nova família quando adulta; (3) ajudar a pessoa com TPB a ser um pai ou uma mãe eficiente.[22] Em alguns casos, pode ser melhor direcionar a terapia individual de um paciente borderline para o distanciamento ou a separação de um sistema familiar irrecuperavelmente patológico.

Traumas

Traumas importantes durante os primeiros anos do desenvolvimento, como perda parental, negligência, rejeição ou abusos físicos ou sexuais, podem aumentar a probabilidade de TPB na adolescência e na idade adulta. As histórias de pacientes borderline são campos de batalha arrasados, marcados por lares desfeitos, abusos crônicos e privação emocional.

Norman Mailer descreveu o efeito de um pai ausente em Marilyn Monroe, que nunca conheceu o pai. Embora a ausência paterna viesse a contribuir para sua instabilidade emocional mais tarde, também seria, ironicamente, uma das forças motivadoras de sua carreira:

> Grandes atores ou atrizes descobrem que têm talento ao buscar desesperadamente uma identidade. Não é qualquer identidade que vai lhes convir, nem qualquer desespero que será capaz de conduzi-los. A força propulsora de um grande ator ou atriz na juventude é a ambição insana. Ilegitimidade e insanidade são as madrinhas do grande ator. Uma criança com pai ou mãe ausente é um estudo na busca da identidade, e torna-se rapidamente candidata a ator ou atriz (já que o modo mais criativo de descobrir uma nova e possível identidade é por meio do encaixe de um papel).[23]

A princesa Diana, rejeitada pela mãe e criada por um pai frio e distante, exibia características semelhantes. "Sempre pensei que Diana daria uma atriz muito boa, porque ela interpretava qualquer papel que escolhesse", disse sua ex-babá Mary Clarke.[24]

Criada num orfanato durante grande parte da primeira infância, Marilyn teve que aprender a sobreviver com o mínimo de amor e atenção. A parte mais afetada nisso foi sua autoimagem, que mais tarde a levou a ter um comportamento manipulador com parceiros amorosos. No caso de Diana, seu "profundo sentimento de falta de valor" (nas palavras elogiosas do irmão, Charles) prejudicava seus relacionamentos com os homens. "Eu sempre mantinha [os namorados] longe, achava que eles só causavam problemas, e não conseguia lidar com eles emocionalmente. Eu me achava muito problemática."[25]

É claro que nem todas as crianças traumatizadas ou abusadas se tornam adultos borderline; tampouco todos os adultos borderline têm um histórico de trauma ou abuso. A maioria dos estudos sobre os efeitos do trauma na infância tem por base inferências fundamentadas em relatos de adultos, não em estudos longitudinais que acompanham crianças pequenas até a idade adulta. Por fim, outros estudos demonstraram formas menos extremas de abuso nas histórias de pacientes borderline, em particular a negligência (às vezes por parte do pai) e um vínculo conjugal rígido e estreito que exclui proteção e apoio adequados à criança.[26, 27, 28] Ainda assim, a grande quantidade de indícios anedóticos e estatísticos demonstra um elo entre diversas formas de abuso e negligência e TPB.

NATUREZA *VERSUS* CRIAÇÃO

O debate entre natureza e criação é uma questão antiga e controversa que se aplica a muitos aspectos do comportamento humano. Uma pessoa seria afetada pelo TPB por causa de uma determinação biológica herdada do pai ou da mãe ou por causa do modo como os pais lidaram ou deixaram de lidar com a sua criação? Será que os sinais bioquímicos e neurológicos do distúrbio causam a doença ou são *causados* por ela? Por que algumas pessoas desenvolvem TPB apesar de uma criação aparentemente saudável? Por que outras carregam um passado repleto de traumas e não o desenvolvem?

Esses dilemas do tipo "o ovo ou a galinha" podem conduzir a falsas pressuposições. Pode-se concluir, com base em teorias do desenvolvimento, que a direção causal é unicamente descendente, ou seja, uma mãe distraída e distante geraria um filho borderline inseguro. Mas a relação pode ser mais complexa, mais interativa: um bebê que tem cólica, pouco reativo e sem atrativos aparentes pode causar decepção e distanciamento na mãe. Ainda assim, ambos seguem interagindo e perpetuam padrões interpessoais que podem resistir por muitos anos e contaminar outros relacionamentos. Os efeitos mitigadores de outros fatores – um pai atencioso, uma família e amigos acolhedores, o ensino superior, competências físicas ou mentais – ajudarão a determinar a saúde emocional do indivíduo.

Embora nenhum indício sustente a existência de um gene específico do TPB, os seres humanos podem herdar vulnerabilidades cromossômicas que se expressam na forma de uma doença específica, a depender de vários fatores possíveis: frustrações e traumas na infância, acontecimentos estressantes específicos ao longo da vida, alimentação saudável, exposição a mudanças ou toxinas ambientais, acesso a serviços de saúde. Assim como alguns postularam que defeitos biológicos hereditários na metabolização do álcool pelo organismo podem estar associados a uma suscetibilidade do indivíduo para desenvolver alcoolismo, pode ser que exista uma predisposição genética para o TPB que envolva uma fraqueza biológica na estabilização do humor e dos impulsos.

Do mesmo modo que muitas pessoas com TPB aprendem que precisam rejeitar formas de pensar ou-ou [ou isso ou aquilo], pesquisadores começam a entender que o modelo mais provável para o TPB (e para a maioria das doenças médicas e psiquiátricas) reconhece a associação de múltiplos fatores, *tanto* de natureza quanto de criação, que operam e interagem simultaneamente. O transtorno da personalidade borderline é uma tapeçaria complexa, bordada com incontáveis fios que se entrecruzam.

CAPÍTULO QUATRO

A sociedade borderline

"Onde não há revelação divina, o povo se desvia."

Provérbios, 29:18

"Os Estados são o que os homens são; eles se desenvolvem a partir do caráter humano."

A República, de Platão

Desde o início, Lisa Barlow não conseguia fazer nada direito. Seu irmão mais velho era o menino de ouro: bom aluno, educado, atlético, perfeito. Sua irmã mais nova, asmática, recebia atenção constante. Lisa nunca era boa o suficiente, principalmente aos olhos do pai. Lembrava-se de como ele vivia dizendo aos três filhos que havia começado do nada, que seus pais não tinham dinheiro, não gostavam dele e bebiam demais. Mas ele conseguira vencer. Concluiu o ensino médio e a universidade, depois de ganhar várias promoções num banco de investimento nacional. Em 1999, fez fortuna no boom da internet na bolsa, mas perdeu tudo um ano depois por causa de alguns tropeços profissionais.

As primeiras lembranças que Lisa tinha da mãe eram de uma mulher prostrada no sofá, doente ou se retorcendo de dor, mandando-a realizar uma tarefa doméstica qualquer. Lisa se esforçava muito para cuidar da mãe e convencê-la a parar de tomar analgésicos e tranquilizantes que pareciam deixá-la mais confusa e distante.

A menina sentia que se conseguisse ser boa o bastante, faria com que a mãe melhorasse e também agradaria o pai. Embora tirasse notas excelentes (melhores ainda que as do irmão), seu pai sempre diminuía suas conquistas: ou a matéria era fácil demais, ou ela poderia ter tirado um conceito melhor que B+ ou A-. Em determinado momento, ela pensou que talvez quisesse ser médica, mas o pai a convenceu de que nunca iria conseguir.

Durante a infância e a adolescência de Lisa, a família Barlow se mudou várias vezes, de Omaha para Saint Louis, em seguida para Chicago, e por fim para Nova York, sempre atrás do emprego ou da promoção que seu pai estivesse tentando obter. Lisa odiava essas mudanças, e mais tarde se deu conta de que se ressentia da mãe por nunca se opor. A cada um ou dois anos, a menina era empacotada e despachada como se fosse bagagem para uma cidade nova e desconhecida, onde entrava para uma escola nova cheia de estranhos alunos novos. (Anos mais tarde, ela relataria essas experiências à terapeuta dizendo que "se sentia a vítima de um sequestro ou uma escrava".) Quando a família chegou a Nova York, Lisa já estava no ensino médio. Jurou que nunca mais iria fazer um amigo, para nunca mais precisar se despedir.

A família foi morar numa casa chique num subúrbio chique de Nova York. A casa era maior, e o gramado, mais bem cuidado do que o endereço anterior, mas isso nem de longe compensava as amizades que Lisa havia deixado para trás. Seu pai raramente chegava em casa antes da hora de dormir, e quando o fazia era tarde e logo começava a beber e a reclamar de Lisa e da mãe por terem passado o dia inteiro sem fazer nada. Quando bebia, o pai era violento, e às vezes batia nos filhos com mais força do que pretendia. As ocasiões mais assustadoras de todas eram quando ele ficava bêbado, e a mãe, "apagada" de tanto tomar analgésicos; nesses casos não havia ninguém para tomar conta da família exceto Lisa, e ela detestava isso.

Em 2000, tudo começou a desmoronar. Por algum motivo, a empresa do pai de Lisa (ou então ele mesmo, ela nunca soube direito qual dos dois) perdeu tudo no crash da bolsa de valores. O pai passou a correr o risco de ser demitido, e caso isso acontecesse os Barlows precisariam se mudar de novo, para uma casa menor em um bairro mais modesto. O pai parecia culpar a família, Lisa em especial. Então, numa manhã clara de céu azul em setembro de 2001, Lisa desceu de seu quarto e encontrou o pai deitado no sofá, aos prantos. Não fosse por uma ressaca após ter saído para beber na noite anterior, ele teria morrido em seu escritório no World Trade Center.

Depois desse dia, o pai de Lisa passou muitos meses deprimido, a mãe também. O casal acabou se separando seis meses depois. Durante esse período, Lisa se sentiu perdida e isolada. Era um sentimento bem parecido com o que tinha na aula de biologia, quando corria os olhos pela sala e via os outros alunos olhando pelo microscópio, tomando notas e parecendo saber exatamente o que fazer, ao passo que ela ia ficando cada vez mais aflita, sem entender direito o que esperavam dela, e assustada demais para pedir ajuda.

Depois de algum tempo, ela parou de tentar. Começou a andar com a "turma errada" da escola. Fazia questão de que os pais vissem seus amigos e as roupas esquisitas que usavam. Os corpos de muitos deles eram quase inteiramente cobertos por tatuagens e piercings, e o estúdio do tatuador do bairro se tornou uma segunda casa para Lisa.

Como o pai afirmava que ela não conseguiria ser médica, Lisa se formou em enfermagem. Em seu primeiro emprego num hospital, conheceu um "espírito livre" desejoso de levar conhecimentos de enfermagem para áreas desfavorecidas. Lisa se encantou com ele, e os dois se casaram pouco depois de se conhecer. O hábito do rapaz de beber "socialmente" foi se acentuando com o passar dos meses, e ele começou a bater nela. Espancada e dolorida, Lisa continuava pensando que a culpa era sua: não era boa o suficiente, não era capaz de fazer o marido feliz. Dizia que não tinha amigos porque ele não deixava, mas no fundo sabia que o motivo era seu medo de intimidade.

Sentiu-se aliviada quando o marido finalmente a deixou. Ela queria a separação, mas não conseguia cortar o cordão que a prendia a ele. Depois do alívio, porém, veio o medo: "E agora, o que eu faço?"

Somando o acordo de divórcio e o seu salário, Lisa tinha dinheiro suficiente para voltar a estudar. Dessa vez estava decidida a ser médica, e para o espanto do pai, foi aceita na faculdade de medicina. Estava se sentindo bem outra vez, valorizada e respeitada. Mas durante o curso voltou a duvidar de si mesma. Os supervisores diziam que ela era lenta demais, desajeitada em procedimentos simples, desorganizada. Criticavam-na por não solicitar os tipos certos de teste, ou por não ir buscar a tempo resultados de exames de laboratório. Lisa só se sentia à vontade com os pacientes. Com eles, podia desempenhar qualquer papel: ser gentil e compassiva quando necessário, autoritária e exigente quando fosse preciso.

Lisa sofreu muito preconceito na faculdade de medicina. Era mais velha que a maioria dos alunos, tinha um background muito diferente, era mulher. Muitos dos pacientes a chamavam de "enfermeira", e alguns dos pacientes homens não queriam "uma médica mulher". Ela ficava magoada e com raiva porque, assim como havia acontecido com os pais, a sociedade e suas instituições a tinham privado da própria dignidade.

A CULTURA DA DESINTEGRAÇÃO

As teorias psicológicas adquirem outra dimensão quando avaliadas à luz da cultura e da época em que surgem. Na virada do século, quando Freud estava formulando o sistema que se tornaria a base do pensamento psiquiátrico moderno, o contexto cultural era uma sociedade vitoriana de estrutura formal. A teoria freudiana de que a origem primária das neuroses era a repressão de pensamentos e sentimentos inaceitáveis – agressivos e sobretudo sexuais – era lógica nesse contexto social estrito.

Hoje, cerca de um século depois, os instintos agressivos e sexuais são expressados mais abertamente, e o meio social é bem mais confuso. O significado de ser homem ou mulher é muito mais ambíguo no mundo ocidental moderno do que na Europa do início do século XX. As estruturas sociais, econômicas e políticas são menos rígidas. A unidade familiar e os papéis culturais são menos definidos, e o próprio conceito de "tradicional" não é muito claro.

Embora os fatores sociais possam não ser causas diretas de TPB (ou de outras formas de doença mental), eles são, no mínimo, influências indiretas importantes. Fatores sociais interagem com o TPB de várias formas, e não podem ser descartados. Em primeiro lugar, se a patologia borderline tem sua origem na fase inicial da vida, e boa parte dos indícios aponta nessa direção, uma intensificação da patologia está provavelmente ligada aos padrões sociais instáveis da estrutura familiar e à interação entre pais e filhos. Sendo assim, vale a pena examinar as mudanças sociais relativas a padrões de criação de filhos, à estabilidade da vida doméstica, ao abuso e à negligência em relação às crianças.

Em segundo lugar, as mudanças sociais de natureza mais geral têm um efeito exacerbado em pessoas já afetadas pela síndrome borderline.

Indivíduos borderline têm especial dificuldade para lidar com a falta de estrutura da sociedade americana, uma vez que é um grande desafio criar estrutura para si mesmos. Os padrões instáveis do papel da mulher (vida profissional *versus* vida doméstica, por exemplo) tendem a agravar os problemas de identidade. Alguns pesquisadores atribuem, em parte, a maior proeminência de diagnósticos de TPB em mulheres a esse conflito de papéis sociais hoje tão prevalente na sociedade. A maior severidade do TPB nesses casos pode ser transmitida para as gerações futuras por meio de interações entre pais e filhos, multiplicando os efeitos no tempo.

Em terceiro lugar, o reconhecimento crescente dos transtornos de personalidade em geral, e mais especificamente da personalidade borderline, pode ser visto como uma reação natural e inevitável à nossa cultura contemporânea, ou uma expressão dela. Como observou Christopher Lasch em *A cultura do narcisismo*:

> Toda sociedade reproduz a própria cultura no indivíduo na forma da personalidade: suas normas, seus pressupostos subjacentes, seus modos de organizar a experiência. Como afirmou Durkheim, a personalidade é o individual socializado.[1]

Para muitos, a cultura americana perdeu o contato com o passado e ainda não se conectou com o futuro. O fluxo de avanços tecnológicos e de informações que varreu o final do século XX e o início do XXI, boa parte envolvendo computadores pessoais, telefones celulares e a internet, às vezes exige um comprometimento individual maior com estudos e práticas solitárias, sacrificando oportunidades de verdadeira interação social. A preocupação (que alguns chamariam de obsessão) com computadores e outros gadgets digitais, em especial entre os jovens nas redes sociais (Facebook, Twitter, Instagram, YouTube, Snapchat, TikTok, etc.), pode ironicamente resultar em mais introspecção e menos interação física: mensagens de texto, publicações em blogs, postagens e tuítes evitam o contato visual, ou qualquer tipo de contato direto em tempo real. A reflexão solitária é sacrificada no altar do FOMO (medo de ficar de fora, "Fear of Missing Out").

Taxas de divórcio mais elevadas e uma maior mobilidade geográfica contribuíram para uma sociedade carente de constância e confiabilidade. A geração do baby boom foi a última a ser criada frequentando as mesmas escolas e igrejas dos pais (e talvez dos avós); a última a crescer cercada por parentes e vizinhos de longa data. No mundo atual de mudanças frequentes, relações pessoais íntimas duradouras podem ser dificultadas ou até mesmo impossibilitadas, acarretando um estado de profunda solidão, introspecção, vazio, ansiedade, depressão e perda de autoestima.

A síndrome borderline representa uma reação patológica a esses estresses. Sem fontes externas de estabilidade e validação, os sintomas borderline de pensamento binário, autodestruição, oscilações extremas de humor, impulsividade, relacionamentos atribulados, noção de identidade prejudicada e raiva se tornam reações compreensíveis às tensões da nossa cultura. Traços borderline que podem estar presentes em algum grau em muitas pessoas estão sendo estimulados, ou talvez até mesmo criados em larga escala pelas condições sociais dominantes. No *The New York Times*, o escritor Louis Sass formula isso da seguinte maneira:

> Cada cultura precisa dos próprios bodes expiatórios para expressar os males da sociedade. Assim como a histeria, no tempo de Freud, exemplificava a repressão sexual da época, a pessoa borderline, cuja identidade é cindida em muitos pedaços, representa a fratura das unidades estáveis em nossa sociedade.[2]

Embora o conhecimento convencional parta do princípio de que a patologia borderline cresceu ao longo das últimas décadas, alguns psiquiatras creem que os sintomas eram igualmente comuns no início do século XX. Eles alegam que a mudança não foi na prevalência do transtorno, mas no fato de ele ser hoje oficialmente identificado e descrito, portanto diagnosticado com mais frequência. Mesmo alguns dos primeiros casos de Freud, quando examinados à luz dos critérios atuais, podem ser diagnosticados agora como personalidades borderline.

Essa possibilidade, porém, não diminui de modo algum a importância do número crescente de pacientes borderline que vão parar em consultórios de psiquiatria, nem do reconhecimento crescente de características borderline na população geral. O principal motivo pelo qual o transtorno tem sido tão identificado e abordado na literatura médica e popular é sua prevalência tanto no contexto terapêutico quanto na cultura geral.

O ROMPIMENTO DA ESTRUTURA: UMA SOCIEDADE FRAGMENTADA

Poucos discordariam da afirmação de que a sociedade americana se tornou mais fragmentada desde o fim da Segunda Guerra Mundial. Estruturas familiares existentes há décadas, como a família nuclear, a família estendida, residências com apenas um assalariado ou estabilidade geográfica, foram substituídas por uma ampla gama de padrões, deslocamentos e tendências. As taxas de divórcio aumentaram muito. O abuso de álcool e drogas explodiu, conforme demonstrado pela epidemia de metanfetamina e opioides dos anos 2010, bem como relatos de negligência e abuso infantil. O crime, o terrorismo e a violência se generalizaram; massacres em igrejas e escolas, antes aberrações raras, tornaram-se tão comuns em algumas escolas quanto simulações de incêndio. Períodos de incerteza econômica, exemplificados pela montanha-russa do boom e do fracasso dos cenários, tornaram-se regra em vez de exceção.

Algumas dessas mudanças podem estar relacionadas à falência da sociedade em alcançar uma espécie de reconciliação social. Conforme observado no Capítulo 3, durante a fase de separação-individuação, o bebê se afasta cautelosamente da mãe, mas retorna ao seu calor, à sua familiaridade e à sua aceitação reconfortantes. A ruptura desse ciclo de reaproximação resulta em falta de confiança, relacionamentos conturbados, vazio, ansiedade e autoimagem instável, características que compõem a síndrome borderline. De modo semelhante, pode-se considerar que a cultura contemporânea interfere na reaproximação social saudável, obstruindo o acesso a âncoras reconfortantes. Em nenhum momento essa ruptura ficou mais evidente do que nas primeiras décadas do século XXI, assoladas pelo colapso da economia, pela recessão, pela perda de emprego, por execuções hipotecárias, pelo isolamento exigido pela pandemia. Na maioria das regiões dos Estados Unidos, a necessidade de dois salários para assegurar um padrão aceitável de vida força muitos pais e mães a delegar os cuidados com os filhos; licenças-maternidade ou paternidade remuneradas e creches no local de trabalho ainda são relativamente raras e quase sempre limitadas. Os empregos, assim como as pressões econômicas e sociais, incentivam mudanças constantes, e essa mobilidade geográfica nos afasta das raízes que nos estabilizam, como aconteceu na família de Lisa. Estamos perdendo (ou já perdemos) o conforto de ter parentes por perto para nos apoiar e de exercer papéis sociais definidos.

Quando os elementos do hábito desaparecem, eles podem ser substituídos por uma sensação de abandono, de estar à deriva em águas desconhecidas. Falta a nossos filhos as noções de história e de pertencimento, de uma presença ancorada no mundo. Para estabelecer uma sensação de controle e uma familiaridade reconfortante numa sociedade alienante, o indivíduo pode recorrer a uma gama de comportamentos patológicos: abuso de substâncias, distúrbios alimentares, comportamentos ilícitos.

O fracasso da sociedade em proporcionar uma reaproximação com vínculos tranquilizadores e estabilizantes se reflete na série interminável de movimentos sociais de massa dos últimos cinquenta anos. Passamos da explosiva "era do nós" dos anos 1960, época de luta por justiça social direcionada ao outro, à narcisista "década do eu" dos anos 1970, depois à materialista "pequena década" de busca do sucesso dos 1980. Os relativamente prósperos e estáveis anos 1990 foram seguidos por duas décadas turbulentas, de 2000 a 2020: períodos de boom e crash financeiros (estouro da bolha pontocom em 2000, grande recessão de 2008); desastres naturais (furacão Katrina e outros, tsunamis, terremotos, incêndios florestais, e a ameaça planetária constante do aquecimento global); pandemias virais (SARS, SROM [Síndrome Respiratória do Oriente Médio], Ebola, H1N1, coronavírus); guerras prolongadas no Iraque e no Afeganistão; e movimentos sociopolíticos (contra a guerra, por direitos LGBTQIAPN+, Black Lives Matter, movimento Me Too, etc.). Isso nos levou a um círculo quase completo de volta aos anos 1960.

Entre as grandes perdedoras nessas mudanças tectônicas estão as lealdades coletivas: dedicação à família, ao bairro, à igreja, à profissão e ao país. À medida que a sociedade segue incentivando o afastamento de pessoas e instituições que proporcionam uma aproximação tranquilizadora, os indivíduos vão dando respostas que praticamente definem a síndrome borderline: noção diminuída de identidade validada, piora na qualidade das relações interpessoais, isolamento e solidão, tédio e impulsividade (na ausência da força estabilizadora das pressões do grupo).

Assim como o mundo daqueles acometidos pelo transtorno borderline, o nosso mundo, sob muitos aspectos, é de imensas contradições. Supomos acreditar na paz, mas ruas, escolas, filmes, televisão, videogames e esportes estão cheios de agressividade e violência. Os Estados Unidos são praticamente um país fundado no princípio da "ajuda ao próximo", mas se tornaram uma das sociedades mais politicamente conservadoras, egoístas e materialistas da história da humanidade. A assertividade e a ação são incentivadas; a reflexão e a introspecção são equiparadas à fraqueza e à incompetência.

As forças sociais contemporâneas imploram que abracemos uma polaridade mítica: certo ou errado, bom ou ruim, culpado ou inocente, amparados pela nostalgia de um tempo mais simples, a exemplo de nossa infância. O sistema político apresenta candidatos que adotam posições polarizadas: "Eu estou certo, o outro está errado"; os Estados Unidos são bons, a Rússia é o "império do mal", e Irã, Iraque e Coreia do Norte formam o "eixo do mal". A política americana e a europeia nunca estiveram mais polarizadas (ver Polarização Extrema e Políticas Tribais neste capítulo.) As facções religiosas nos estimulam a acreditar que são o único caminho para a salvação. O sistema jurídico, fundamentado na premissa de que a pessoa é culpada ou inocente, com pouco ou nenhum espaço para áreas nebulosas, perpetua o mito de que a vida é intrinsecamente justa e de que é possível alcançar a justiça – sempre que algo ruim acontece, é culpa de alguém e essa pessoa deve pagar.

A enxurrada de informações e alternativas de lazer dificulta o estabelecimento de prioridades na vida. Idealmente, tanto como indivíduos quanto como sociedade, tentamos alcançar um equilíbrio entre cultivar o corpo e a mente, entre trabalho e lazer, entre altruísmo e interesse próprio. No entanto, numa sociedade cada vez mais materialista, a distância entre assertividade e agressividade, entre individualismo e alienação e isolamento, entre autopreservação e introspecção é muito pequena.

O endeusamento crescente da tecnologia levou a uma busca obsessiva de precisão. Calculadoras substituíram tabuadas e réguas de cálculo, e foram substituídas por computadores que se tornaram onipresentes em quase todos os aspectos da vida, em carros, aparelhos eletrônicos, telefones celulares, controlando qualquer máquina ou aparelho do qual façam parte. O forno de micro-ondas poupa os adultos da tarefa de cozinhar. O velcro livra as crianças de precisar aprender a amarrar cadarços. A criatividade e a diligência intelectual são sacrificadas em prol da conveniência e da precisão.

Todas essas tentativas de impor ordem e justiça num universo naturalmente aleatório e injusto endossam a luta inútil do indivíduo borderline para escolher apenas certo ou errado, bom ou mau. Mas o mundo não é nem justo nem exato, mas composto de sutilezas que requerem abordagens menos simplistas. Uma civilização saudável consegue aceitar as ambiguidades desconfortáveis. Tentativas de erradicar ou ignorar a incerteza só tendem a incentivar uma sociedade borderline dilacerada por polarizações.

Seria ingenuidade crer que o efeito cumulativo de toda essa mudança e a pressão descomunal de forças contrárias não tivessem efeito algum na psique. Em certo sentido, todos nós vivemos numa espécie de *borderland*, uma zona de fronteira entre os Estados Unidos prósperos, saudáveis e de alta tecnologia, de um lado, e um submundo de pobreza, falta de moradia, abuso de drogas e doença mental, do outro; entre o sonho de um mundo sadio, seguro e firme, e o pesadelo insano de um holocausto nuclear ou de um evento climático catastrófico.

A conta da mudança social chegou na forma de estresse e transtornos físicos a ele relacionados, como infarto, acidente vascular cerebral (AVC), hipertensão e diabetes. Precisamos encarar a possibilidade de a doença mental ter se tornado parte do preço psicológico a pagar.

TEMOR DO FUTURO

Ao longo das cinco últimas décadas, os ambientes terapêuticos testemunharam uma mudança básica na definição da psicopatologia, de neuroses sintomáticas a transtornos de caráter. Em 1975, o psiquiatra Peter L. Giovacchini já escrevia: "Os médicos se veem o tempo todo confrontados com o número aparentemente cada vez maior de pacientes que não se encaixam nas categorias de diagnóstico atuais. [Eles não padecem] de sintomas estabelecidos, mas de queixas vagas e mal definidas... Quando me refiro a esse tipo de paciente, praticamente todo mundo sabe a quem estou me referindo."[3] A partir dos anos 1980, à medida que os transtornos da personalidade substituíram as neuroses clássicas como patologia proeminente, esses relatos passaram a ser comuns. Quais fatores sociais e culturais influenciaram essa mudança de patologia? Muitos, como Christopher Lasch, acreditam que um deles é a desvalorização do passado:

Viver o momento presente é a paixão prevalente: viver para si, não para os antepassados nem para a posteridade... Estamos perdendo depressa a noção de continuidade histórica, a noção de pertencimento a uma linhagem de gerações com origem no passado e que se estende rumo ao futuro.[4]

Essa perda da continuidade histórica tem alcance tanto para trás quanto para a frente: a desvalorização do passado rompe o vínculo perceptível com o futuro, que se torna uma imensa incógnita, fonte tanto de temor quanto de esperança, uma vasta areia movediça da qual se torna cada vez mais difícil sair. O tempo é visto como pontos instantâneos isolados em vez de uma cadeia contínua de acontecimentos influenciados por conquistas passadas, ações presentes e uma antecipação esperançosa do futuro.

A possibilidade ameaçadora de um acontecimento catastrófico – de aniquilação nuclear, de outro grande ataque terrorista como o 11 de Setembro, da destruição ambiental em decorrência do aquecimento global, de uma pandemia planetária – contribui para a falta de fé no passado e para o medo do futuro. Estudos empíricos com adolescentes e crianças mostram "consciência do risco, falta de esperança em relação à sobrevivência, perspectiva temporal encurtada e pessimismo em relação à conquista de objetivos de vida. O suicídio aparece repetidamente como uma estratégia para lidar com o perigo."[5] Outros estudos constataram que a ameaça de uma catástrofe mundial empurra as crianças para uma espécie de "idade adulta precoce", de modo semelhante a crianças pré-borderline (como Lisa) forçadas a assumir o controle de famílias descontroladas devido ao TPB, ao alcoolismo e a outros transtornos mentais.[6] Segundo um estudo de 2008 publicado no *Journal of Adolescent Health*, muitos jovens americanos de 14 a 22 anos se imaginam morrendo antes dos 30. O estudo concluiu que de um a quinze jovens (6,7%) expressaram esse tipo de "fatalismo irrealista". Os resultados têm por base quatro anos de uma pesquisa conduzida entre 2002 e 2005 pelo Health and Risk Communication Institute (Instituto de Comunicação de Saúde e Risco) do Annenberg Public Policy Center com 4.201 adolescentes. Com um aumento na taxa de suicídio de pessoas entre 10 e 24 anos, essa é a segunda principal causa de morte nessa faixa etária.[7,8,9]

Mais de meio século atrás, a banda de rock britânica The Who cantava "Tomara que eu morra antes de ficar velho". É possível que esse sentimento ainda perdure entre os jovens. A prevalência de tiroteios em massa em escolas nas duas primeiras décadas do século XXI aumentou o medo do futuro, em especial entre adolescentes e crianças[10] (ver Eventos catastróficos: Tiroteios em massa em escolas e pandemias globais adiante). O indivíduo borderline personifica essa orientação que favorece o agora. Com pouco interesse no passado, ele praticamente sofre de amnésia cultural; seu armário de boas lembranças (que sustenta a maioria de nós em momentos difíceis) está vazio. Consequentemente, ele está fadado a sofrer um tormento sem trégua, sem nenhuma reserva de tempos mais felizes para ajudá-lo a atravessar os períodos adversos. Incapaz de aprender com os próprios erros, ele está fadado a repeti-los.

Pais que temem o futuro não têm grande probabilidade de se importar com as necessidades da próxima geração. Um pai ou uma mãe modernos, emocionalmente distantes e alienados – mas que ao mesmo tempo mimam e não sabem dizer não aos filhos –, se tornam prováveis candidatos a moldar futuras personalidades borderline.

A SELVA DOS RELACIONAMENTOS INTERPESSOAIS

As mudanças mais emblemáticas dos últimos setenta anos talvez tenham ocorrido na área dos costumes, papéis e práticas sexuais, da sexualidade reprimida dos anos 1950 à tendência ao "amor livre" e ao "casamento aberto" da revolução sexual da década de 1960, até a reavaliação sexual maciça dos anos 1980 (resultante em grande parte do medo da aids e de outras doenças sexualmente transmissíveis) e os movimentos de gays e lésbicas das duas últimas décadas. A proliferação maciça de sites de paquera e de encontros casuais nas redes sociais facilitou de tal forma o contato pessoal, que os antiquados locais de encontros reais se tornaram cada vez mais irrelevantes. Relacionamentos românticos ou sexuais, ou ilícitos, podem ser iniciados hoje com alguns toques no teclado ou com uma mensagem de texto. Ainda não se sabe se o ciberespaço "civilizou" o mundo dos relacionamentos interpessoais ou o transformou numa selva mais perigosa do que nunca.

Como resultado dessas e de outras forças da sociedade, amizades, histórias de amor e casamentos duradouros estão mais difíceis de alcançar e manter. Sessenta por cento das uniões de casais entre os 20 e os 25 anos terminam em divórcio; para aqueles acima de 25 anos a proporção é de 50%. (Essas taxas caíram um pouco entre 2008 e 2016, embora o declínio possa ser atribuído a um número menor e mais tardio de casamentos na geração dos millenials.)[11, 12] Em 1982, Lasch já observava que "à medida que a vida social se torna mais bélica e desumana, as relações pessoais, que proporcionam um alívio ostensivo para essas condições, assumem o caráter de um combate".[13]

Ironicamente, pode ser que os indivíduos borderline estejam bem adaptados a esse tipo de combate. A necessidade do homem narcisista de dominar e ser idolatrado se encaixa bem com a necessidade da mulher borderline de ser controlada e punida. Algumas mulheres borderline, como é o caso de Lisa no início deste capítulo, se casam jovens para escapar do caos da vida familiar. Elas se agarram a maridos dominadores, com os quais recriam o ambiente nocivo da vida familiar. Ambos podem entrar numa espécie de díade masoquista do tipo "Schlap!... Obrigada, eu estava precisando desse tapa!". Menos típica, mas ainda assim frequente, é uma reversão desses papéis, com um homem borderline ligado a uma parceira narcisista.

O masoquismo é uma característica proeminente dos relacionamentos borderline. A dependência acompanhada da dor lembra o conhecido refrão "O amor dói". Na infância, o adulto borderline experimentou dor e confusão ao tentar estabelecer uma relação madura com a mãe ou o cuidador principal. Mais tarde, outros parceiros, cônjuges, amigos, professores, patrões, sacerdotes ou médicos recriam essa confusão inicial. Críticas ou abusos reforçam essa autoimagem desvalorizada. Os relacionamentos posteriores de Lisa com o marido e com seus supervisores recriavam os sentimentos de profunda falta de valor incutidos pelas críticas constantes do pai.

Às vezes, o sofrimento masoquista borderline se transforma em sadismo. Ann, por exemplo, incentivava o marido a beber mesmo sabendo que ele tinha problemas com o álcool. Ela então provocava uma briga, ciente das tendências violentas de Liam quando estava embriagado. Depois de espancada, Ann exibia os machucados como se fossem medalhas de guerra, para lembrar Liam da violência praticada, e insistia em saírem para a rua, onde explicava as marcas como "acidentes" do tipo "dei de cara com a porta". Depois de cada episódio, Liam se sentia profundamente arrependido e humilhado, enquanto Ann se apresentava como mártir sofredora. Assim,

Ann usava o fato de apanhar para punir Liam. A identificação da verdadeira vítima nessa relação se torna cada vez mais vaga.

Mesmo quando um relacionamento aparentemente se rompe, o indivíduo acometido pelo transtorno borderline volta rastejando em busca de mais punição, pois sente que merece ser denegrido. A punição traz o conforto de ser algo conhecido, mais fácil de lidar que a perspectiva assustadora da solidão ou de ter que se relacionar com outro parceiro.

Um cenário típico dos relacionamentos sociais modernos é um padrão de amores sobrepostos, às vezes denominado *shingling*: o ato de estabelecer um novo romance antes de romper o atual. O TPB exemplifica essa necessidade constante de um parceiro: ao escalar um brinquedo no parquinho dos relacionamentos, a pessoa só consegue soltar a barra de baixo depois de segurar com firmeza a barra seguinte. Normalmente, ela só deixa o cônjuge violento depois de outro "príncipe encantado" estar pelo menos visível no horizonte.

Períodos de hábitos sociossexuais descontraídos e relacionamentos românticos menos estruturados (como o fim dos anos 1960 e os anos 1970) são mais difíceis de lidar para indivíduos com TPB; maior liberdade e falta de estrutura aprisionam aqueles que não sabem criar os próprios sistemas de valores. Inversamente, o período de contenção sexual do final dos anos 1980 (em decorrência, em parte, da epidemia de aids) foi terapêutico para pessoas com TPB. Os medos sociais estabelecem fronteiras rígidas, que só podem ser cruzadas correndo-se o risco de grandes danos físicos: a impulsividade e a promiscuidade passam a ter penalidades graves na forma de infecções sexualmente transmissíveis (ISTs), desvios sexuais violentos, etc. Essa estrutura externa pode ajudar a proteger a pessoa da autodestruição.

MUDANÇA NOS PAPÉIS DE GÊNERO

No início do século passado, os papéis sociais eram menos numerosos, mais bem definidos e muito mais facilmente combináveis entre si. A mãe fazia todo o trabalho da casa e ainda cuidava das crianças. Seus interesses externos, como participação na escola dos filhos, hobbies e envolvimento com obras de caridade, advinham naturalmente desses deveres. O trabalho e a visibilidade pública do pai também se combinavam de modo natural. Juntos, esses dois papéis funcionavam em sincronia.

As complexidades da sociedade moderna, porém, exigem que o indivíduo desenvolva uma infinidade de papéis sociais, muitos dos quais não se combinam com tanta facilidade. A mãe que trabalha tem dois papéis distintos e precisa se esforçar para desempenhar bem os dois. A maioria dos empregadores exige que a mulher mantenha a separação entre casa e ambiente profissional; consequentemente, muitas mães se sentem culpadas ou envergonhadas quando os problemas de um cenário têm impacto no outro.

O pai que trabalha enfrenta também uma compartimentalização de seus papéis profissional e doméstico. Ele não é mais o dono da mercearia que mora em cima da loja. Muitas vezes, trabalha a quilômetros de casa e tem muito menos tempo para ficar com a família. Além do mais, o pai moderno tem um papel cada vez mais participativo, com uma pesada responsabilidade familiar. Tanto para mães quanto para pais, a preferência (ou necessidade) crescente pelo teletrabalho, tendência que disparou no período da covid-19, aumentou a pressão sobre a administração das obrigações profissionais e familiares.

As mudanças nos papéis de gênero nas últimas décadas são centrais nas teorias sobre por que o TPB é identificado com mais frequência em mulheres. No passado, uma mulher tinha uma trajetória de vida: casar-se (em geral, no fim da adolescência ou no início dos 20 anos), ter filhos, ficar em casa cuidando das crianças e reprimir qualquer ambição profissional. Hoje, ao contrário, uma jovem se vê tendo que enfrentar uma sequência espantosa de modelos e expectativas: a mulher que trabalha, a mulher casada que trabalha, a mãe cuidadora tradicional e a supermãe, que luta para conciliar com sucesso casamento, carreira e filhos.

Espera-se que os homens assumam novos papéis, mas o leque não é tão amplo nem tão conflituoso quanto o das mulheres. Em gerações anteriores, um pai que tirava licença do trabalho para assistir à partida de vôlei da filha poderia parecer, aos olhos dos outros, se esquivar do compromisso de sustentar a família. Hoje, espera-se que os homens sejam mais sensíveis e abertos, e que tenham uma participação maior na criação dos filhos do que no passado, mas ainda assim essas qualidades e responsabilidades se encaixam no papel global de provedor ou de coprovedor. Raro é o homem que abandona as ambições profissionais para assumir o papel de dono de casa, e isso não é algo que se espera dele.

Os homens têm menos ajustes a fazer ao longo da evolução dos relacionamentos amorosos e da vida a dois. As mudanças geográficas são ditadas, quase sempre, pelas necessidades de carreira do homem, uma vez que, na maioria dos casos, é ele quem ganha o salário mais alto. Durante a gravidez, no parto e na criação dos filhos, poucas mudanças acontecem no dia a dia do homem. A mulher, ao contrário, precisa arcar com as demandas físicas da gravidez e do parto e largar o emprego para ter o filho. Precisa, ainda, fazer a transição de volta para o mercado de trabalho ou desistir de vez da carreira. Embora não seja dito abertamente em muitos lares com rendimentos duplos, a mulher tende a assumir a responsabilidade principal pela administração da casa. É ela que adapta a agenda para ficar em casa quando um filho adoece, ou para esperar um profissional que venha fazer algum conserto.

Embora as mulheres tenham lutado com sucesso para ter mais participação social e mais opções na carreira, elas são muitas vezes forçadas a pagar um preço alto por isso. Ainda que hoje seja muito mais bem aceito que ocupem o papel de excelentes mães e profissionais bem-sucedidas (em muitos lares isso é uma necessidade básica), as expectativas "tradicionais" da sociedade podem gerar pressão e muita aflição na hora de decidir entre carreira e família e filhos. Podem produzir também certa inquietude em relação a quem as mulheres são e o que desejam ser. Desse ponto de vista, é compreensível que as mulheres sejam mais suscetíveis ao TPB, uma desordem na qual a confusão de identidade e papéis é um componente central.

Uma mudança importante no conceito de casamento aumentou mais ainda a discussão em torno de papéis até então considerados tradicionais. A norma judaico-cristã de casamento entre homem e mulher foi significativamente desafiada ao longo dos últimos vinte anos, não somente nos debates religiosos mas também nos âmbitos político e social. Em 2004, 60% dos americanos eram contra o casamento entre pessoas do mesmo sexo, e 31%, a favor; com base em pesquisas de 2019, a opinião pública se inverteu: a maioria dos americanos (61%) é a favor do casamento entre pessoas do mesmo sexo, ao passo que 31% são contra.[14] Espelhando a opinião pública, proibições do casamento entre pessoas do mesmo sexo em treze estados americanos foram julgadas inconstitucionais em 2015 por uma decisão da Suprema Corte depois do histórico caso *Obergefell contra Hodges* [Jim Obergefell processou o estado de Ohio, representado por Richard Hodges, para que sua união civil com John Arthur fosse reconhecida].

O reconhecimento e a legalização do casamento entre pessoas do mesmo sexo, entretanto, alimentou o debate público em vez de acalmá-lo. Ao longo da última década, a homossexualidade e o casamento entre pessoas do mesmo sexo surgiram como temas centrais na polarização extrema dos Estados Unidos.

ORIENTAÇÃO SEXUAL E TPB

A orientação sexual pode produzir consequências na vida de quem é borderline. Durante séculos, a homossexualidade foi uma questão controversa, para não dizer explosiva, que induzia desde a aceitação até encarar como um pecado menor, a condenação e a ilegalidade e, por fim, a proibição sob pena de morte, a depender da sociedade e do período. Tão recentemente quanto nos anos 1980, a homossexualidade ainda era considerada um transtorno psiquiátrico até o DSM retirar todas as referências a ela em 1987 (DMS-III-R).

Em paralelo à turbulência social, a decisão de "sair do armário" para gays, lésbicas e pessoas transgênero é carregada de ansiedade e tem o potencial de causar graves repercussões sociais e/ou familiares. Apesar disso, o contexto social mudou. Segundo pesquisas recentes, 7% da geração millenial se identifica como gay, contra 3,5% em 2011.[15]

A transexualidade veio somar ainda mais incertezas à compreensão do que é definido como masculino ou feminino. Como num dos critérios para o diagnóstico de TPB, a confusão de identidade é sempre uma preocupação significativa. Alguns exigiram mudanças no modo como os pronomes os designam. Rejeitando identificações como "ele" ou "ela", essas pessoas preferem ser designadas por termos neutros. A dúvida cada vez maior em relação à identidade e à sexualidade, e ao que constitui ser "normal", tem forte impacto em indivíduos borderline. Um debate intenso entre organizações conservadoras evangélicas e religiosas, defensores liberais do direito ao aborto e LGBTQIAPN+ causa mais ansiedade naqueles indivíduos borderline que ainda tentam estabelecer uma noção firme de identidade e desenvolver relacionamentos estáveis.

PADRÕES FAMILIARES E NA CRIAÇÃO DOS FILHOS

Desde o fim da Segunda Guerra Mundial, a sociedade passou por mudanças notáveis nos padrões familiares e na criação dos filhos:

- A instituição da família nuclear vem sofrendo um declínio constante. Em grande parte por causa do divórcio, metade de todas as crianças americanas nascidas nos anos 1990 passaram parte da infância numa casa com apenas um genitor.[16] Segundo o censo, entre 1960 e 2016 a porcentagem de crianças que viviam com os dois genitores despencou de 88% para 69%, e em 6% desses lares os pais não eram casados. Durante esse intervalo, o número de crianças que moravam só com a mãe praticamente triplicou, passando de 8% para 23%. Em 2016, 4% das crianças moravam apenas com o pai.[17] Um estudo mais recente do Pew Research (2019) confirmou que 23% das crianças abaixo dos 8 anos viviam com apenas um genitor, em comparação com 7% no restante do mundo.[18]
- Estruturas familiares alternativas (como famílias recompostas, nas quais um genitor sozinho com filhos se une a outro genitor sozinho para formar uma nova unidade familiar) levaram a situações em que muitas crianças são criadas por pessoas que não são seus pais biológicos. Em decorrência de uma mobilidade geográfica maior, entre outros fatores, a família estendida tradicional, com avós, irmãos, primos e outros parentes morando perto uns dos outros, foi praticamente extinta, deixando a família nuclear quase sem apoio.
- O número de mulheres que trabalham fora aumentou drasticamente. Quarenta por cento das mulheres que trabalham têm filhos menores de 18 anos; 71% de todas as mães solteiras trabalham.[19]
- Pelo fato de as mulheres trabalharem fora, mais crianças estão frequentando diversos formatos de creche, e numa idade bem menor. O número de bebês em creches aumentou 45% nos anos 1980.[20]

- Indícios sugerem que a incidência de falta de cuidado e de abuso físico e sexual infantil aumentou de forma significativa nos últimos anos do século XX.[21]

Quais são os efeitos psicológicos dessas mudanças na criação dos filhos, tanto para as crianças quanto para os pais? Psiquiatras e especialistas em desenvolvimento concordam que crianças criadas em ambientes caracterizados por turbulência, instabilidade ou abuso correm um risco muito maior de ter problemas emocionais e mentais na adolescência e na idade adulta. Pais e mães que vivem nesses tipos de ambiente têm uma probabilidade maior de desenvolver estresse, culpa, depressão e baixa autoestima, todas essas características associadas ao TPB.

Não entenda mal. Não estamos querendo dizer que lares com apenas um genitor ou com dois genitores que trabalham são inferiores às famílias nucleares tradicionais, em especial com relação à suscetibilidade a doenças mentais: os indícios não sustentam tal alegação.[22] Somente uma minoria de lares americanos é constituída por famílias nucleares de pai e mãe, e somente um terço dos americanos vive nesse tipo de estrutura familiar. Milhões de pais e mães em situações familiares não nucleares conseguem conviver ou mesmo prosperar com o estresse emocional e financeiro de um divórcio ou o desejo dos dois genitores de ter um emprego e uma carreira, ou por necessidade econômica ou para manter o bem-estar da família. A oferta de creches a preços acessíveis e de boa qualidade para apoiar pais e mães que trabalham fora se manteve muito aquém das suas necessidades. Uma casa com um genitor apenas ou com dois genitores que trabalham é muito melhor para a criança do que viver em uma casa onde reina a infelicidade e a turbulência. Pais, mães e filhos que convivem nessas estruturas familiares devem estar preparados para eventuais períodos de estresse e desenvolver competências para lidar com isso por meio de leitura, terapia, conselhos de familiares e amigos.

Negligência e abuso infantil: destruição da confiança

O abuso infantil e a negligência se tornaram problemas de saúde importantes nos Estados Unidos. Em 2007, aproximadamente 5,8 milhões de crianças estiveram envolvidas em 3,2 milhões de denúncias e alegações de abuso.[23] Alguns estudos estimam que 25% das meninas sofrem algum tipo de abuso sexual (praticado por pais ou terceiros) antes de chegar à idade adulta.[24]

Entre as características das crianças em idade pré-escolar vítimas de abusos físicos estão inibição, depressão, dificuldades de vínculo, problemas comportamentais (como hiperatividade e birras severas), mau controle dos impulsos, agressividade e problemas de relacionamento com pares.

"Violência gera violência", disse John Lennon, e isso é verdadeiro no caso de crianças que apanham. Como aqueles que são abusados com frequência se tornam eles próprios abusadores, o problema pode se perpetuar por muitas décadas e gerações. Cerca de 30% das crianças abusadas e negligenciadas virão mais tarde a abusar dos próprios filhos, dando continuidade ao ciclo vicioso.[25]

A incidência de abuso ou negligência entre pacientes borderline é alta o suficiente para ser um fator que distingue o TPB de outros transtornos de personalidade. A forma mais comum é o abuso verbal ou psicológico, seguido por abuso físico e, por fim, sexual. O abuso físico e sexual talvez tenha uma natureza mais dramática, mas a criança abusada emocionalmente pode sofrer perda total da autoestima.

O abuso emocional infantil pode assumir diversas formas:

- **Degradação**. Desvalorização constante das conquistas da criança e ampliação do mau comportamento. Depois de algum tempo, a criança se convence de que, de fato, é má ou não tem valor.
- **Indisponibilidade/negligência.** Pais psicologicamente ausentes, que demonstram pouco interesse no desenvolvimento da criança e não dão afeto em momentos de necessidade.
- **Dominação.** Uso de ameaças extremas para controlar o comportamento da criança. Alguns especialistas em desenvolvimento infantil compararam essa forma de abuso às técnicas usadas por terroristas para fazer lavagem cerebral em prisioneiros.[26]

Lisa foi vítima de todas essas formas de abuso emocional: o pai repetia sempre que ela "não era boa o suficiente"; a mãe raramente a defendia e quase sempre se dobrava ao marido nas decisões importantes; Lisa interpretava as constantes mudanças de casa da família como "sequestros".

O padrão da criança negligenciada, conforme descrito pelo psicólogo Hugh Missildine, espelha os dilemas que os pacientes borderline têm mais tarde na vida:

> Se uma pessoa sofreu negligência na infância, isso pode levá-la a passar de parceiro a parceiro na esperança de que algum supra o que quer que esteja faltando. Ela pode não conseguir cuidar muito bem de si mesma e achar que um casamento dará jeito nisso, e então se ver na alarmante situação de estar casada, mas emocionalmente desvinculada (...). Além do mais, a pessoa que [tem] negligência em seu histórico é sempre inquieta e ansiosa, pois não consegue obter satisfação emocional (...). Essas mudanças inquietas e impulsivas ajudam a criar a ilusão de uma vida emocional (...). Essa pessoa pode, por exemplo, estar noiva e ao mesmo tempo manter relacionamentos de natureza sexual com duas ou três outras. Qualquer um que ofereça admiração e respeito a atrai, e como sua necessidade de afeto é imensa, sua capacidade de discriminação é gravemente prejudicada.[27]

Pelo que compreendemos a respeito das raízes do TPB (ver o Capítulo 3), abuso, negligência ou separações prolongadas na primeira infância podem perturbar gravemente o estabelecimento da confiança no bebê em desenvolvimento. A autoestima e a autonomia são prejudicadas. A capacidade de lidar com a separação e de formar a identidade não evolui de forma normal. Quando adultas, as crianças que sofreram abuso podem reproduzir relacionamentos frustrantes com outras pessoas. A dor e a punição passam a ser associadas à proximidade; elas acreditam que "amar dói". À medida que a criança ou o adolescente borderline amadurece, a automutilação pode se tornar um substituto do pai ou da mãe abusivos.

Filhos do divórcio: o pai que desaparece

O divórcio implica que mais crianças sejam criadas sem a presença física e/ou emocional do pai. Como a maioria dos tribunais concede a guarda dos filhos à mãe, os lares com um só genitor são chefiados por mulheres. Mesmo em casos de guarda compartilhada ou direito de visita de forma livre, o pai, que tem maior probabilidade de se casar novamente pouco depois do divórcio e começar uma nova família, quase sempre se afasta da criação do filho.

A ainda recente tendência de compartilhamento mais igualitário entre mãe e pai em relação às responsabilidades parentais torna o subsequente divórcio ainda mais desestabilizante para a criança. Os filhos se beneficiam de ter dois genitores, mas perdem mais quando o casamento se desfaz, em especial se a ruptura ocorrer durante os anos de formação, quando a criança ainda precisa atravessar estágios cruciais do desenvolvimento.

Estudos sobre os efeitos do divórcio apontam uma profunda desestabilização, carência, regressão e ansiedade aguda de separação relativa ao medo do abandono em crianças em idade pré-escolar.[28] Constata-se que um número significativo de crianças desenvolve depressão[29] ou comportamento antissocial em estágios posteriores à infância.[30] Adolescentes em famílias com um só genitor têm mais probabilidade de cometer suicídio e sofrer transtornos psicológicos em comparação com adolescentes em famílias preservadas.[31]

Durante a separação e o divórcio, a necessidade de intimidade física dos filhos aumenta. É típico de uma criança pequena pedir ao pai ou à mãe que durma em sua cama durante a fase de separação. Se esse hábito perdurar, e dormir na mesma cama se tornar uma necessidade também do pai ou da mãe, o senso de autonomia e integridade física da criança pode ficar ameaçado. Aliado à solidão e à grave ferida narcísica causadas pelo divórcio, isso põe algumas crianças em risco de interrupção do desenvolvimento ou, caso a necessidade de afeto e conforto se torne dramática, de abuso sexual. Um pai separado fora de casa pode exigir mais tempo com o filho de modo a aliviar os próprios sentimentos de solidão e privação. Se a criança se tornar um para-raios do ressentimento e da amargura do pai, isso também pode aumentar o risco de ela sofrer abuso.

Em muitas situações de divórcio, a criança se torna um peão numa batalha destruidora entre pai e mãe. Han, um pai divorciado que ignorava seus direitos de visitação, passou a exigir de repente que a filha ficasse com ele sempre que estivesse com raiva da ex-mulher. Essas visitas eram desagradáveis tanto para a criança quanto para o pai e sua nova família, mas ainda assim eram usadas para punir a ex-mulher, que se sentia culpada e impotente diante das exigências do ex-marido. Isabella se envolvia nos conflitos entre os pais divorciados porque a mãe punha o pai na justiça periodicamente para requerer mais dinheiro de pensão. Subornos na forma de presentes ou ameaças de cortar a verba dos estudos ou da manutenção da casa são armas comuns usadas entre pais em conflito constante; os subornos e as ameaças são mais nocivos para as crianças do que para os pais.

Os filhos podem até ser arrastados para batalhas na justiça e forçados a depor sobre os pais. Nessas situações, nem os pais, nem os tribunais, nem as instituições de bem-estar social conseguem proteger a criança, que é acometida por uma sensação de impotência avassaladora (os conflitos perduram apesar de sua participação) ou de poder embriagante (seu depoimento controla a batalha entre os pais). Ela pode sentir raiva da situação em que está e, ao mesmo tempo, ter medo de ser abandonada por todos. Tudo isso se torna um terreno fértil para o desenvolvimento da patologia borderline.

Para além do divórcio, outras forças sociais poderosas contribuem para a síndrome do pai ausente. O último meio século presenciou o amadurecimento de filhos de milhares de veteranos de guerra: Segunda Guerra Mundial, Guerra da Coreia, Guerra do Vietnã e conflitos no Golfo Pérsico, Iraque e Afeganistão, sem contar os muitos sobreviventes de campos de concentração e de prisioneiros. Muitos desses pais estiveram ausentes durante momentos importantes da vida familiar e apresentaram transtornos de estresse pós-traumático e luto prolongado (*impacted grief*) em decorrência do combate que acabaram impactando o crescimento dos filhos.[32] Em 1970, 40% dos prisioneiros da Segunda Guerra Mundial e da Guerra da Coreia tinham tido mortes violentas por suicídio, homicídio ou acidente automobilístico (a maioria com um só veículo e um único ocupante).[33] A mesma tendência continuou com os veteranos da Guerra do Iraque e conflitos posteriores. Segundo os números das Forças Armadas dos Estados Unidos, cinco soldados por dia tentaram se matar em 2007, contra menos de 1% antes da guerra.[34] Filhos de sobreviventes do Holocausto têm graves dificuldades emocionais enraizadas no trauma psíquico dos pais.[35]

A síndrome do pai ausente pode ter consequências patológicas. Em famílias desfeitas por divórcio ou morte, a mulher tenta compensar o sumiço da figura paterna tornando-se uma mãe ideal e organizando cada um dos aspectos da vida do filho; naturalmente, as chances de a criança desenvolver a própria identidade se tornam limitadas. Sem a segurança de outro genitor, o elo mãe-filho pode ser estreito demais para permitir uma separação saudável.

Embora a mãe tente substituir o pai ausente, em muitos casos é o filho quem tenta substituí-lo. Na ausência do pai, a intensidade simbiótica do vínculo com a mãe é aumentada. A criança cresce com uma visão idealizada da mãe e com a fantasia de tentar lhe agradar sempre. A dependência de um dos pais em relação ao filho pode persistir, interferindo no crescimento e na individuação e plantando as sementes do TPB.

Práticas permissivas na criação dos filhos

Práticas modernas permissivas na criação dos filhos, que envolvem a transferência de funções tradicionalmente parentais para agentes externos, seja a escola, babás ou a mídia, alteraram de forma significativa a qualidade dos relacionamentos entre pais e filhos. O "instinto" parental foi suplantado pela confiança que se deposita em livros especializados em infância/adolescência e em experts em puericultura. Em muitos lares, a criação dos filhos fica em segundo plano em relação às demandas das carreiras. "Convívio de qualidade" se torna um eufemismo gerado pela culpa do "convívio insuficiente".

Muitos pais e mães compensam a ausência dando atenção excessiva às necessidades práticas e recreativas da criança, mas provendo pouco afeto genuíno. Pais e mães narcisistas percebem os filhos como extensões de si ou objetos/bens, não como seres humanos independentes. Em consequência, a criança é sufocada por uma atenção emocionalmente distante, o que a leva a uma noção exagerada da própria importância, a defesa regressiva e a perda do senso de identidade.

Mobilidade geográfica: onde é a casa?

Estamos nos mudando mais do que nunca. A maior mobilidade geográfica pode ter grandes benefícios para uma criança do ponto de vista da educação e do intercâmbio cultural, mas várias mudanças são também acompanhadas por uma sensação de desenraizamento. Alguns pesquisadores constataram que crianças que se mudam com frequência e só passam períodos curtos num mesmo lugar têm respostas confusas ou inexistentes à pergunta "Onde é a sua casa?".

Como a hipermobilidade está relacionada a estilos de vida voltados para a carreira e as demandas profissionais, um ou os dois genitores nas famílias móveis tendem a trabalhar muito e, portanto, a estar menos disponíveis para os filhos. Para crianças com poucas chances de ter apoio ao redor para o seu desenvolvimento, a mobilidade passa a ser outra força desestabilizante: o mundo se transforma numa sequência de lugares e rostos em constante mutação. Essas crianças podem crescer entediadas e solitárias, em busca de estímulos constantes. Forçadas continuamente a se adaptar a novas situações e a novas pessoas, podem perder a noção de personalidade estável incentivada por âncoras firmes da comunidade. Embora amáveis socialmente, como Lisa, elas se dão conta de que estão fingindo.

A mobilidade geográfica crescente enfraquece a estabilidade do bairro, dos sistemas escolares comunitários, das instituições religiosas e cívicas e das amizades. As afiliações tradicionais se perdem. Por volta de 44% dos americanos se dizem praticantes de uma religião diferente daquela com que foram criados.[36] Gerações estão sendo separadas por longas distâncias, e a família estendida capaz de proporcionar apoio emocional e ajuda para cuidar das crianças se perde. Filhos são criados sem conhecer avós, tios e primos, perdendo assim uma forte conexão com o passado e uma fonte de amor e calor humano que possibilitariam um crescimento emocional sadio.

A ascensão da falsa família

À medida que a sociedade se fragmenta, casamentos se desafazem e famílias se separam, a "falsa família", ou a comunidade virtual, substitui as reais coletividades do passado. Esse anseio por uma afiliação tribal se manifesta de diversas formas: os fãs de futebol que se identificam como uma "nação"; hordas de pessoas que esperam muitas horas por semana para votar em seu American Idol favorito, simplesmente para fazer parte de um grupo mais amplo com um "propósito" em comum; milhões de jovens que entram no Facebook, Instagram, YouTube, Snapchat ou Twitter para integrar uma imensa rede social eletrônica. Sessenta anos atrás, no romance *Cama de gato*, Kurt Vonnegut deu a essas "conexões" o apelido brincalhão (porém profético) de *granfalloon*, grupo de pessoas que escolhe ou alega ter uma identidade ou propósito em comum, mas cuja associação não significa nada. O autor dava dois exemplos: as Filhas da Revolução Americana e a Empresa General Electric; se Vonnegut tivesse escrito o romance hoje, os exemplos poderiam abarcar imensos grupos de usuários do Facebook ou do Twitter.

Desde 2003, as redes sociais dispararam, deixando de ser uma atividade de nicho para arregimentar dezenas de milhões de usuários da internet. Em 2007, mais da metade (55%) de todos os jovens internautas americanos entre 12 e 17 anos usava redes sociais.[37] Em 2018, segundo um estudo do Pew Research Center, 90% dos adolescentes disseram entrar na internet "quase o tempo todo" ou "várias vezes ao dia".[38] Os indícios iniciais sugerem que os adolescentes usam essas plataformas para se comunicar, manter contato uns com os outros, marcar programas com os amigos e também fazer novas amizades. Mas a motivação pode não ser tão benigna assim. Um estudo conduzido pela Microsoft revelou que o ego é o principal motor de participação: as pessoas interagem para "aumentar seu capital social, intelectual e cultural".[39]

O Twitter, uma das mais populares coqueluches digitais a varrer a (falsa) nação, nem sequer tenta disfarçar sua tendência narcisista. A plataforma de mensagens instantâneas destina-se a anunciar (em 140 caracteres ou menos, duplicados para 280 caracteres em 2017 no caso de idiomas não asiáticos) a um grupo de seguidores "o que estou fazendo" ou "em que estou pensando". Mal se finge que o objetivo da comunicação é ser uma via de mão dupla.

Há quem conteste o narcisismo crescente da cultura americana. Inicialmente documentado pelo seminal artigo de Tom Wolfe "A década do 'eu' e o terceiro grande despertar", em 1976, e pelo livro *A cultura do narcisismo*, de Christopher Lasch, em 1979, o impulso narcisista foi desde então demonstrado por uma ampla variedade de tendências culturais: os reality shows que fazem de seus participantes celebridades instantâneas; a transformação da cirurgia plástica numa indústria em expansão; paternidade indulgente; culto a famosos; avidez por riqueza material; e agora as redes sociais, que criam um grupo pessoal de falsos amigos. Como observam Jean M. Twenge e W. Keith Campbell em *The Narcisism Epidemic*

(A epidemia de narcisismo), (de 2009): "A internet trouxe uma tecnologia útil, mas também a possibilidade de fama instantânea e uma mentalidade do tipo 'Olhem para mim!' (...). As pessoas se esforçam para criar uma 'marca pessoal' (chamada também de *branding* pessoal), empacotando a si mesmas como um produto a ser vendido."[40]

2010, ANOS TURBULENTOS E DE TRANSFORMAÇÕES MASSIVAS

Imagine por um instante que você tenha voltado ao ano de 2009. Barack Obama tinha acabado de ser eleito presidente dos Estados Unidos e, junto a outros líderes mundiais e bancos centrais, tentava retirar o mundo de uma das piores crises econômicas desde a Grande Depressão. Aproximadamente 77% da população americana tinha celular, na grande maioria adolescentes que haviam comprado um aparelho até cinco anos antes.[41] Facebook, Twitter e YouTube ainda engatinhavam, e Instagram e Snapchat nem sequer existiam. O casamento entre pessoas do mesmo sexo era ilegal em 45 estados americanos. Tiroteios em massa ocorriam à taxa aproximada de cinco por ano.[42] Os termos *política tribal*, *cyberbullying*, *selfie* e *emoji* não tinham entrado no vocabulário cultural do dia a dia.

Independentemente da ideologia política, poucos contestariam, uma década mais tarde, que o mundo passou por uma mudança social, cultural, política e tecnológica importante. Telefones celulares se tornaram o principal aparelho de comunicação da nossa época. Redes sociais prosperaram como um dos fundamentais (ainda que controverso) meios de se expressar, sobretudo entre os jovens. Tiroteios em massa em escolas se tornaram acontecimentos catastróficos corriqueiros: nos anos 2010 foram 194, quase o triplo da década anterior.[43] Conflitos polarizados entre democratas e republicanos ocasionaram paralisações frequentes em governos locais e no Congresso americano.

Para esta discussão é importante ressaltar que essas forças sociais geraram, se não as "sementes" da doença mental, a placa de Petri na qual os "germes" da ansiedade, do estresse e da doença mental puderam florescer. Segundo estudos e pesquisas recentes americanos, toda a lista a seguir aumentou de modo dramático nos anos 2010, em especial no período

2016-2019: níveis de ansiedade e estresse; consultas a terapeutas; números de diagnóstico e transtornos mentais severos.[44, 45]

É claro que têm sido tempos confusos para todo mundo, mas muito mais confusos para aqueles acometidos por doenças mentais de modo geral e pelo TPB em particular. Várias das mudanças sociais descritas a seguir provocam tensão em pensamentos, sentimentos e comportamentos, o que acaba influindo naqueles nove critérios do TPB, mais até do que em qualquer outro transtorno mental. O trabalho do psicoterapeuta para tratar o TPB, por conta de todas essas variáveis do cotidiano, se tornou mais difícil. Assim como qualquer pessoa, os profissionais da saúde mental não vivem numa bolha, mas no mundo real: estão vulneráveis às forças sociais que atingem seus pacientes e lutam para compreendê-las e lidar com elas ao mesmo tempo que os ajudam a fazer o mesmo.

Polarização extrema e políticas tribais

A polarização extrema e as políticas tribais têm ramificações que vão muito além da urna. Hoje, mais do que nunca, postagens nas redes sociais defendendo direitos dos gays ou direitos reprodutivos da mulher geram ameaças de violência e até de morte como contra-argumentos racionais. Em muitos casos, os sinais de alerta para tiroteios em massa e crimes de ódio já estavam visíveis em postagens nas redes sociais.[46] De modo geral, as assembleias legislativas, as agências de segurança pública e as plataformas não se mostraram diligentes, ou não foram capazes de regular e monitorar as redes sociais nesse tipo de comportamento ilícito ao citar liberdade de expressão, criação de conteúdo, ou qualquer outra razão.[47]

O mantra subjacente à política tribal – "Nós estamos sempre certos e o outro lado está sempre errado", ou "Nós somos totalmente bons, o outro lado é totalmente mau" – constitui uma percepção equivocada que a pessoa borderline tem de si mesma e daqueles que giram em sua órbita imediata – é o mecanismo de defesa do TPB conhecido como clivagem (ver o Capítulo 1). Quando o noticiário da TV e as redes vociferam diariamente contra a política tribal, isso cria um imenso obstáculo para o indivíduo borderline que tenta combater e superar suas percepções sem nuances de cor – ou é totalmente branco ou é totalmente preto. O mesmo se aplica ao terapeuta que ajuda esse paciente borderline a ver os tons de cinza do mundo. Segundo pesquisas recentes, 87% dos terapeutas relatam ter conversado sobre política[48] com os pacientes, ilustrando a onipresença da polarização social na mente dos indivíduos que buscam ajuda psicológica e também entre terapeutas num ambiente tradicionalmente focado em questões pessoais.

Eventos catastróficos: tiroteios em massa em escolas e pandemias globais

Ninguém que viva nos Estados Unidos deveria se espantar com o fato de a quantidade de tiroteios em massa em escolas e as mortes resultantes terem disparado na última década. O que pode surpreender é a relativa escassez de estudos científicos sobre as consequências de tiroteios na saúde mental. Mesmo assim, pesquisas limitadas sugerem que incidentes trágicos como esses podem acarretar uma série de problemas de saúde mental em integrantes das comunidades afetadas e em populações indiretamente expostas.[49]

Pesquisas indicam uma prevalência de transtorno depressivo maior (TDM), transtorno de estresse pós-traumático (TEPT) e transtorno de ansiedade generalizada (TAG) imediatamente após o tiroteio e a longo prazo em populações mais jovens.[50] Assim como a geração do baby boom, aterrorizada na infância por simulações que as instruíam a se esconder debaixo das carteiras escolares em caso de ataque nuclear, as crianças de hoje fazem simulações de evacuação como preparação para ataques armados. Para aqueles vulneráveis com sintomas de TPB, emoções como ansiedade e medo são significativamente amplificadas.

Pandemias globais, como a da covid-19, que até a data da redação deste livro já havia infectado e matado milhões de pessoas no mundo, podem ser uma fonte de ansiedade ainda maior para pessoas de todas as idades do que a epidemia de massacres em escolas. Para combater a pandemia, cidadãos de todos os países foram instruídos a praticar o distanciamento social, e muitas regiões do mundo organizaram lockdowns completos ou restrições de circulação nas quais reuniões sociais de qualquer tamanho eram proibidas. Os profissionais da saúde mental não demoraram a apontar os perigos psicológicos do distanciamento social. "À medida que as pessoas se distanciarem socialmente, estaremos caminhando para uma recessão social [além de econômica]", disse o dr. Vivek Murthy, ex-secretário da Saúde dos Estados Unidos. "A solidão e o isolamento social são problemas enormes no nosso país (...) [eles conduzem a] vidas mais curtas, um alto risco de doenças do coração, diabetes, demência, depressão, ansiedade." O Department of Health Resources and Services Administration, equivalente ao Ministério da Saúde no Brasil, foi ainda mais direto: "A solidão pode ser tão nociva quanto fumar quinze cigarros por dia."[51]

Grandes fatias da população mundial apresentaram ansiedade, estresse e solidão durante a pandemia, mas para as pessoas acometidas por TPB o isolamento e a solidão podem causar uma dor insuportável e constituir uma "praga" a ser evitada tanto ou mais que o próprio vírus. O isolamento pode desencadear sentimentos de desesperança, vazio, medo do abandono e paranoia, todos esses critérios primários de TPB. Ser obrigado a ficar em casa em decorrência das restrições de circulação tem um efeito cumulativo na saúde mental que se torna ainda mais acentuado por causa do não comparecimento às sessões presenciais de terapia. Como parceiros ou cônjuges são forçados a se isolar, em muitos casos em ambientes pequenos junto dos filhos, podem sofrer mais de instabilidade e acessos de raiva em seus relacionamentos interpessoais, critérios também de TPB. A pandemia de covid-19 é muito recente e ainda se desconhecem os efeitos a longo prazo de períodos prolongados de isolamento em adultos e crianças. Estudos futuros poderão constatar que impactos deletérios são mais duradouros em pessoas com TPB ou outras doenças mentais.

Tecnologia: as redes antissociais, o roubo de identidade e os paraísos de conexão

A história mostra que as inovações tecnológicas são sempre uma faca de dois gumes. A automação nos processos de fabricação leva a uma produtividade maior, mas muitas vezes resulta em perda de empregos. As compras on-line, o internet banking e os investimentos em ações são bem práticos, mas têm efeitos colaterais: o fechamento dos comércios físicos, o roubo de identidade, a corrupção digital (a exemplo do investidor Bernie Madoff). A súbita perda de emprego ou das economias de uma vida inteira é desastrosa para qualquer um, mas para uma pessoa com TPB uma desestabilização de vida profunda e abrupta é uma catástrofe.

A internet oferece grande praticidade e acessibilidade para pesquisas acadêmicas em diversas áreas, mas comporta também o desafio da pouca confiabilidade dos dados e da inexatidão factual. Redes sociais e sites de encontros criaram conexões instantâneas para milhões de pessoas, embora venham produzindo cyberbullying e relações perigosas. Boa parte da história americana recente pode ser apresentada como a incapacidade de as instituições governamentais, educacionais e sociais acompanharem, que dirá controlarem, inovações tecnológicas em áreas como armamentos bélicos (nucleares), aquecimento global, tiroteios em massa e crimes de rua, além de interações sociais negativas.

Mídia antissocial

Crianças que fazem bullying com colegas existem desde que as escolas foram criadas, é claro, mas o cyberbullying é um fenômeno relativamente novo, que se desenvolveu com as redes sociais. Segundo estudos recentes, a porcentagem de jovens que sofrem cyberbullying varia de 10% a 40%, a depender da faixa etária e de como se define a prática.[52] Uma definição comumente usada é "ato ou comportamento agressivo e intencional, praticado por um grupo ou indivíduo, usando formas de contato eletrônicas, repetidas e prolongadas, contra uma vítima incapaz de se defender facilmente".

O bullying nocivo, especialmente prevalente entre adolescentes usuários de plataformas sociais como Twitter e Facebook, e também presente em sites de jogos na internet e nos aplicativos de mensagens de texto, pode incluir a postagem de boatos, ameaças, fotos comprometedoras, comentários sexuais, informações pessoais da vítima ou rótulos pejorativos (isto é, discurso de ódio). As vítimas de cyberbullying apresentam baixa autoestima, aumento de ideação suicida e tentativas de suicídio, e diversos sentimentos negativos: medo, raiva, frustração e depressão.[53]

Não é difícil concluir que pessoas acometidas de TPB, por já apresentarem vários desses sintomas (ver o Capítulo 2), são particularmente vulneráveis. E se levarmos em conta as tendências conflituosas sádicas e masoquistas do TPB, o indivíduo borderline pode se adaptar ao papel tanto de quem faz o bullying quanto de quem o recebe.

Roubo de identidade
Embora nos assegurem repetidamente que nossos dados pessoais são protegidos e mantidos confidenciais, grandes vazamentos de dados em empresas, bancos e instituições importantes aconteceram: Yahoo, JPMorgan Chase, Marriott, Target, eBay e Facebook são algumas das empresas nas quais os dados pessoais de 50 milhões de clientes ou mais foram comprometidos. Quer devido a erros internos, à corrupção ou à ação abominável de hackers, os casos de roubo de identidade nos Estados Unidos quase triplicaram em 2016 em comparação com 2005. Mais de um terço das vítimas que passaram seis meses ou mais resolvendo problemas financeiros e de crédito apresentaram grave desestabilização emocional.[54]

Além da desestabilização financeira, emocional e prática que esses roubos causam, há também o custo psicológico. Para uma pessoa mentalmente saudável, o roubo de identidade já é um golpe e tanto; para alguém com TPB, que sofre de uma noção de identidade fragilizada, o roubo de identidade (ver o Capítulo 1) ou a *ameaça* generalizada de roubo podem constituir gatilhos para a ansiedade. Ainda pior: podem ser devastadores.

Paraísos de conexão
As inscrições em sites de encontros como Match.com, eharmony e outros vêm crescendo há trinta anos, gerando milhares de novas relações e casamentos. Ao longo do tempo, a maioria dos membros passou a reconhecer as vantagens desses sites em matéria de eficiência e seus riscos ocultos – o atraente milionário de 40 e poucos anos pode se revelar na vida real um ex-presidiário feioso de 60 que mora no porão da casa da mãe. Por causa desses "contratempos", desenvolveu-se um protocolo-padrão entre possíveis parceiros: troca de e-mails, seguida de chamadas telefônicas e um primeiro encontro num local público, como uma cafeteria. Resumindo: a maioria das pessoas solteiras tem consciência dos riscos, não alimenta muito suas expectativas e toma cuidado.

O surgimento nos anos 2010 de sites usados para um encontro rápido, porém, mudou o cenário dos encontros virtuais. Para simplificar de forma exagerada, o objetivo de um aplicativo de encontros casuais é combinar rapidamente um encontro sexual num lugar próximo, deslizando o dedo para a esquerda ou para a direita numa foto ou em um breve perfil. Se as coisas progredirem depois disso, tudo bem, mas a expectativa é baixa e o nível de precaução mais baixo ainda no que diz respeito a pesquisar ou conhecer a pessoa com quem se vai sair antes de encontrá-la pessoalmente. Tanto o Tinder quanto o Grindr (versão gay, bi, trans e *queer* do Tinder) tiveram um crescimento mundial exponencial desde a sua criação, em 2012 e 2009 respectivamente; a grande maioria dos usuários tem entre 18 e 35 anos.[55] Proporcionalmente, os encontros originados no Tinder e no Grindr foram vinculados a crimes violentos e não violentos com uma frequência bem maior do que os sites de encontros tradicionais, tendência observada pela primeira vez no Reino Unido e confirmada por estudos nos Estados Unidos.[56]

Segundo vários estudos com pessoas que têm ensino superior, os usuários do Tinder, tanto homens como mulheres, sofrem de baixa autoestima, grande insatisfação com o corpo e oscilações de humor.[57] Não é preciso ter boa imaginação para ver como os aplicativos de encontros casuais provocam um desejo violento, bem como um perigo potencial, na pessoa borderline com tendências impulsivas, promíscuas, sentimentos crônicos de vazio e relacionamentos instáveis e intensos. Para esse indivíduo, o consentimento de uma intimidade sexual pode ter como resultado uma sedução lúdica, uma manipulação cruel ou uma exploração destrutiva.

"CAMPOS MENTAIS" MICROSCÓPICOS

Desde a mais tenra idade, somos condicionados por Hollywood a acreditar que o caos acontece na forma de monstros gigantescos, como Godzilla, King Kong, os velociraptores fujões de *Jurassic Park*, a fera faminta e descomunal de *Tubarão* ou os alienígenas de *Guerra dos mundos*. Ou então em decorrência de desastres naturais de grande proporção, como ciclones, terremotos, furacões, tsunamis ou asteroides, como aqueles que aparecem em *Twister*, *Armageddon* ou *O dia depois de amanhã*. Ou ainda depois de desastres nucleares, bombas ou mísseis gigantescos que assombram o gênero apocalíptico em filmes como *A estrada*, *Dr. Fantástico* ou *Limite de segurança*.

Mas os filmes não são o mundo real, e ao longo dos últimos vinte anos aprendemos que coisas infinitesimais e intangíveis também podem causar destruição. Vírus invisíveis e bytes de código eletrônico, poluentes imperceptíveis e má comunicação e desinformação transmitidas por sinapses cerebrais microscópicas tendem a provocar importantes danos psicológicos e físicos. Junto da ação individual, uma sociedade moderna precisa estar preparada e disposta a gastar o que for preciso para proteger, preparar e lidar com esses inimigos invisíveis em prol da saúde física e mental de sua população.

CAPÍTULO CINCO

O sistema de comunicação SET-UP

"Certo então... o que você quer que eu diga? Quer que eu diga que você é engraçado, para poder me contrariar e dizer que é triste? Ou quer que eu diga que é triste para poder inverter a situação e dizer que não, na verdade você é engraçado? Você pode jogar essa porcaria de joguinho da maneira que quiser, sabe?"

Quem tem medo de Virginia Woolf?,
de Edward Albee

Uma pessoa com TPB muda sua personalidade como quem gira um caleidoscópio, reorganizando os pedaços fragmentados de seu ser em diferentes formações – cada colagem é diferente de outra, mas cada uma representa a mesma pessoa. Como um camaleão, ela se transforma em qualquer formato que seja passível de agradar o observador.

Lidar com o comportamento borderline pode ser frustrante para qualquer um que tenha contato regular com vítimas do transtorno, porque as explosões de raiva, as rápidas oscilações de humor, a desconfiança, os atos impulsivos, os rompantes imprevisíveis, os atos autodestrutivos e a comunicação inconsistente são compreensivelmente perturbadores.

Neste capítulo descreveremos um método consistente e estruturado para se comunicar com pessoas com TPB, o sistema SET-UP, que pode ser compreendido e adotado por parentes, amigos e terapeutas e usado no dia a dia, além de poder ajudar a convencer um indivíduo com sintomas a considerar um tratamento (ver o Capítulo 7).

O SET-UP foi desenvolvido originalmente dentro de um sistema hospitalar projetado para atender pacientes borderline. Ele evoluiu como um arcabouço estruturado de comunicação com o paciente borderline em crise. De início era destinado somente ao pessoal que trabalha em hospital, mas foi adaptado a parentes e pessoas próximas de pacientes com TPB. Em períodos de estresse, a comunicação com uma pessoa com TPB é prejudicada pelo seu campo de força interno impenetrável e caótico, caracterizado por três estados emocionais principais: solidão aterrorizante, sentimento de incompreensão e impotência avassaladora.

Como resultado, os interessados não conseguem dialogar calmamente com o indivíduo borderline, sendo forçados a enfrentar rompantes de raiva, destruição impulsiva, ameaças ou gestos de automutilação e demandas de cuidados pouco razoáveis. O sistema SET-UP ajuda a lidar com essa enxurrada de emoções e fornece respostas que servem para enfrentar os medos subjacentes, diluir a conflagração borderline e evitar a deterioração para um conflito maior.

Esse sistema de comunicação não constitui uma terapia formal. Ao contrário dos programas de tratamento padrão, direcionados a mudanças de comportamento duradouras, o SET-UP foi criado para enfrentar situações agudas, facilitar a comunicação e evitar a escalada durante conflitos em potencial. Apesar disso, os objetivos do SET-UP, ao ser usado por não profissionais, estão alinhados com programas conduzidos por médicos.

- Como a terapia cognitivo-comportamental, o SET-UP identifica padrões de pensamentos negativos e comportamentos improdutivos, para além de trabalhar com o indivíduo borderline a fim de fazer ajustes.
- Como a terapia comportamental dialética, o SET-UP prioriza os impulsos destrutivos e propõe respostas produtivas e lógicas para a angústia emocional.
- Como a terapia baseada na mentalização, o SET-UP enfatiza a autoconsciência e a consciência dos outros, e confronta problemas de confiança e de relacionamento.
- Como a psicoterapia focada na transferência, o SET-UP tenta alterar representações distorcidas do eu borderline e de outros.

- Como a terapia dos esquemas, o SET-UP lida com a hipersensibilidade à rejeição e preocupações relacionadas com o abandono.
- Como a terapia de exposição para fobias e transtorno de estresse pós-traumático, o SET-UP enfrenta situações temidas ou traumáticas.

Para uma discussão mais ampla sobre esses programas, ver o Capítulo 8.

Assim como esses e outros programas de terapia padronizados, o SET-UP incentiva a mentalização e o mindfulness e a coragem para confrontar dilemas da realidade. (Os conceitos de mentalização e mindfulness envolvem concentrar a atenção no momento presente e entender os estados mentais, seu e do outro, subjacentes aos comportamentos. Nesse processo, as respostas emocionais reflexivas ficam em segundo plano.) Embora o programa SET-UP tenha sido a princípio desenvolvido especificamente para o paciente borderline em crise, pode ser útil para outros que requeiram uma comunicação concisa e consistente, mesmo quando não estiverem em crise.

COMUNICAÇÃO SET-UP

O SET – *Support, Empathy, Trust* (Apoio, Empatia, Verdade) – é um sistema de comunicação em três partes (ver a Figura 5-1). Durante confrontos com comportamentos destrutivos, sessões de tomadas de decisão importantes ou outras crises, as interações com o indivíduo borderline devem recorrer aos três elementos de forma equilibrada. Essa parte do SET é a principal estratégia para manter uma interação construtiva *no momento presente*. UP significa *Understanding* e *Perseverance* (Compreensão e Perseverança), atitudes que incentivam o compromisso contínuo com o relacionamento e os objetivos que todos os envolvidos tentam alcançar e manter *a longo prazo*.

O estágio S de SET, *Apoio*, consiste numa afirmação pessoal de preocupação que contenha o pronome "eu". "Eu me preocupo sinceramente com o que você está sentindo", "Eu me preocupo com isso pelo que você está passando", "Eu quero ajudar" são exemplos de afirmações de *Apoio*. A ênfase é nos sentimentos de quem fala, e trata-se essencialmente de uma promessa pessoal de tentar ajudar.

No segmento *E*, de *Empatia*, o interlocutor tenta reconhecer a angústia e os sentimentos caóticos da pessoa que está sofrendo com uma afirmação que contenha o pronome "você": "Você deve estar mesmo se sentindo muito mal." "Como este momento deve estar sendo difícil para você." "Você devia estar mesmo desesperado para ter feito isso." "Dá para imaginar pelo que você está passando." É importante não confundir empatia com pena ("Sinto muito por você"; "Coitadinho de você"), que pode provocar raiva por causa de uma percepção de condescendência. Além disso, a *Empatia* deve ser expressada de forma neutra, com uma referência pessoal mínima aos sentimentos de quem está falando. A ênfase deve ser na experiência dolorosa do paciente borderline, não na de quem fala. Uma afirmação semelhante a "Eu sei como você está se sentindo mal" abre caminho para uma resposta zombeteira do tipo "Você não sabe", e só faz agravar o conflito.

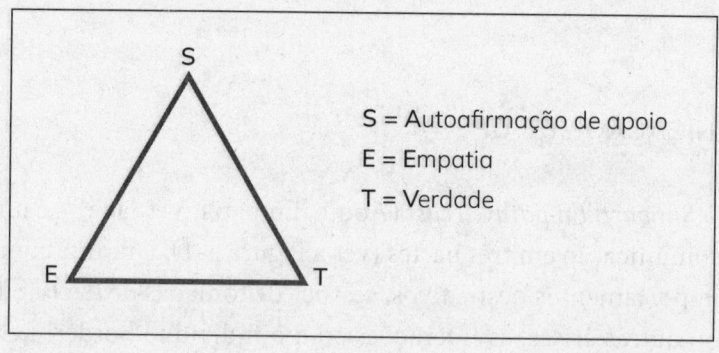

S = Autoafirmação de apoio
E = Empatia
T = Verdade

Figura 5-1

A afirmação *T*, que representa a *Verdade*, reconhece a realidade da situação e enfatiza que a pessoa com TPB é responsável, em última instância, pela própria vida, e que as tentativas dos outros de ajudar não podem substituir essa responsabilidade primária. Enquanto *Apoio* e *Empatia* são afirmações subjetivas, que confirmam como os envolvidos se sentem e são geralmente comunicadas em primeiro lugar, as afirmações de *Verdade* reconhecem que existe um problema e se referem à questão prática e objetiva do que pode ser feito para solucioná-lo. "O que você acha que podemos fazer em relação a isso?" é uma resposta essencial de *Verdade*. Outras expressões características de *Verdade* se referem a atos que o orador se sente compelido a cometer, em resposta a comportamentos borderline. Essas afirmações de *Verdade* devem ser feitas de modo neutro e direto ("O que aconteceu foi isso... As consequências são essas... Isso é o que eu posso fazer... E você, vai fazer o quê?"). Mas devem ser ditas de modo a evitar culpas ou punições sádicas ("Que bela confusão essa em que você nos meteu!" "Você pediu, agora aguente!"). *Verdade* tem ainda a intenção de considerar possíveis soluções e combater expressões de impotência e inutilidade. A *Verdade* do sistema SET é a mais importante para a pessoa borderline e a mais difícil de aceitar, já que sua visão de mundo exclui ou rejeita consequências realistas.

A comunicação com o indivíduo borderline deveria incluir as três mensagens. No entanto, ainda que as três partes sejam mencionadas, o indivíduo pode não incorporar todas elas. Respostas previsíveis ocorrem quando um desses níveis não é expresso com clareza ou não é "ouvido".

Quando o estágio de *Apoio* desse sistema é ignorado (ver a Figura 5-2), a pessoa borderline acusa o outro de não se importar ou não querer se envolver. Então ela tende a se desinteressar pela continuidade do diálogo, porque o outro não lhe dá atenção ou até lhe deseja o mal. A acusação borderline "Você não se importa!" sugere que a declaração de *Apoio* não está sendo integrada ou comunicada. Nesse caso, é útil pensar em mais afirmações de *Apoio*.

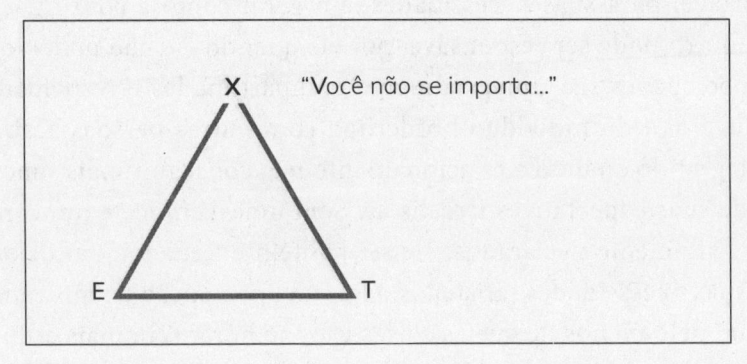

Figura 5-2

A incapacidade de comunicar com sucesso a *Empatia* da mensagem (ver a Figura 5-3) leva a sentimentos de que o outro não entende a situação pela qual o indivíduo borderline está passando ("Você não sabe como eu me sinto!"). Nesse caso, o indivíduo justifica sua rejeição de se comunicar ao dizer que está sendo mal compreendido. Como a outra pessoa é incapaz de entender a dor, suas respostas podem ser desvalorizadas. Quando as iniciativas de *Apoio* ou *Empatia* não são aceitas, as comunicações subsequentes não são ouvidas. Portanto, quando se é acusado de não se importar ou não entender, é necessário reforçar as afirmações de *Apoio* e/ou *Empatia*.

"Você não sabe como eu me sinto..."

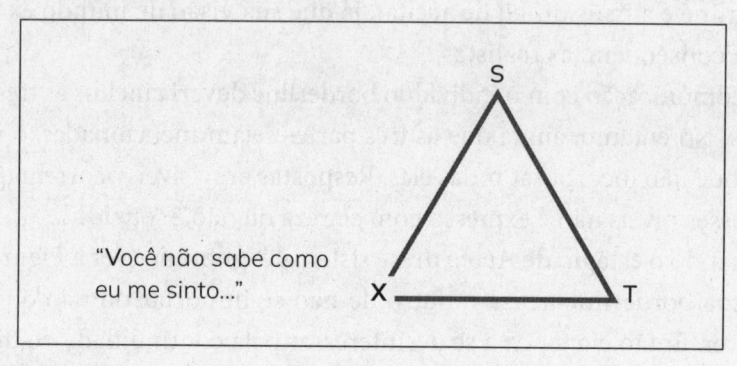

Figura 5-3

Quando o elemento *Verdade* não é expressado com clareza (ver a Figura 5-4), surge uma situação mais perigosa. Um indivíduo borderline interpretará a aquiescência do outro da maneira que julgar mais confortável para suas necessidades, em geral como a confirmação de que o outro pode ser responsável por ele quando ele não puder, ou que suas percepções são universalmente compartilhadas e respaldadas. O vínculo frágil do indivíduo borderline com outras pessoas acabará se desintegrando quando o relacionamento não conseguir mais suportar o peso de suas expectativas irrealistas. Sem uma *Verdade* e um confronto explicitamente declarados, ele se mantém enredado com os outros. Com suas necessidades satisfeitas, terá uma percepção de que tudo está bem, ou pelo menos de que as coisas vão melhorar sem mais esforço da sua parte. De fato, a prova desse emaranhamento é uma surpreendente ausência temporária de conflito. O indivíduo demonstra menos hostilidade e menos raiva. Quando essas expectativas irrealistas acabam sendo frustradas, o relacionamento desmorona em meio a uma tormenta abrasadora de raiva e decepção.

```
        S
       /\
      /  \
     /    \
    /      \
   /        \
  E----------X  Emaranhamento
```

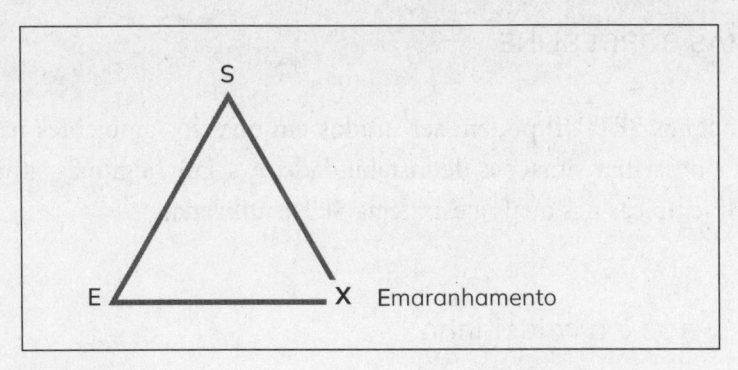

Figura 5-4

O objetivo da extensão UP na estrutura SET é ser um lembrete contínuo de que os relacionamentos exigem *Compreensão* e *Perseverança*. Compreender a patologia borderline e seus sintomas permite que se tenha paciência na busca da melhora. Admitir a angústia de uma doença, porém, é reconhecer a necessidade de ajustes, não eximir de responsabilidade. Perseverar no tratamento e num relacionamento apesar de todas as decepções é necessário para que se alcance bem-estar. Com frequência, um dos fatores que mais contribui para que a saúde entre nos eixos é a comunidade ao redor da pessoa com TPB – médicos, terapeutas, parentes, amigos e parceiros, bem como o próprio indivíduo – continuar firme apesar das frustrações que venham a surgir pelo caminho. É útil para todos os envolvidos no relacionamento seguir sustentando os sentimentos por meio de uma comunicação verbal e não verbal (ver a Figura 5-5).

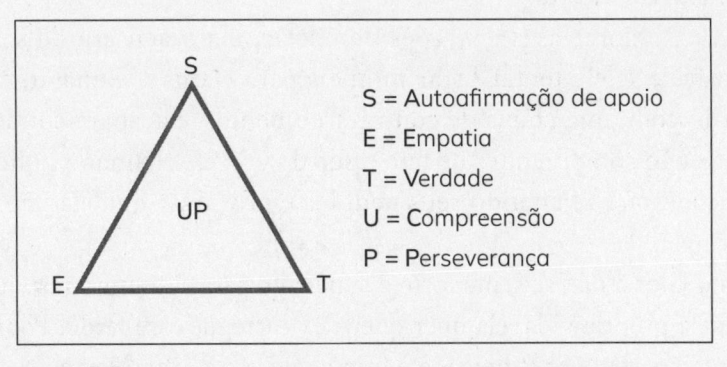

```
        S
       /\
      /  \
     /    \        S = Autoafirmação de apoio
    /      \       E = Empatia
   /   UP   \      T = Verdade
  /          \     U = Compreensão
 E------------T    P = Perseverança
```

Figura 5-5

DILEMAS BORDERLINE

Os princípios SET-UP podem ser usados em diversos ambientes na tentativa de desarmar situações de instabilidade. A seguir, algumas situações borderline típicas nas quais a estratégia SET é utilizada.

Entre a cruz e a caldeirinha

A confusão borderline resulta em mensagens contraditórias para os outros. A pessoa com TPB transmite uma posição com palavras, mas expressa uma mensagem contraditória com o comportamento. Embora ela possa não ter consciência desse dilema, coloca um amigo ou parente numa situação insolucionável, na qual irá condenar a pessoa independentemente do que ela fizer ("Qual desses dois vestidos me deixa mais gorda?"... "Por que *você* acha que eu estou com raiva de você?").

CASO 1: GLORIA E ALEX. Gloria diz ao marido, Alex, que está triste e deprimida, e pensa em se matar, mas o proíbe de procurar ajuda para ela.

Nessa situação, Alex se vê diante de duas mensagens contraditórias: (1) a mensagem explícita de Gloria, que afirma basicamente "Se você se importa comigo, vai respeitar meu desejo e não vai contrariar minha autonomia de controlar meu destino e até mesmo de eu decidir morrer"; (2) a mensagem oposta, transmitida pelo próprio ato de anunciar essas intenções, diz: "Pelo amor de Deus, se você se importa comigo, me ajude e não me deixe morrer."

Se Alex ignorar as afirmações de Gloria, ela o acusará de ser frio e insensível. Se ele tentar listar motivos para ela não se matar, ela irá frustrá-lo com uma chuva de contra-argumentos, e acabará condenando-o por não compreender de fato a sua dor. Se ele chamar a polícia ou o médico, estará rejeitando seus pedidos e provando que ela não pode confiar nele.

Como Gloria não se sente forte o suficiente para assumir a responsabilidade pela própria vida, ela quer que Alex carregue esse fardo. Por causa da depressão, sente-se subjugada e impotente. Ao puxar Alex para dentro do drama, ela o está transformando num personagem do roteiro que ela mesma escreveu, cujo desfecho incerto deverá ser decidido não por ela, mas por Alex. Ela encara a ambivalência em relação ao suicídio transferindo para ele a responsabilidade pelo seu destino.

Além disso, Gloria remove as partes negativas de suas escolhas e as projeta em Alex, preservando para si o lado positivo da ambivalência. Seja qual for a reação de Alex, ele será criticado. Se ele não intervir ativamente, é insensível e sem coração, e ela é "tragicamente mal compreendida". Se ele tentar impedir suas tentativas de se matar, é controlador e frio, enquanto ela se vê privada do respeito por si mesma.

Seja como for, Gloria se vê como uma mártir impotente e coberta de razão, uma vítima que foi privada por Alex de alcançar seu pleno potencial. Alex, por sua vez, fica entre a cruz e a caldeirinha!

Os princípios SET-UP podem ser úteis para enfrentar uma situação difícil como essa. As respostas de Alex deveriam abarcar os três vértices do triângulo SET. A afirmação *S* de Alex deveria ser uma declaração de seu compromisso com Gloria e de seu desejo de ajudá-la: "Estou muito preocupado com quanto você está se sentindo mal e quero ajudar porque amo você." Se o casal conseguir identificar as áreas de preocupação que estão contribuindo para a angústia de Gloria, ele poderia sugerir soluções e afirmar sua disposição de ajudar: "Acho que parte disso pode estar relacionada aos problemas que você está enfrentando com o seu chefe. Vamos conversar sobre algumas alternativas. Talvez você possa pedir transferência. Ou então pedir demissão e procurar outro emprego, se esse estiver lhe causando muita dificuldade. Quero que você saiba que por mim tudo bem se tomar essa decisão."

A afirmação *E* deveria expressar a consciência de Alex em relação à dor que Gloria está sentindo e sua compreensão de como essas circunstâncias extremas poderiam levá-la a cogitar pôr fim à própria vida: "A pressão que você vem suportando nos últimos meses deve estar intolerável. Todo esse sofrimento deixa você no limite, a ponto de se sentir incapaz de seguir em frente."

A parte mais importante da afirmação *T* de Alex deveria identificar seu dilema insustentável de estar "estre a cruz e a caldeirinha". Ele precisaria esclarecer também a ambivalência de Gloria em relação a morrer, reconhecendo que uma parte dela deseja pôr fim à própria vida, enquanto a outra quer ser salva e ajudada. As respostas *T* de Alex podem ser algo como: "Eu reconheço quanto você está se sentindo mal e que mantém pensamentos suicidas. Você disse que se eu me importasse com você, deveria simplesmente deixá-la em paz. Mas, se eu me importo, como poderia ficar sentado vendo você se destruir? O fato de você me alertar sobre seus planos suicidas me diz que, por mais que você queira desistir, existe pelo menos uma parte sua que não quer morrer. E é a essa parte que eu sinto que preciso responder. Quero que você vá comigo consultar um médico que possa nos ajudar com esses problemas."

Dependendo do imediatismo da circunstância, Alex deveria insistir em levar Gloria a um psiquiatra, levá-la ao pronto-socorro, pedir ajuda à polícia ou recorrer a um atendimento de emergência, caso ela esteja correndo perigo iminente.

Nesse ponto, a fúria de Gloria pode se exacerbar, e ela talvez culpe Alex por forçá-la a ir ao hospital. Mas as afirmações de *Verdade* deveriam lhe lembrar que ela chegou a esse ponto não por causa das ações de Alex, mas por causa de seu comportamento: ela ameaçou se matar. O indivíduo borderline precisa ser lembrado quase sempre de que as reações dos outros têm por base o que *ele* faz, e que *ele* tem de assumir a responsabilidade pelas consequências, não culpar os outros por reagirem de modo realista a suas intenções.

Uma vez passado o perigo imediato, as afirmações de *Verdade* subsequentes devem fazer referência aos padrões contraproducentes de Gloria para processar o estresse e à necessidade de desenvolver modos mais eficientes de lidar com a vida. Considerações de *Verdade* devem incluir como o comportamento de Gloria e de Alex afetam o outro e o casamento. Com o tempo, talvez eles consigam criar um sistema de reação, seja sozinhos ou em terapia, que possa atender aos desejos de ambos.

Esse tipo de problema é comum nas famílias de pacientes borderline que apresentam comportamentos autodestrutivos pronunciados. Adolescentes delinquentes ou suicidas e pacientes alcoólatras e anoréxicos podem apresentar dilemas insolúveis desse tipo aos familiares. Eles resistem ativamente à ajuda, ao mesmo tempo que se comportam de maneira autodestrutiva. Em geral, um confronto direto que acarrete uma crise é o único jeito de ajudar. Alguns grupos, como o Alcoólicos Anônimos (AA), recomendam situações de confronto padronizadas, nas quais parentes, amigos ou colegas de trabalho, junto de um terapeuta, confrontam o paciente com seu vício e exigem que ele se trate.

Grupos Tough Love (Amor Exigente) acreditam que o verdadeiro afeto deve forçar a pessoa a encarar as consequências de seu comportamento em vez de protegê-la dele. Esses grupos para pais de adolescentes, por exemplo, podem insistir em que um viciado em drogas seja internado ou impedido de entrar em casa. Esse tipo de abordagem reforça o elemento *Verdade* do triângulo SET-UP, mas tende a ignorar os segmentos de *Apoio* e *Empatia*. Assim, esses sistemas podem ser parcialmente bem-sucedidos para a pessoa acometida por TPB, que finge realizar a mudança que os confrontos de *Verdade* lhe impõem. Abaixo da superfície, porém, a falta do cuidado e da confiança proporcionados por *Apoio* e *Empatia* impede sua motivação para empreender uma mudança duradoura.

Sentir-se mal por estar mal

Os indivíduos borderline reagem à depressão, ansiedade, frustração ou raiva sobrepondo novas camadas desses sentimentos. Por causa do perfeccionismo e da tendência a perceber os fatos sempre com extremismo, pacientes com TPB tentam eliminar as emoções desagradáveis em vez de compreendê-las ou de lidar com elas. Quando descobrem que não podem simplesmente apagar esses sentimentos ruins, se tornam ainda mais frustrados ou culpados. Como sentir-se mal é inaceitável, eles se deprimem por estarem assim. Quando essa percepção faz com que se sintam ainda pior, eles ficam presos numa espiral descendente, aparentemente sem fundo.

Um dos objetivos dos terapeutas e de pessoas próximas é romper essas sucessivas camadas para localizar o sentimento original e ajudar a pessoa a aceitá-lo como parte de si. O indivíduo borderline precisa aprender a se permitir ter sentimentos "ruins" sem refugá-los, sentir culpa ou negá-los.

CASO 2: NEIL E AMIGOS. Neil, 53 anos, trabalha num banco e teve episódios depressivos por mais da metade da vida. Perdeu os pais quando jovem e foi criado pela irmã solteira bem mais velha, fria e excessivamente crítica. Ela era uma carola que insistia em que ele frequentasse a missa todos os dias e o acusava de transgressões pecaminosas.

Neil tornou-se um homem passivo e dominado pela esposa. Foi criado para acreditar que a raiva era inaceitável, e negava sentir raiva dos outros.

Era trabalhador e respeitado profissionalmente, mas recebia pouco afeto da mulher. Ela rejeitava suas iniciativas para o sexo, o que o deixava frustrado e deprimido. Neil sentia raiva da esposa por ela rejeitá-lo, depois sentia culpa, depois ficava com raiva de si mesmo por sentir culpa, e por fim caía em depressão. Esse processo permeou outras áreas de sua vida. Sempre que alguém o tratava mal, ele sentia que era merecido. Se reagisse com ressentimento ou outro sentimento negativo, ele se pressionava para cessá-lo. Como não conseguia controlar os sentimentos, foi ficando cada vez mais desapontado e frustrado consigo mesmo. A depressão piorou.

Os amigos de Neil tentavam consolá-lo. Diziam que estavam do seu lado e disponíveis sempre que ele precisasse falar. Solidarizavam-se com seu desconforto no trabalho e com seus problemas na relação com a mulher. Assinalavam que "ele ficava mal por estar mal", e que deveria tentar se controlar. Esse conselho, porém, não ajudava em nada; Neil se sentia pior, porque agora tinha a sensação de estar decepcionando os amigos. Quanto mais tentava pôr fim aos sentimentos negativos, mais fracassado se sentia e mais deprimido ficava.

As afirmações SET-UP dos amigos podiam ajudar Neil a confrontar seu dilema. Ele recebia muito *Apoio* e *Empatia* dos amigos, mas suas mensagens de *Verdade* não eram úteis. Em vez de tentar apagar as emoções desagradáveis (num mecanismo de tudo ou nada) Neil precisava entender a necessidade de aceitá-las como reais e apropriadas, dentro de um contexto sem julgamento. Em vez de somar mais camadas de autocondenação, que lhe permitiam seguir chafurdando na lama do "pobre de mim", ele precisava confrontar as críticas e se esforçar para mudar.

Outras afirmações de *Verdade* reconheceriam os motivos do comportamento passivo de Neil e os comportamentos de sua mulher e outras pessoas em sua vida. Ele tinha de admitir que, em algum nível, ele mesmo se colocava na situação de ser abusado pelos outros. Embora pudesse trabalhar para mudar essa situação no futuro, Neil precisava lidar com a forma como as coisas estavam atualmente. Isso significava reconhecer que estava zangado, que tinha motivos para estar zangado, e que não havia outra escolha senão aceitar a raiva, uma vez que não conseguia fazer com que ela desaparecesse, pelo menos não de imediato. Embora lamentasse a existência de sentimentos inaceitáveis, ele não tinha poder para mudá-los (máxima semelhante à utilizada no AA). Aceitar esses sentimentos desconfortáveis significa aceitar a si mesmo como um ser humano imperfeito e abrir mão da ilusão de poder controlar fatores incontroláveis. Se Neil pudesse aceitar a raiva, a tristeza ou qualquer sentimento desagradável, o fenômeno "sentir-se mal por estar mal" seria neutralizado. Ele então poderia avançar rumo à mudança de outros aspectos de sua vida.

Boa parte do sucesso profissional de Neil é resultante de esforçar-se com mais afinco. Estudar mais produz notas mais altas. Treinar mais resulta num desempenho melhor. Mas algumas situações na vida exigem o contrário. Quanto mais você trinca os dentes, cerra os punhos e tenta dormir, maior a probabilidade de passar a noite inteira em claro. Quanto mais você tenta se obrigar a relaxar, mais tenso pode ficar. Quanto mais você tenta não ficar ansioso, mais ansiedade sentirá.

Uma pessoa presa nesse dilema conseguirá se libertar quando menos esperar: quando relaxar, tornar-se menos obsessiva e menos autoexigente, e quando aprender a se aceitar. Não é por coincidência que o indivíduo borderline entra em um relacionamento amoroso saudável quando está menos desesperado atrás disso e mais dedicado a atividades que lhe dão prazer. Pois é nesse momento que ele estará mais atraente aos olhos dos outros e sentirá menos pressão para agarrar soluções imediatas e irrealistas contra a solidão.

A eterna vítima

Uma pessoa com TPB costuma se envolver em situações nas quais se torna vítima. Neil, por exemplo, considera-se um indivíduo impotente sobre o qual os outros agem. O comportamento borderline é provocador ou perigoso e pode ser de certa forma um convite à perseguição. A mulher que escolhe sempre homens que abusam dela não percebe o padrão que está repetindo. A visão cindida do eu borderline contém uma parte especial merecedora e uma parte raivosa e indigna que merece ser punida de modo masoquista, embora a pessoa possa não ter consciência nem de uma faceta nem de outra. Um padrão desse tipo de vitimização "provocada" é muitas vezes uma sólida indicação de patologia TPB.

Embora ser vítima seja bastante desagradável, esse pode ser um papel muito atraente. Às vezes, há o medo de abrir mão dessa identidade, expressado por um comportamento de autossabotagem persistente e uma resistência inconsciente de se sentir "melhor". Uma mocinha indefesa, fustigada pelos mares turbulentos de um mundo injusto, é muito atraente para algumas pessoas. Um enlace entre uma menina subjugada e inconsolável e alguém que sinta um forte impulso de resgatar e cuidar dos outros satisfaz as necessidades de ambos. A identidade borderline encontra um "desconhecido gentil" que promete proteção plena e total. E o parceiro satisfaz o próprio desejo de sentir-se forte, protetor, importante e necessário, de ser aquele que "a leva para longe disso tudo".

Nessa situação, os papéis do herói e da mocinha abandonada se reforçam mutuamente. O herói se sente poderoso e desenvolve um sentimento de propósito relativo à proteção da menina. A mulher borderline oprimida se sente mais segura e, assim, pode evitar ser responsável por si mesma. Ambos podem se agarrar a esses papéis. Ele pode se sentir ameaçado se ela parecer mais independente, e ela pode sentir medo se ele expuser alguma vulnerabilidade.

CASO 3: ANNETTE. Nascida numa família negra pobre, Annette perdeu o pai muito jovem quando ele abandonou a família. Uma sucessão de outros homens ocupava por breves períodos a cadeira de "pai" em sua casa. A mãe acabou se casando novamente, mas o segundo marido gostava de beber e aprontar das suas. Quando Annette tinha por volta de 8 anos, o padrasto começou a abusar sexualmente de sua irmã. Annette teve medo de contar para a mãe, que comemorava o fato de a família estar enfim conquistando alguma segurança financeira. Assim, "pelo bem da mãe", a menina seguiu guardando segredo sobre os abusos do padrasto.

Aos 17 anos, Annette engravidou e se casou com o pai da criança. Conseguiu se formar no ensino médio, tirava notas boas, embora outros aspectos de sua vida fossem turbulentos: o marido bebia e a traía. Depois de algum tempo, passou a espancá-la. Ela continuou lhe dando mais filhos, reclamando e suportando tudo "pelo bem das crianças".

Depois de seis anos e três filhos, o marido de Annette a deixou. Sua partida causou uma espécie de alívio nervoso: a montanha-russa chegara ao fim, mas as preocupações sobre o que fazer dali em diante pairavam, ameaçadoras, no horizonte.

Annette e as crianças tentaram fazer com que as coisas dessem certo, mas ela se sentia constantemente sobrecarregada. Então conheceu John, quase 25 anos mais velho (ele se recusava a lhe revelar a verdadeira idade), disposto a cuidar dela. John se tornou o bom pai que Annette jamais tivera. Incentivou-a e a protegeu. Deu-lhe conselhos sobre como se vestir e como falar. Depois de algum tempo, Annette se tornou mais confiante, conseguiu um bom emprego e começou a aproveitar a vida. Poucos meses depois, John se mudou para a casa de Annette. Morava com ela nos fins de semana, mas dormia fora durante a semana por causa de compromissos de trabalho que "tornavam mais prático dormir no escritório".

No fundo, Annette sabia que John era casado, mas nunca perguntou sobre isso. Quando ele se tornou menos confiável, passou a ficar mais tempo fora e se distanciou, ela segurou a raiva. No trabalho, porém, a raiva veio à tona, e ela perdeu várias oportunidades de ser promovida. Seus supervisores diziam que ela não tinha as qualificações acadêmicas dos outros e era agressiva, mas Annette não aceitava essas explicações.

Irada, atribuía as rejeições à discriminação racial. Foi ficando cada vez mais deprimida e acabou sendo internada.

No hospital, a sensibilidade racial de Annette explodiu. A maioria dos médicos era branca, assim como a maioria da equipe de enfermagem e dos outros pacientes. A decoração do hospital era "branca", a comida era igualmente "branca". Toda a raiva que vinha se acumulando ao longo dos anos passou a se concentrar na discriminação da sociedade contra os negros. Ao se concentrar exclusivamente nessa questão global, Annette podia evitar os próprios demônios.

Seu alvo mais desafiador era Harry, um terapeuta musical branco que fazia parte da equipe do hospital. Annette achava que ele insistia em tocar apenas música "branca", e que sua aparência e seus trejeitos personificavam a "branquitude". Ela descarregava sua fúria nesse terapeuta, e se retirava com raiva das sessões de musicoterapia.

Embora Harry tenha ficado assustado com esses rompantes, ele foi conversar com Annette. A declaração de *Apoio* refletiu sua preocupação pessoal com o progresso dela no programa do hospital. Harry expressou sua *Empatia* por Annette afirmando seu reconhecimento de como é frustrante ser alvo de discriminação e citou a própria experiência como um dos únicos alunos judeus durante a sua formação. Por fim, ele tentou confrontar as questões de *Verdade*, ou da realidade na vida de Annette, assinalando que protestar contra a discriminação racial na sociedade e na sua empresa, *embora fosse justificado e importante*, estava sufocando sua necessidade de operar mudanças em seu mindset pessoal. A necessidade de Annette de se manter como vítima, disse Harry, a protegia de assumir qualquer responsabilidade pelo que acontecia em sua vida. Ela podia se sentir justificada maldizendo a sociedade em vez de investigar corajosamente o próprio papel por continuar sendo usada pelos outros. Ao se cobrir com um véu de raiva justificada, Annette estava evitando qualquer tipo de autoexame ou confronto assustador que pudesse induzir mudança e, portanto, perpetuando sua impotência e seu desamparo. Isso a tornava incapaz de operar mudanças "pelo *próprio* bem".

Na sessão de musicoterapia seguinte, Annette não se retirou, enfezada. Em vez disso, confrontou Harry e os outros pacientes. Sugeriu músicas diferentes para tocar. No encontro seguinte, o grupo aceitou tocar algumas músicas gospel escolhidas por ela. Mais tarde, Harry a elogiou por sua disposição de ouvir o que ele estava tentando comunicar (*Compreensão*) e se manter ao seu lado (*Perseverança*) enquanto os dois trabalhavam juntos.

As reações de Harry, que exemplificam os princípios SET-UP, teriam sido úteis para o chefe de Annette, para seus amigos e para qualquer um que tivesse de suportar regularmente seus rompantes de raiva.

A comunicação SET-UP pode libertar uma pessoa com TPB, ou alguém que esteja preso no papel de vítima, apontando as vantagens de ser vítima (ser cuidada, aparentar não ter culpa pelos resultados ruins, esquivar-se da responsabilidade) e as desvantagens (abdicar da autonomia, manter dependência obsequiosa, permanecer fixa e imóvel em meio aos dilemas da vida). Mas a "vítima" borderline precisa escutar as três partes da mensagem, caso contrário o impacto irá se perder. Se "a *Verdade* liberta", o *Apoio* e a *Empatia* precisam acompanhá-la para garantir que seja ouvida.

Busca de significado

Grande parte do comportamento dramático borderline está relacionada com a busca interminável de algo para preencher o vazio que assombra a pessoa. Relacionamentos destrutivos, compulsão por comida, automutilação e drogas são alguns dos mecanismos usados pelo paciente borderline para combater a solidão e ter a sensação de existir num mundo que pareça real.

CASO 4: RICH. "Acho que eu amo demais, só isso!", disse Rich ao descrever seus problemas com a namorada. Aos 33 anos e divorciado, ele tinha tido uma sucessão de casos de amor desastrosos com mulheres. Agarrava-se obsessivamente a elas, cobrindo-as de presentes e atenção. Por meio delas, sentia-se inteiro, vivo e realizado. Mas exigia delas, assim como de seus amigos, obediência total. Assim, podia se sentir no controle em relação às mulheres e à própria existência.

Rich se sentia incomodado quando as namoradas agiam de forma independente. Convencia, insistia e ameaçava. Para afastar a sensação onipresente de vazio, tentava controlá-las; caso elas se recusassem a ceder aos seus desejos, ele se tornava seriamente descontrolado e deprimido. Para reconquistar a sensação de ser ele mesmo, ou de autenticidade, recorria ao álcool ou às drogas. Às vezes, puxava briga com as namoradas, ou com desconhecidos, quando sabia que perderia o confronto. Envolvia-se intencionalmente em incidentes raivosos de trânsito que exigiam intervenção policial. Às vezes, quando temia estar perdendo contato com seus sentidos e suas emoções, ele se cortava. Quando a raiva e a dor não causavam mais mudanças, passava a se relacionar com outra mulher que o identificasse como "incompreendido" e necessitado "do amor de uma boa mulher". Então o processo recomeçava.

Rich não conseguia entender o próprio dilema, e afirmava sempre que era "culpa daquela vadia". Descartava os amigos dizendo que eles não se importavam ou não o entendiam: o *Apoio* e a *Empatia* não estavam sendo ouvidos. As mulheres com quem ele se envolvia se mostravam solidárias no início, mas faltava-lhes o componente da *Verdade*. Rich precisava ser confrontado com os três aspectos.

Nessa situação, quando nenhum dos aspectos essenciais do SET estava sendo ouvido, a mensagem *S* continuaria transmitindo que a pessoa se importava com Rich. A parte *E* aceitaria sem contestar os sentimentos de Rich de que ele "amava demais", e também o ajudaria a entender o vazio que sentia e a necessidade de preenchê-lo.

A mensagem de *Verdade* tentaria apontar os padrões na vida de Rich que parecem se repetir sem parar. A *Verdade* ajudaria Rich a ver que ele usa as mulheres da mesma forma que faz uso de drogas e automutilação: como objetos ou manobras para aliviar o entorpecimento e se sentir inteiro. Enquanto seguir buscando contentamento fora de si, ele continuará frustrado e decepcionado, pois não consegue controlar as forças externas e, em particular, os outros como controla a si mesmo. Apesar dos esforços frenéticos que faz para fiscalizar o comportamento da nova namorada, ela vai manter alguma independência fora do domínio de Rich. De modo semelhante, ele poderia perder um novo emprego sem que a culpa recaísse sobre ele, mas por causa de fatores econômicos que podem fazer com que a vaga desapareça. Rich *não pode* dominar essas situações, mas *pode* controlar os próprios poderes criativos, a curiosidade intelectual, etc. Interesses pessoais independentes, como livros, hobbies, artes, esportes ou exercícios físicos, podem ser fontes confiáveis e duradouras de satisfação.

Busca de constância

Ajustar-se a um mundo continuamente inconsistente e pouco confiável é um problema importante para alguém com TPB. O universo carece de padrões e previsibilidade. Nunca se pode confiar em amigos, empregos e competências. A pessoa precisa estar sempre testando e testando de novo todos os aspectos de sua vida, para além de viver com medo constante de que um indivíduo de sua confiança, ou uma situação, se transforme no extremo oposto: uma traição absoluta. Um herói se torna um demônio; o emprego perfeito se torna a maldição de sua existência. A pessoa borderline não consegue aceitar que um indivíduo ou uma situação possa perdurar (ver o Capítulo 2 e o Apêndice B). Ela não tem louros sobre os quais descansar. Diariamente, precisa recomeçar e tentar desesperadamente provar a si mesma que o mundo é digno de confiança. O simples fato de o sol ter nascido no leste por milhares de anos não significa que isso vá acontecer hoje. A pessoa precisa testemunhar esse fato com os próprios olhos todos os dias.

CASO 5: PAT E JAKE. Pat era uma mulher atraente de 29 anos que estava se divorciando do segundo marido. Como o primeiro, acusava-o de ser alcoólatra e abusivo. Jake, seu advogado, a via como uma pobre vítima necessitada de proteção. Telefonava-lhe com frequência para se certificar de que ela estava bem. Os dois começaram a almoçar juntos. Conforme a causa foi avançando, tornaram-se amantes. Jake saiu de casa e deixou a mulher e os dois filhos. Embora ainda não estivesse divorciada, Pat foi morar com ele.

No início Pat admirava a inteligência e o conhecimento de Jake. Quando se sentia fraca e indefesa, ele parecia "grande e forte". Com o tempo, contudo, ela foi se tornando cada vez mais exigente. Contanto que Jake se mostrasse protetor, Pat permanecia dócil. Mas quando ele começava a fazer exigências, ela se mostrava hostil. Não gostava que ele saísse para trabalhar e que aceitasse outras causas de divórcio. Resistia ao fato de ele visitar os filhos e acusava-o de preferi-los a ela. Iniciava bate-bocas violentos, que culminavam com sua saída de casa para passar a noite com um "amigo platônico".

Pat carecia de constância do objeto (ver o Capítulo 2 e o Apêndice B). As amizades e os relacionamentos amorosos precisavam ser testados sempre, porque ela nunca se sentia segura com nenhum contato humano. Sua necessidade de ser tranquilizada era insaciável. Ela já tinha tido incontáveis relacionamentos nos quais parecia ingênua no início, e necessitada de cuidados, mas os quais testava depois com exigências estapafúrdias. Todos os relacionamentos chegavam ao fim com o abandono que ela tanto temia, e ela então repetia o processo no romance seguinte.

No início, quando achava que Jake a apoiava e reconfortava, Pat idealizou o relacionamento. Mas quando Jake deu sinais de funcionar de modo independente, ela ficou com raiva, e passou a maldizê-lo e a denegri-lo. Quando ele estava no trabalho, telefonava-lhe sem parar porque, como ela mesma dizia, "estava se esquecendo dele". Para suas amigas, Jake parecia ser duas pessoas bem diferentes; para Pat, ele de fato era.

Confrontar a inconstância do objeto usando SET exige reconhecer o dilema borderline. As afirmações de *Apoio* devem comunicar que o cuidado é constante e incondicional. Infelizmente, por causa do TPB, é difícil para Pat entender que ela não precisa demandar aceitação contínua. Ela vive com medo de o *Apoio* ser retirado caso ela venha em algum momento a desagradar. Assim, as tentativas de se tranquilizar são intermináveis, nunca suficientes.

A mensagem de *Empatia* deveria confirmar e levar Pat a entender que ainda não aprendeu a confiar nas tentativas de Jake de confortá-la. Jake precisa comunicar sua consciência da ansiedade horrível vivida por Pat e de como é assustador para ela ficar sozinha.

Declarações de *Verdade* devem incluir tentativas de reconciliar as partes cindidas. Jake precisa explicar que se importa com Pat o tempo todo, mesmo quando ela o deixa frustrado. Ele também precisa declarar sua intenção de não se deixar abusar. Capitular às exigências de Pat só vai resultar em mais exigências. Tentar agradar e satisfazer Pat é uma tarefa impossível, pois ela nunca põe fim a nada: novas inseguranças sempre irão surgir. A *Verdade* exigirá que ambos façam terapia constante para o relacionamento poder continuar.

A raiva da inocência

A raiva borderline é aterrorizante em sua imprevisibilidade e sua intensidade. Pode ser provocada por acontecimentos relativamente insignificantes e explodir sem aviso dentro de um contexto normal de interações agradáveis. Pode ser direcionada a pessoas antes valorizadas. A ameaça de violência às vezes acompanha a raiva. Todas essas características tornam a raiva borderline bem diferente da raiva típica que todos conhecemos.

Pat podia passar, num segundo, de dócil, dependente e infantil a exigente, descontrolada e inconsolável. Em certa ocasião, ela sugeriu um almoço tranquilo e romântico com Jake. Mas quando ele lhe disse que primeiro precisava passar no escritório, ela começou a gritar a poucos centímetros de seu rosto e a acusá-lo de ignorar suas necessidades. Atacou cruelmente sua masculinidade, suas falhas como marido e pai e sua profissão. Ameaçou denunciá-lo à ordem dos advogados por práticas antiéticas. Quando as tentativas de Jake de aplacá-la fracassavam, ele se afastava sem dizer nada, o que deixava Pat mais furiosa ainda. Quando ele voltava depois, ambos agiam como se nada tivesse acontecido.

Os princípios SET-UP precisam abordar questões de segurança. A volatilidade precisa ser contida. No cenário descrito, as mensagens de *Apoio* e *Empatia* de Jake devem vir em primeiro lugar, embora Pat vá rejeitá-las como sendo insinceras. Nesses casos, é imprudente para Jake continuar argumentando que se importa e entende que ela esteja chateada. Ele precisa passar de imediato para as afirmações de *Verdade*, que devem estabelecer com firmeza que nenhum dos dois machucará fisicamente o outro. Precisa lhe dizer com firmeza para recuar e abrir certa distância física. Pode lhe informar o desejo de se comunicar com ela de maneira calma. Caso ela não permita, Jake pode declarar sua intenção de ir embora até a situação se tranquilizar, e nesse ponto os dois podem retomar o diálogo. Apesar das provocações de Pat, ele precisa tentar evitar o conflito físico. Embora Pat possa querer de maneira inconsciente que Jake a subjugue fisicamente, essa necessidade tem por base experiências pouco sadias de seu passado e decerto serão usadas depois para criticá-lo ainda mais.

Com frequência, é melhor direcionar as afirmações de *Verdade* feitas durante confrontos raivosos para a dinâmica subjacente do que para as especificidades do confronto. Prolongar o debate sobre ser mais importante levar Pat para almoçar ou passar no escritório será contraproducente. Jake poderia, contudo, abordar a necessidade aparente de Pat de brigar e seu desejo de ser dominada e machucada. Ele pode também confrontar o comportamento de Pat como a necessidade de ser rejeitada. Será que ela teme tanto a rejeição que a está provocando para poder "acabar logo com isso"? A principal mensagem de *Verdade* é que esse comportamento está afastando Jake. Ele pode perguntar se é isso mesmo que Pat quer.

A NECESSIDADE DE CONSISTÊNCIA – ESTABELECER LIMITES

Todas as afirmações de *Verdade* precisam ser verdadeiras. Para a pessoa borderline, que já vive num mundo de inconsistências, é muito pior fazer ameaças vazias sobre as consequências nunca aplicadas de uma ação do que permitir de forma passiva a continuação de comportamentos inadequados. Em *Atração fatal*, Alex Forrest, a protagonista do emblemático filme de 1987 (interpretada por Glenn Close), apresentava em grau extremo vários traços borderline típicos de manual psiquiátrico. Durante décadas, ela serviu de protótipo para a "ex-maluca" dramática por oposição à cômica. Ao iniciar um caso com Dan Gallagher (Michael Douglas), homem casado e com a vida organizada, ela se recusa a desistir mesmo depois de ficar evidente que Dan não vai abandonar a mulher. No final do filme, Dan, sua família e Alex são destruídos, ou quase isso. Alex estava acostumada a resistir à rejeição manipulando os outros. Dan dizer que terminaria o relacionamento sem fazê-lo de modo inequívoco foi destruidor. Ele não entendia, é claro, que depois de terminada uma relação tão intensa, Alex não conseguia ser "apenas amiga" – uma ligação intermediária que o temperamento borderline considera intolerável.

Como as pessoas com TPB têm muita dificuldade com equívocos, as intenções precisam ser sustentadas por atos claros e previsíveis. Um pai ou uma mãe que ameaça o filho adolescente de um castigo por determinados comportamentos e depois não cumpre o que prometeu só exacerba o problema. Um terapeuta que afirma estabelecer limites para a terapia, como fixar tarifas, limitar as ligações, mas depois não cumpre o combinado convida o paciente borderline a testá-lo mais ainda.

Pessoas borderline são criadas em situações nas quais suas ameaças e seus atos dramáticos são as únicas maneiras de conseguir o que buscam. Assim como o indivíduo borderline interpreta a aceitação como algo condicional, ele pode muito bem encarar a rejeição desse mesmo modo. Ele sente que se conseguir ser suficientemente atraente, suficientemente inteligente, suficientemente rico ou suficientemente exigente, acabará conseguindo o que quer. Quanto maior a aquiescência em relação ao comportamento de testagem, mais a pessoa empregará essas manobras.

CASO 6: KEVIN. O casal Hopkins sentia-se travado em seus esforços para ajudar Kevin, o filho de 29 anos. Tirando os anos passados numa faculdade próxima, durante os quais vivia de modo intermitente num alojamento estudantil perto de casa, Kevin sempre havia morado com eles. Embora tirasse boas notas na escola e fosse querido por professores e chefes, ele sempre fora um rapaz solitário, de poucos amigos. Evitava as reuniões de família e tinha crises de raiva severas quando submetido a estresse. Os Hopkins tratavam o filho com cautela, temendo chateá-lo.

Depois de largar mais um emprego, ele passava a maior parte do tempo no quarto, vendo TV e jogando videogames. Ignorava os pedidos dos pais de que procurasse ajuda ou outro emprego, ou considerasse prosseguir nos estudos. Kevin preparava as próprias refeições separadamente, comia no quarto e evitava o contato com os pais. Eles podiam ouvi-lo gritando às vezes, mas tinham medo de intervir.

O casal Hopkins implorou, exigiu e ameaçou o filho, sem sucesso. Quando tentaram tirar a televisão do quarto, Kevin se tornou fisicamente agressivo e ameaçou se matar, uma vez que não tinha nada mais para fazer. O quarto estava uma bagunça, e ele se recusava a ajudar nas tarefas domésticas. De vez em quando, um amigo aparecia e convidava Kevin para sair. Ele então pedia dinheiro para a noite, que os pais davam de bom grado, contentes por ele estar disposto a sair do quarto. Kevin dormia até o meio-dia, e quando saía ficava na rua até tarde. Garrafas de destilados começaram a se acumular na garagem.

O casal Hopkins passou a discutir cada vez mais. O pai queria expulsar Kevin de casa, mas a mãe temia que o filho não conseguisse sobreviver sozinho. A família então enfrentou uma série de infortúnios. A sra. Hopkins foi diagnosticada com câncer de mama. O negócio do sr. Hopkins enfrentou um revés financeiro. Ambos ficaram mais estressados e se distanciaram um do outro. O sr. Hopkins continuou zangado, mas os dois concordaram tacitamente que o mais fácil era ceder, por enquanto, ao estilo de vida de Kevin. Mesmo assim, continuaram preocupados: o que vai acontecer com o filho quando não estiverem mais aqui?

Num fim de tarde, Kevin confessou à mãe ter acabado de engolir um punhado de aspirinas. Contrapôs-se passivamente ao fato de a mãe chamar uma ambulância, mas aceitou ser levado para o hospital sem dizer nada. Poucos dias depois, medicado com antidepressivos, Kevin teve alta e foi conversar com um terapeuta.

Ao longo dos meses seguintes, seu cotidiano melhorou. Kevin arrumou um emprego de professor-assistente do qual gostava. Passou a ajudar em casa e a jantar com os pais. Convivia mais com os amigos. Depois de algum tempo, contudo, Kevin e os pais voltaram à situação anterior. Ele começou a tomar a medicação de modo irregular e a faltar às sessões de terapia. Ficava horas isolado no quarto.

Quando o terapeuta de Kevin sugeriu que todos se consultassem com um terapeuta de família, o casal Hopkins se mostrou decepcionado mas não surpreso quando o filho não apareceu na primeira consulta. Os pais discordavam em diversas questões relacionadas ao filho, mas concordaram com o terapeuta em vários pontos:

- A situação estava interferindo no relacionamento do casal.
- O ambiente em casa estava insuportável.
- A duração do adoecimento de Kevin acarretaria mais problemas no futuro.

- O equilíbrio atual, se fosse quebrado, causaria transtornos, entre eles o risco de comportamento autodestrutivo impulsivo. (Mas esse risco aumentaria com o passar do tempo.)
- O sr. e a sra. Hopkins precisavam concordar em quais limites fixar e quais exigências fazer.
- Eles deveriam esperar que Kevin desafiasse esses limites e se preparar para aplicar as consequências propostas.

No início, ao se consultar com o terapeuta, o casal Hopkins estava muito distante em relação às expectativas de cada um, mas conseguiu chegar a um meio-termo que podiam sustentar. Num encontro do qual os quatro participaram, eles apresentaram a Kevin um contrato por escrito. Esse contrato enumerava as expectativas dos pais para um período de dois meses: Kevin deveria realizar um número específico de tarefas por semana em casa, continuar no emprego atual, ou arrumar outro, ou se inscrever num programa educativo. Se ele não cumprisse os compromissos especificados, teria que sair de casa. O casal Hopkins fez uma lista com nomes e telefones de abrigos e amigos da família que haviam concordado em hospedá-lo provisoriamente. Os pais continuariam a lhe dar uma quantia fixa de dinheiro para as necessidades descritas durante um período específico.

Durante a conversa, o casal Hopkins explicou que amava Kevin e queria ajudá-lo a se sentir melhor, e elogiou o filho por se manter no emprego atual (*Apoio*). Eles reconheceram quanto o jovem estava infeliz e disseram entender que estivesse insatisfeito com sua situação atual (*Empatia*). Compartilharam sua preocupação com a saúde dos três e deixaram claro que não podiam tolerar que a situação ficasse como estava. Expressaram o temor de que, ao não confrontar essas questões, estivessem contribuindo sem querer para a insatisfação de Kevin. Por fim, admitiram ter tido conversas parecidas com Kevin no passado, mas nunca ter cumprido o que fora proposto. Entendiam que Kevin talvez não conseguisse respeitar as exigências e estavam dispostos a ajudá-lo a sair de casa (*Verdade*). O reconhecimento do diagnóstico de TPB de Kevin e do fato de ele ter se mantido firme na dedicação à saúde ao longo dos meses anteriores (e no futuro) demonstrava a parte UP da comunicação dos pais.

Apesar da reação alterada de Kevin à proposta calmamente apresentada pelo casal, ele assinou o contrato com raiva. Embora tenha conseguido cumprir as exigências no início, já expressava insatisfação com o emprego no segundo mês – por conta disso, começou a faltar e a ficar de novo no quarto. Os pais gentilmente lembraram o filho do contrato. Dois meses depois, na data combinada, Kevin ouviu que tinha de sair de casa. A incredulidade ("Vocês devem estar de brincadeira") se transformou em súplica ("Vocês não podem fazer isso comigo!"), depois em fúria ("Podem pegar essa porcaria de contrato e enfiar naquele lugar! Eu vou ficar melhor fora daqui!").

Nos meses seguintes, Kevin se hospedou na casa de um amigo, depois se mudou para a casa de um primo, em seguida ficou com uma tia. Numa ocasião, quando ele comentou vagamente com a tia que seria melhor estar morto, ela o levou ao pronto-socorro para uma avaliação. Lá, ele negou ter sentimentos suicidas e reconheceu que estava só com raiva e que detestava sua situação de moradia. O contato com os pais foi se tornando menos hostil. Depois de encontrar outro emprego como professor, Kevin concordou em fazer mudanças na vida e pediu para voltar para casa. Em menos de um ano, já havia se mudado para morar com um colega que conhecera no trabalho e estava se sustentando.

QUEM SOU EU DESSA VEZ?

Como massinha de modelar, o indivíduo com TPB pode assumir várias configurações. Enquanto a massinha é feita de farinha, água, sal, bórax e óleo mineral, a identidade borderline é feita de insegurança, medo e apreensão. Esse aspecto camaleônico do indivíduo com TPB revela sua impressionante sensibilidade em relação ao que os outros poderiam querer que ele fosse. Ele é capaz de se integrar à multidão que protesta de qualquer um dos lados de uma barricada, defender com argumentos ambos os lados do debate, ainda que sem o contexto dos outros seja incapaz de chegar a uma opinião própria, independente. Se os quadros surrealistas de Dalí representam as doenças psicóticas, o TPB é o *trompe l'oeil* do artista, uma ilusão de óptica na qual o que é artificial não pode ser distinguido da pessoa real. Como o famoso personagem Zelig do filme de Woody Allen, o indivíduo com TPB consegue se transformar em quem quer que você deseje que ele seja. Mas nesse processo pode perder a noção de quem realmente é.

CASO 7: CHRISTIE E MARTIN. Martin não conseguia deixar de reparar em Christie toda semana na igreja. Seminarista, ele se dedicava aos estudos e a auxiliar nos cultos. Reparou na garota bonita que ia sozinha à missa aos domingos, ficava sentada quietinha num dos bancos perto do fundo e saía imediatamente depois das bênçãos finais. Por fim, depois de uma missa na qual se sentou com outros fiéis no fundo da igreja, ele abordou Christie quando ela estava descendo, apressada, a escada.

Ela comentou com uma voz mansa, olhando para baixo, quanto apreciava os sermões do pastor. Ao longo das semanas seguintes, Martin fez questão de falar com Christie depois da missa, e finalmente reuniu coragem e a convidou para um brunch. Conforme eles foram conversando, a tímida Christie se abriu mais. Contou a Martin que era secretária numa empresa de investimentos, morava com um gato e gostava de ir ao cinema.

Embora Martin achasse que Christie gostava dele, ela não aceitou seus convites para sair no domingo à noite. Disse que estava ocupada na maioria dos fins de semana, pois seu chefe fazia muitas transações internacionais às sextas e aos sábados. Quando Martin estava a ponto de desistir da relação, Christie sugeriu que eles fossem assistir a um filme que iria estrear na quinta-feira. Depois disso, as quintas e algumas terças se tornaram as noites de sair, além do brunch no domingo. Os meses foram passando, e Martin estava apaixonado. Podia ver Christie – atraente, recatada, discreta e inteligente – como a companheira perfeita enquanto tentava alcançar seus objetivos no sacerdócio.

De repente tudo mudou. Martin estava na despedida de solteiro de um vizinho quando duas mulheres chegaram usando um uniforme da polícia que logo foi retirado para revelar uma lingerie sumária. Elas anunciaram que foram à festa para "prender" o solteiro, sentaram-se em seu colo e começaram a rebolar sensualmente ao som de uma música heavy metal. Martin não acreditou: uma das mulheres era a cara de Christie! Tinha os cabelos bem mais compridos e estava muito mais maquiada, mas era ela. Ela cruzou olhares com ele rapidamente, e seus olhos primeiro se arregalaram de surpresa, depois se estreitaram numa expressão de distanciamento. Após meia hora de danças e flertes com os homens, as mulheres anunciaram que estava na hora de ir embora, pegaram seus uniformes de policial e se retiraram.

Depois desse dia, Martin e Christie evitaram qualquer contato na igreja. Quando ele lançava um olhar clandestino em sua direção, sentia a dor da falta da mulher de quem gostava. Mas seu cérebro resgatava quase de imediato a imagem indelével da atirada Christie na despedida de solteiro. Essa imagem aterradora alojada em seu hipocampo lutava contra a paixão em sua amígdala. A lógica de seu córtex pré-frontal o mantinha afastado da então amada. Muitos meses depois, ele decidiu que precisava reconciliar essas duas imagens díspares de Christie.

Depois de persegui-la escada abaixo no final da missa, Martin conseguiu que ela parasse e conversasse com ele. Confessou, choroso, quanto gostava dela e como havia ficado chateado ao vê-la na festa. Christie aceitou voltar a vê-lo, e com o tempo compartilhou seus sentimentos e suas dificuldades, para além dos problemas que havia tido no passado. Martin ficou sabendo que ela e sua irmã mais nova, portadora de uma deficiência de desenvolvimento, tinham sofrido abuso sexual por parte de um tio que assumira a guarda das duas depois da morte de seus pais. Ela lutava para sustentar a irmã, que agora vivia numa instituição.

Christie descreveu como havia desenvolvido lados distintos de sua personalidade para dar conta das obrigações. Podia ser ativa e decidida na empresa de investimento, ou atirada e sedutora naquele trabalho "clandestino" que fazia em despedidas de solteiro. Apesar disso, sentia profundas conexões religiosas e espirituais. "Tive que manter essas áreas da minha vida separadas", disse ela a Martin. "É por isso que eu não podia encontrar você nos fins de semana... eu tinha outro trabalho a fazer. Precisava continuar sendo *aquela* Christie por algum tempo, e ela era diferente da Christie que você conhecia."

Martin decidiu que queria continuar o relacionamento amoroso. Apresentou afirmações de *Apoio* dizendo que gostava dela e desejava se manter por perto. Expressou *Empatia* reconhecendo as dificuldades de seus primeiros anos e a força que ela tivera para conseguir ter sucesso e cuidar da irmã. As afirmações de *Verdade* incluíram sua convicção de que a verdadeira Christie era a mulher que ele havia conhecido antes, carinhosa e sensível. Ele declarou sua preocupação com a segurança dela em suas investidas nos fins de semana. Sentia que aquele trabalho lhe degradava. Martin afirmou sua convicção de que ela poderia encontrar outras formas menos comprometedoras de suplementar a renda. Por fim, ele disse que não poderia continuar a seu lado caso ela seguisse fazendo aquele trabalho.

A primeira reação de Christie foi de raiva e rebeldia. Ressentiu-se ao perceber que Martin fazia uma tentativa de exercer controle sobre ela.

"Quem *você* quer que eu seja?", gritou. "Estou cansada de ser o que todo mundo quer que eu seja! Minha prioridade é cuidar da minha irmã e de mim mesma, e faço o que preciso fazer. Sou quem sou!"

Martin reconheceu que Christie não estava escutando as afirmações de *Empatia* e verbalizou mais uma vez sua compreensão dos fatores que a estressavam. Convenceu-a a tomar um brunch com ele para conversar mais demoradamente. No café, Christie admitiu que suas atividades de fim de semana eram o único momento em que se sentia no controle. "É quando manipulo os outros em vez de ser controlada."

Depois de algum tempo, ela reconheceu que se sentia aprisionada na própria vida. "Não gosto de quem me tornei, mas é assim que lido com a situação", confessou. "Martin, você é uma boa pessoa. Sabe o que quer da vida e merece conseguir tudo o que deseja. Eu queria ser diferente, mas ainda não cheguei lá. Você sabe o tipo de mulher com quem quer estar. Eu não sei quem sou, mas a verdade é que não sou essa pessoa neste momento. Não sei se algum dia vou conseguir ser." Depois de dizer isso, Christie se levantou e saiu da vida dele... de volta para a sua. Às vezes, a estratégia borderline é a única forma de sobreviver.

MENTIRAS, MALDITAS MENTIRAS, E DELÍRIOS

Talvez o menos proeminente dos nove critérios definidores do TPB seja o dos pensamentos paranoicos ou sintomas dissociativos passageiros, relacionados ao estresse. Muitos já tiveram experiências assim de forma bem leve: por um breve instante, você pode ter tido a impressão de que os dois desconhecidos que davam risadinhas do outro lado da rua estavam rindo de você. Ou pode ter vivenciado uma espécie de incidente dissociativo ao percorrer o caminho conhecido do trabalho até sua casa: perdido em pensamentos, parou o carro na frente de casa sem a real consciência do trajeto e sem se lembrar de como havia chegado lá. No TPB, essas experiências são mais severas e duram mais que uma fração de segundo ou um breve instante, embora não mais de um ou dois dias. A recuperação pode ser surpreendentemente rápida. A aparição da desconfiança ou de sensações de irrealidade pode ser abrupta, mais impressionante e assustadora para quem está em volta da pessoa com TPB. Nesses momentos críticos é necessário pedir ajuda a um profissional.

CASO 8: MARNIE E ROBIN. Marnie e Robin fizeram amizade rapidamente. As duas foram contratadas como assistentes jurídicas num escritório de advocacia na mesma época. Ambas beiravam os 30 anos. Ambas tinham namorados legais. E suas personalidades eram complementares. Enquanto Robin era um pouco introvertida, Marnie era descontraída, cheia de energia e dona de uma gargalhada contagiante. Quando o contrato de aluguel de Robin estava para vencer, Marnie a convidou para morar com ela. Havia bastante espaço, e as duas poderiam fazer juntas o trajeto para o trabalho.

Agora que estava morando com a amiga, Robin começou a ver outros lados de Marnie. Às vezes, Marnie ficava emburrada e irritadiça, principalmente quando o trabalho estava mais frenético. Embora Gavin, namorado de Marnie, parecesse agradável, Robin podia ouvi-la gritar com ele ao telefone em algumas noites. Sim, Marnie podia ter o humor instável, mas Robin ficou surpresa ao descobrir que a amiga já fora internada duas vezes por causa de "crises" e se consultava de modo intermitente com um psiquiatra. Ela identificou que o número de telefone na porta da geladeira era o desse profissional. "Ele mantém minha bateria carregada, e sentiria saudades se eu parasse de importuná-lo", brincou Marnie.

Robin passou a se preocupar quando Marnie começou a trabalhar com os advogados na maior causa do escritório. Ela ficava lá até tarde e voltava para casa de Uber. E ainda levava trabalho para casa. Dormia poucas horas antes de voltar ao escritório. Depois de mais um bate-boca ao telefone com Gavin, Marnie saiu do quarto aos prantos e disse que os dois haviam terminado. Quando Robin tentou consolá-la, Marnie se afastou. "Ele que se dane, tenho muito trabalho a fazer", resmungou, e tornou a se sentar diante da escrivaninha. Nos dias seguintes, alternou estados de tristeza e concentração intensa no trabalho.

Algumas noites mais tarde, Robin chegou ao apartamento e encontrou Marnie em pé ao lado da porta, com o olhar perdido. "Está tudo bem?", perguntou.

"Ele quer me destruir!", respondeu Marnie.

Ela contou como havia escutado a voz de Gavin dizendo que ia contar a todo mundo sobre a *verdadeira* Marnie, a Marnie má, repugnante e destrutiva. "Não me sinto real", soluçou ela. "Ele está dizendo a todo mundo que sou uma farsa. Todo mundo é uma farsa. Você não se importa. Ninguém se importa."

Robin ficou chocada e assustada. Viu Marnie andar pela sala com uma expressão vazia. Com um meneio de cabeça inexpressivo, Marnie concordou que ela ligasse para o consultório de seu psiquiatra. Enquanto as duas esperavam pelo retorno, Robin ofereceu *Apoio*. "Sou sua amiga", falou, nervosa. "Eu me importo. Quero ajudar você."

Minutos depois, o psiquiatra retornou a ligação. Aliviada, Robin atendeu, explicou o que estava acontecendo, em seguida pôs o aparelho no viva-voz para o médico poder falar com Marnie. "Que bom que você ligou. Eu estava preocupado", disse o médico, expressando *Apoio*. "Na última vez você me disse que andava estressada no trabalho e com o término do namoro. Com tudo o que vem acontecendo e todos os estresses que tem enfrentado, é compreensível que você esteja sentindo que as coisas estão se fechando à sua volta", comentou ele, com *Empatia*.

"Mas agora é tarde demais. Está todo mundo fingindo. Eles estão tentando me destruir", disse Marnie, aos soluços. "Você não acredita em mim?"

O psiquiatra respondeu com a *Verdade*. "Acredito no que você está dizendo, acredito que você esteja passando por um sofrimento horrível e precise de ajuda." Ele instruiu Robin a levar Marnie ao hospital, onde ela foi internada.

Após dois dias, Marnie voltou para casa. Robin ficou abismada com o fato de sua amiga parecer totalmente recuperada em tão pouco tempo. "Eu só precisava de um pequeno ajuste", explicou Marnie. "Ajustar a medicação, dormir um pouco e comer alguma coisa fizeram com que eu me recuperasse. Devo ter deixado você apavorada quando surtei. Sinto muito. Você é uma boa amiga, Robin." Marnie explicou que estava tendo sessões mais regulares com o psiquiatra e que já havia organizado uma agenda menos estressante no trabalho. "Estou aprendendo a reconhecer quando o estresse se torna intenso demais e quando preciso pedir ajuda."

Embora os princípios SET-UP tenham sido desenvolvidos originalmente para trabalhar com pessoas borderline, podem ser úteis para lidar com outros tipos de pacientes. Quando a comunicação emperra, o SET-UP pode ajudar os indivíduos a se concentrar em mensagens que não estão sendo transmitidas com sucesso. Se uma pessoa sente que não é apoiada ou respeitada, que é mal compreendida, ou se recusa a enfrentar problemas realistas, os passos específicos do SET podem suprir essas áreas deficientes. No complexo mundo atual, um conjunto de princípios de comunicação claros, que inclua tanto amor quanto razão, é necessário para superar as atribulações do caos borderline. Um relacionamento produtivo requer também *Compreensão* e *Perseverança*. Compreender a dinâmica subjacente da comunicação e as necessidades do parceiro reforça os princípios do SET. Já a perseverança é necessária para operar mudanças a longo prazo. Para muitos com TPB, ter uma figura consistente e inabalável em sua vida, seja um vizinho, um amigo ou um terapeuta, pode ser um dos requisitos mais importantes para a cura. Tal figura talvez contribua pouco, exceto pela consistência e pela aceitação (diante de provocações frequentes), ainda que proporcione à pessoa amada borderline um modelo de constância em seu mundo tão caótico.

CAPÍTULO SEIS

Parentes e amigos: como lidar

> "Mas ele é um ser humano, e uma coisa horrível está lhe acontecendo. Então é preciso prestar atenção. Não se pode permitir que ele caia dentro do túmulo feito um cachorro velho. É preciso finalmente prestar atenção numa pessoa assim."
>
> *A morte de um caixeiro-viajante*, de Arthur Miller

Ninguém sabia exatamente o que fazer com Ray. Ele vivia entrando e saindo de hospitais e havia consultado muitos médicos ao longo dos anos, mas não conseguia sustentar meses e meses de tratamento. Também não mantinha um emprego por muito tempo. Sua mulher, Denise, trabalhava num consultório de odontologia e passava a maior parte do tempo livre com as amigas, ignorando as queixas de Ray sobre dores no peito, dores de cabeça, dores nas costas e depressão.

Ray era filho único de pais ricos e superprotetores. Quando ele tinha 9 anos, seu tio, irmão de seu pai, se matou. Embora não tivesse conhecido o tio muito bem, Ray entendia que os pais haviam sido muito afetados por esse suicídio. Depois desse acontecimento, seus pais se tornaram ainda mais protetores, e insistiam em que ele não fosse à escola e ficasse em casa sempre que se sentisse adoentado. Aos 12 anos, Ray anunciou que estava deprimido e começou a se consultar com o que acabou se tornando um desfile de terapeutas.

Aluno medíocre, ele entrou na faculdade, onde conheceu Denise. Ela era a única mulher a jamais ter demonstrado qualquer interesse por ele, e após um namoro curto os dois se casaram. Ambos largaram a faculdade e começaram a trabalhar, mas se apoiavam nos pais de Ray para bancar as despesas da casa e a terapia que Ray seguia fazendo.

O casal se mudava com frequência; sempre que Denise se sentia entediada em um emprego ou em algum lugar, eles se transferiam para outra parte do país. Ela rapidamente arrumava um emprego novo e novos amigos, mas Ray tinha muita dificuldade e ficava meses a fio sem trabalhar.

Conforme ambos começaram a beber mais, as brigas se intensificaram. Quando brigavam, Ray às vezes saía de casa e ia para a casa dos pais, onde permanecia até a família começar a se desentender; ele então voltava a morar com Denise.

A mulher e os pais de Ray lhe diziam que estavam fartos de suas oscilações de humor e múltiplas queixas médicas, mas como ele ameaçava se matar, seus pais eram tomados pelo pânico. Insistiam em que ele se consultasse com médicos novos e o obrigavam a percorrer o país de avião para ouvir outros especialistas. Organizavam internações em várias instituições de prestígio, mas Ray sempre se dava alta depois de pouco tempo, contrariando a recomendação dos médicos. Os pais lhe mandavam dinheiro para a passagem aérea de volta para casa. Eles viviam prometendo negar apoio financeiro, mas nunca cumpriam a palavra.

Amigos e empregos se transformaram num borrão indistinto de encontros insatisfatórios. Toda vez que um conhecido ou uma ocupação nova o decepcionavam, qualquer que fosse o motivo, Ray desistia de tentar outra vez. Seus pais não sabiam o que fazer; Denise basicamente o ignorava. Ray seguia fugindo ao controle sem ter ninguém para contê-lo, nem ele próprio.

COMO RECONHECER O TPB EM AMIGOS E PARENTES

Na superfície, alguém com transtorno da personalidade borderline pode ser muito difícil de identificar, apesar da turbulência vulcânica que existe de base. Ao contrário de muitas pessoas afetadas por outros transtornos mentais, como esquizofrenia, transtorno bipolar (maníaco-depressivo), alcoolismo e distúrbios alimentares, o adulto com TPB consegue funcionar bastante bem no trabalho e em situações sociais, sem parecer explicitamente patológico. Alguns dos sinais característicos do comportamento borderline são rompantes de raiva, desconfiança extrema ou depressão suicida súbita, imprevisível em alguém que parecia tão normal.

Essas explosões imprevistas são muito assustadoras e incompreensíveis, tanto para a própria pessoa com TPB quanto para os mais próximos. Em consequência da natureza repentina e extrema dos sintomas proeminentes, as pessoas em volta podem se deixar conduzir por pistas falsas e não reconhecer que aqueles sinais são uma manifestação comum de TPB, não uma doença primária em separado. Quem tenta se matar por overdose, por exemplo, ou corta os pulsos, pode ser diagnosticado com depressão e receber remédios antidepressivos e passar por uma breve psicoterapia de apoio. Se o paciente sofrer apenas de depressão clínica, esse regime deve melhorar seu estado e ele deve se recuperar relativamente depressa e por completo. Já se os comportamentos destrutivos forem uma manifestação de TPB, a autodestruição vai continuar e o tratamento não vai contê-la. Mesmo que o paciente sofra *tanto* de depressão quanto de TPB (uma combinação comum), essa abordagem só tratará parcialmente a doença, e outros problemas irão surgir. Se os traços borderline não forem reconhecidos, a continuidade de comportamentos suicidas ou outros comportamentos destrutivos, apesar do tratamento, se torna frustrante para o paciente, para o profissional de medicina e para todos os envolvidos.

Abby, uma modelo de 23 anos, recebeu tratamento para alcoolismo numa unidade para dependência química. Ela respondeu muito bem ao programa, mas como continuou se abstendo de álcool, foi se tornando cada vez mais compulsivamente bulímica. Então deu entrada numa unidade de transtornos alimentares, onde mais uma vez foi tratada com sucesso.

Poucas semanas mais tarde, Abby começou a ter graves ataques de pânico em lojas, escritórios e até ao volante do carro, e acabou passando a ter medo de sair de casa. Além dessas fobias, estava ficando mais e mais deprimida. Quando cogitou se internar numa clínica para fobias, um psiquiatra reconheceu que todos os seus sintomas eram representativos de TPB, e recomendou que ela fosse para uma unidade especializada nesse transtorno. Enquanto seus tratamentos anteriores haviam se concentrado exclusivamente no alcoolismo ou na bulimia, essa internação adotou uma visão mais holística de sua vida e do seu tratamento.

Finalmente, Abby conseguiu vincular seus problemas ao relacionamento ainda ambivalente mantido com os pais, que haviam interferido em suas tentativas de se separar, amadurecer e tornar-se mais independente. Deu-se conta de que suas diversas doenças eram formas de escapar sem culpa das demandas dos pais. A bulimia, o consumo de álcool e a ansiedade mobilizavam toda a sua energia, o que a distraía de abordar os conflitos com os pais. Além disso, seu papel de "doente" a dispensava de se sentir obrigada a trabalhar essa relação. Ironicamente, suas doenças a mantinham *vinculada* aos pais: como eles tinham problemas graves no casamento (a mãe era viciada em analgésicos e o pai tinha depressão crônica), ela se mantinha conectada a eles replicando seus papéis patológicos.

Depois de uma curta internação, Abby seguiu fazendo terapia individual. Seu humor melhorou e a ansiedade e as fobias desapareceram. Ela também continuou a se abster de álcool e de vômitos autoprovocados.

O caso de Abby ilustra como um comportamento proeminente que aparentemente domina o quadro pode na verdade representar e camuflar um quadro de TPB subjacente, no qual um ou mais de seus traços – relacionamentos instáveis, impulsividade, oscilações de humor, raiva intensa, ameaças suicidas, problemas de identidade, sensação de vazio, ou tentativas frenéticas de evitar o abandono – resultam em sintomas psiquiátricos que podem conduzir a um diagnóstico incompleto ou mesmo equivocado.

COMO LIDAR E COMO AJUDAR

É importante não esquecer que o TPB é uma doença, não uma tentativa voluntária de chamar atenção. O indivíduo borderline não dispõe de ferramentas básicas para se autorregular. É inútil sentir raiva, tentar convencer ou implorar que a pessoa mude; sem ajuda e motivação, não é fácil para ela modificar seu comportamento.

Isso não quer dizer, no entanto, que ela seja incapaz e não deva ser responsabilizada pela própria conduta. Ao contrário, ela precisa aceitar, sem ser desculpada ou protegida, as reais consequências de seus atos, mesmo que no início possa se sentir impotente para alterá-las. Nesse sentido, o TPB não é muito diferente de qualquer outra deficiência. O indivíduo cadeirante suscita empatia e ainda assim é responsável por se informar sobre a acessibilidade dos lugares aos quais deseja ir e se certificar de que a cadeira de rodas esteja em condições de levá-lo até lá.

Os extremos do comportamento borderline levam os outros a reagir com uma resposta dura, a exemplo de "Deixe de preguiça, deixe de ser inútil; controle-se e faça as coisas direito", ou então com uma passada de mão na cabeça e uma frase como "Coitadinho, você não consegue; eu vou cuidar de você". Todos precisam ter consciência de como suas interações podem incentivar ou inibir as reações borderline. Aqueles que interagem com uma pessoa portadora de TPB precisam se equilibrar numa linha muito fina: por um lado devem tranquilizá-la quanto ao seu valor, por outro lado devem confirmar as expectativas necessárias. Eles precisam reagir de modo a fornecer apoio, sem exagerar na reação. O afeto e o contato físico, como abraçar ou segurar a mão, podem comunicar que a pessoa tem valor, mas se forem usados de maneira abusiva vão prejudicar a confiança. Se o carinho resultar em *superproteção*, a pessoa para de se sentir responsável pelo próprio comportamento. Um equilíbrio delicado entre *Apoio* e *Empatia* com *Verdade* é a abordagem ideal (ver o Capítulo 5).

Na maioria das situações, concentrar-se nos segmentos de *Verdade* dos princípios SET-UP possibilita linhas de ação sensatas. Quando existe uma ameaça de suicídio, porém, é hora de entrar em contato com um profissional da saúde mental ou um serviço de prevenção ao suicídio. Não se pode permitir que essas ameaças se transformem numa chantagem emocional, por meio da qual o amigo ou parente é manipulado para se comportar como o indivíduo borderline exige. As ameaças devem ser levadas a sério e enfrentadas com reações realistas previsíveis e imediatas, como exigir que a pessoa procure ajuda médica (uma reação de *Verdade*).

Jack, um homem solteiro de 41 anos, trabalhava meio período enquanto tentava retomar os estudos. A mãe, viúva, ainda o sustentava, e sempre que ele fracassava no trabalho, nos estudos ou em algum relacionamento, ela reforçava sua incapacidade e lhe sugeria que voltasse para "casa" e morasse com ela. A terapia ajudaria Jack a entender sua inclinação de se manter impotente e colher os benefícios inerentes a essa inabilidade, para além de lhe permitir entender por que a mãe mantinha o controle e qual era especificamente o papel dela na continuidade de sua dependência.

Às vezes um só ator da novela basta para iniciar a mudança. A mãe de Jack pode reagir à dependência do filho com respostas SET-UP que expressem carinho (*Apoio*), compreensão (*Empatia*) e reconhecimento da realidade (*Verdade*): a importância de Jack assumir mais responsabilidade pelos próprios atos. Se a mãe não quiser mudar o seu comportamento, é Jack quem precisa reconhecer o papel dela diante de seus problemas e se distanciar. A ação de Jack, ou da mãe, pode induzir uma mudança no relacionamento que permita interações mais saudáveis.

PROBLEMAS RELACIONADOS À CRIAÇÃO DOS FILHOS

A maioria dos que sofrem de TPB descreve a infância como uma fase não muito saudável. Frequentemente têm um histórico de abuso emocional, físico ou sexual. Um dos pais era ausente, ou se ausentava repetidas vezes, tinha interesses fora de casa que tomavam grande parte de seu tempo, seja hobbies ou exigências profissionais, ou abusava de álcool ou drogas.

Se ambos os pais moravam em casa, seu relacionamento era caracterizado pela discórdia. Havia falta de consenso em relação à criação dos filhos e consequentemente um dos pais, em geral a mãe, tomava a frente na educação. Esses pais eram incapazes de mostrar uma colaboração unificada aos filhos – para eles, o mundo está repleto de inconsistências e invalidação. Quando a criança demanda estrutura, recebe contradições; quando precisa de firmeza, recebe ambivalência. Assim, o futuro adulto borderline é privado da oportunidade de desenvolver uma identidade consistente.

A mãe de um indivíduo borderline pode sofrer de doença mental explícita, mas com mais frequência sua patologia é bastante sutil. Ela pode até ser interpretada pelos outros como a mãe perfeita por causa da "dedicação" total aos filhos. Uma observação mais profunda, porém, revela seu envolvimento excessivo na vida dos filhos, seu incentivo à dependência mútua, sua falta de disposição para permitir que os filhos amadureçam e se separem naturalmente. Muitas vezes foi observado que mães borderline têm filhos borderline.

Tentar manter a coerência na criação dos filhos depois de uma separação ou um divórcio é desafiador. A harmonia entre todas as figuras de autoridade – pais, mães, padrastos e madrastas – é o traço mais importante no estabelecimento de regras da criação com limites definidos. Mas isso pode ser difícil para o pai ou a mãe borderline, que, conscientemente ou não, tende a usar os filhos na guerra contra o ex-cônjuge. O pai ou a mãe deveria minimizar os conflitos tendo muito critério na escolha de suas batalhas.

Tentar se defender ou questionar as acusações não vai alterar o ressentimento, e só confundirá o filho. Contradizer ou minar as diretrizes do outro genitor só aumentará o caos. Muitas vezes, a melhor abordagem é redirecionar a conversa para longe do relacionamento pessoal, reconhecendo a dedicação de ambos aos filhos e se concentrando no que é melhor para eles. É possível encontrar um terreno em comum e minimizar o conflito.

Separações precoces

Separações dos pais, sobretudo durante os primeiros anos de vida, são frequentes na biografia do indivíduo borderline. Embora na superfície essas separações possam parecer insignificantes, elas têm efeitos profundos. O nascimento de um irmão ou uma irmã afasta a mãe de suas atividades normais por semanas, mas quando ela volta não se mostra mais tão disponível para a criança mais velha; aos olhos desse filho, digamos, renegado, a mãe desapareceu, foi substituída por alguém que agora está quase exclusivamente concentrado no bebê menor. Para a criança saudável que vive em um ambiente sadio, esse trauma é facilmente superado, mas para a criança pré-borderline que está em um ambiente borderline, essa separação pode fazer parte de uma série de perdas e abandonos. Doenças prolongadas, viagens frequentes, divórcio ou morte de um dos pais também privam a criança em desenvolvimento de uma presença cuidadora em momentos cruciais, o que pode interferir na capacidade de desenvolver confiança em seu mundo instável e pouco confiável.

O trauma do abuso infantil

O abuso emocional grave, físico e/ou sexual, é um trauma comum no histórico de alguém com transtorno da personalidade borderline. Um relatório revelou que 71% dos pacientes com TPB relatavam abuso traumático no passado. A análise de 97 estudos determinou que os indivíduos com TPB vivenciavam adversidades na infância numa proporção quase catorze vezes maior que aquela relatada por controles não clínicos. A forma mais comum de mau tratamento era a negligência física, seguida pelo abuso emocional.

Aproximadamente um terço desses pacientes borderline havia enfrentado abuso físico ou sexual.[1]

Quando uma criança sofre abuso, culpa a si mesma porque (de modo consciente ou subconsciente) essa é a melhor alternativa disponível. Se culpar o adulto, ficará aterrorizada com a própria dependência de pessoas incompetentes e incapazes de tomar conta dela. Se não culpar ninguém, a dor se tornará aleatória e imprevisível e, portanto, mais assustadora porque a criança perde a esperança de controlá-la. Culpar a si mesma torna o abuso mais fácil de entender, possível de controlar: ela pode sentir que de alguma forma provocou o abuso e vai ser capaz de encontrar um jeito de cessá-lo, ou então vai desistir e aceitar que é "má".

Quando a criança que sofre abuso aprende cedo na vida que é má, que faz com que coisas ruins aconteçam, ela espera ser punida e pode se sentir segura somente quando isso acontece. Mais tarde, a automutilação pode às vezes ser a forma de perpetuar essa sensação conhecida e segura de estar sendo castigada. Ela pode passar a ver o abuso como uma espécie de amor e repeti-lo com os próprios filhos. Quando adulta, permanece trancada no mundo confuso da criança, no qual amor e ódio convivem, e apenas o bem ou o mal existem, sem qualquer espaço intermediário – o único fator constante é a incoerência.

O abuso infantil pode assumir formas mais sutis que a violência física ou o desvio sexual. O abuso emocional, expressado como assédio verbal, sarcasmo, humilhação ou silêncio gélido, pode ser igualmente devastador.

Stephanie jamais conseguia agradar o pai. Quando era mais nova, ele a chamava de "gordinha" e ria de suas tentativas desajeitadas de agir como um menino e praticar esportes. Ela era "burra" quando tirava notas menos que excelentes, ou quando quebrava por acidente um prato ao tentar arrumar a cozinha. O pai ridicularizou seu vestido tomara que caia na festa de formatura, e no dia da colação de grau afirmou que ela "nunca chegaria a lugar algum".

Adulta, Stephanie vivia insegura, não levava a sério elogios, vivia tentando agradar pessoas impossíveis de agradar. Após uma sucessão de relacionamentos destrutivos, ela conheceu Ted, que parecia lhe dar carinho e apoio. No entanto, Stephanie tentava a todo momento sabotar a relação ao testar a lealdade de Ted e questionar seu comprometimento para com ela, convencida de que ninguém de quem ela gostasse poderia valorizá-la.

Ted precisou entender o passado de Stephanie e reconhecer que só seria possível estabelecer confiança a longo prazo. Nem todo mundo está disposto a esperar. Ted estava, e o casal foi recompensado com uma relação de apoio duradoura.

TPB AO LONGO DO CICLO DA VIDA

Um grande estudo colaborativo entre Estados Unidos e Reino Unido demonstrou que sintomas significativos de borderline apresentados até os 12 anos eram indicativos de um funcionamento deficiente na transição para a idade adulta – especialmente aos 18 anos.[2] Embora alguns pediatras tenham declarado reconhecer, por meio do comportamento na infância, quais crianças se tornarão adultos borderline, o TPB pode ser identificado pela primeira vez durante a adolescência e o início da fase adulta.

TPB na adolescência

Por definição, os desafios da adolescência e do TPB são muito parecidos: tanto o adolescente típico quando o adolescente com TPB lutam para conseguir uma identidade única e para se separar dos pais. Procuram também vínculos de amizade e identificação com grupos, tentam evitar ficar sozinhos, tendem a passar por oscilações dramáticas de humor, têm rompantes de raiva e costumam ser impulsivos. A facilidade de distração do adolescente e seus devaneios são análogos às experiências dissociativas do indivíduo borderline e à sua dificuldade para se comprometer com um objetivo e ir até o fim. O estilo excêntrico de se vestir, os hábitos alimentares primários e a música em volume alto são tentativas de o adolescente criar uma identidade distinta e se relacionar com grupos de pares específicos – esforços semelhantes ao dos adolescentes que lutam contra o TPB.

Um adolescente saudável pode ouvir músicas sombrias, escrever poemas pessimistas, glorificar celebridades suicidas, gritar, chorar e ameaçar de modo dramático. Mas esse adolescente não corta os pulsos, não come compulsivamente para em seguida vomitar várias vezes ao dia, não se torna viciado em drogas ou ataca a própria mãe; são esses extremos comportamentais que anunciam o desenvolvimento do TPB. Alguns negam a seriedade dos problemas do adolescente (overdose de drogas, por exemplo), descartando-os como acidentais ou encarando-os como um pedido de atenção típico da idade. Embora seja verdade que crianças muitas vezes procuram chamar atenção de forma dramática, tentativas de suicídio ou qualquer comportamento destrutivo não podem ser definidos como "normais". Sugerem, isto, sim, a possibilidade de uma personalidade borderline incipiente ou outro distúrbio que precisa ser avaliado por um profissional. Em comparação com adolescentes com outros transtornos psiquiátricos, os adolescentes borderline apresentam algumas das patologias e das disfunções mais severas. Eles têm taxas de infecções sexualmente transmissíveis e problemas médicos mais elevados ao longo da vida. E ainda uma probabilidade maior de abusar de cigarro, álcool e outras drogas.[3]

Pais, professores, patrões e amigos reconhecem quando o adolescente cruza a fronteira do comportamento borderline, antes até de ele se dar conta. Abuso contínuo de drogas, relações tumultuadas em série e jejuns anoréxicos são indicadores de que pode haver problemas mais profundos envolvidos. Muito embora haja a tentação de ver e tratar esses comportamentos destrutivos como fatos separados, o foco deve ser no estilo de funcionamento do adolescente como um todo, mais do que nos sintomas individuais. Isso é crucial quando se estiver considerando o potencial de suicídio.

O suicídio é uma das principais causas de morte entre adolescentes, e tem especial prevalência em jovens deprimidos, que abusam de drogas, agem de modo impulsivo ou violento e dispõem de poucos sistemas de apoio – traços proeminentes de TPB.[4,5] Ameaças de lesões autoprovocadas devem *sempre* ser levadas a sério. Tentativas de se automutilar ou se ferir "só para chamar atenção" podem ter um fim trágico. Pais que tentam distinguir o "suicídio real" da "busca de atenção" estão errando na abordagem: ambos são comportamentos seriamente patológicos e requerem tratamento, com frequência até hospitalização.

Confrontar o comportamento destrutivo de um adolescente borderline é difícil em caso de divórcio e quando há padrasto ou madrasta envolvidos. Mesmo se a amargura persistir no casal divorciado, os dois devem cooperar no trato com o filho. Todos os envolvidos e responsáveis precisam agir em conjunto para lidar com a justificativa "Você não é meu pai/minha mãe de verdade" e com outras objeções a regras que fixem limites.

TPB no adulto jovem

O adulto borderline na casa dos 20 anos está diante de novos desafios da vida adulta. Está refletindo sobre compromissos que potencialmente irão durar para sempre no âmbito do trabalho e dos relacionamentos e considerando o tipo de pessoa que quer ser. Agora que não está mais sujeito às influências de supervisão dos pais e do sistema educacional, ele é lançado num contexto de liberdade autônoma. Como o cérebro humano segue amadurecendo até metade da casa dos 20 anos, o adulto borderline pode continuar prisioneiro de sua adolescente impulsividade, seu humor instável e sua ansiedade ao mesmo tempo que toma decisões capazes de mudar sua vida.

O adulto borderline maduro

A maioria das pessoas diagnosticadas com TPB, com ou sem tratamento, melhora com o tempo. Muitas se recuperam totalmente. Adultos borderline mais funcionais que não se recuperam de modo pleno ainda assim podem ter uma carreira de sucesso, assumir papéis familiares tradicionais, ter uma estrutura de amigos e sistemas de apoio. Podem levar a vida satisfatoriamente em seu canto de existência, apesar de frustrações recorrentes consigo mesmo e com outros que habitam esse mesmo espaço.

Aqueles com TPB cujo funcionamento é mais comprometido, porém, têm mais dificuldade para manter empregos e amizades, e podem carecer de parentes e sistemas de apoio; tendem a habitar "buracos negros" mais solitários e mais desesperados em seu universo pessoal.

Um elemento de imprevisibilidade e comportamento errático pode persistir. Isso é mais evidente no indivíduo solitário e isolado, mas aqueles que conhecem bem um homem de família supostamente satisfeito também detectam inconsistências em seu comportamento que contrariam a racionalidade superficial. No trabalho, o executivo ou profissional de sucesso pode ser considerado por aqueles ao redor como um pouco estranho, ainda que eles não consigam identificar exatamente o que irradia essa aura de desequilíbrio. O executivo pode parecer inteiramente normal no trabalho, mas apresentar um comportamento abusivo ou irracional em casa.

À medida que envelhecem, muitos adultos borderline podem "se tornar mais doces". A intensidade dramática da impulsividade, das oscilações de humor e dos comportamentos autodestrutivos parece diminuir. Alguma noção de identidade e conexão se estabeleceu. Esse padrão é um reflexo objetivo de uma mudança ou uma avaliação subjetiva de quem vive ou trabalha com a pessoa; amigos e parceiros amorosos tendem a se ajustar com o tempo ao seu comportamento errático e não reparar ou reagir mais aos excessos.

Talvez isso se deva ao fato de o indivíduo ter se assentado num estilo de vida mais rotineiro, que não exige rompantes periódicos para atender às próprias necessidades, como consumo abusivo de álcool, ameaças suicidas ou outros gestos dramáticos. Talvez, com a idade, ele tenha perdido a energia ou o gás para manter o ritmo frenético da vida borderline. Ou simplesmente passou por um processo de cura natural que vem com o amadurecimento. Seja como for, a maioria das pessoas com TPB melhora com o tempo, com ou sem tratamento. Poderia até ser considerada "curada" na medida em que não apresenta mais cinco dos nove critérios definidores (ver o Capítulo 1). É preciso lembrar que o prognóstico de longo prazo para essa doença devastadora é muito otimista (ver o Capítulo 7).

Assim, quem divide a vida com alguém querido que sofre de TPB pode esperar comportamentos mais toleráveis com o tempo. Nesse ponto, as reações imprevisíveis se tornam mais previsíveis, mais fáceis de administrar. Assim, torna-se possível para a pessoa aprender a amar e ser amada de modo mais saudável.

Pai ou mãe idosos com borderline

Quando sintomas de TPB como oscilação de humor, raiva, medo do abandono e relacionamentos de baixa qualidade persistem na idade avançada, é difícil para um filho manter contato tolerável com um pai ou uma mãe borderline. Nessas situações de tensão, o filho adulto prefere manter algum tipo de ligação afetiva, mas sem que lhe cause um incômodo contínuo.

Pais borderline podem provocar culpa quando não têm suas necessidades atendidas. Se eles tiverem se afastado de todos os outros conhecidos, os filhos podem ser o único vínculo social. É preciso então manter limites sólidos no apoio a ser oferecido. Incentivar a adoção de atividades e novos contatos é bastante saudável, ainda que o pai ou a mãe não siga esse conselho de modo sistemático.

A mãe de Lois lhe telefonava com frequência para reclamar de dores de cabeça fortíssimas, solidão e repulsa generalizada pela vida. Como o pai havia morrido tempos antes e os outros irmãos tinham se afastado da família, Lois era a "filha boa", a única a se importar, a única integrante da família a manter qualquer contato com a mãe.

Lois se sentia culpada quando a mãe estava sozinha e com muita dor. Apesar de seu amor, ela sentia raiva ao ver a mãe se tornar progressivamente incapaz e sem disposição para cuidar de si mesma. Ela reconheceu que a mãe estava se "aproveitando" dela com a crescente dependência que demonstrava. Quando Lois expressou sua raiva, a mãe se mostrou mais chorosa e desamparada; Lois então sentiu a culpa crescer, e o ciclo se repetiu mais uma vez. Foi somente quando Lois conseguiu se desvencilhar desse sistema interdependente e manter um contato compatível com os próprios parâmetros que sua mãe se viu forçada a conquistar uma autossuficiência mais saudável.

TPB NO AMBIENTE DE TRABALHO

No ambiente profissional, colegas borderline são apontados como estranhos ou excêntricos. Eles tendem a se isolar e a manter os outros afastados em consequência de uma aura de mau humor, desconfiança ou excentricidade. Alguns reclamam quase sempre de questões físicas ou problemas pessoais, ou têm acessos ocasionais de paranoia e raiva. Outros ainda tentam agir de modo normal no escritório, mas parecem pouco à vontade com os colegas fora do ambiente de trabalho. Um estudo holandês demonstrou que trabalhadores com TPB (e outros com alguns sintomas borderline, mas não em número suficiente para justificar um diagnóstico formal de TPB) tinham um desempenho significativamente prejudicado. Esses funcionários sofriam mais insegurança no emprego, tinham mais problemas na hora da tomada de decisões, menos apoio dos colegas e mais estresse.[6]

Muitos empregadores implementaram programas de assistência a funcionários, orientadores internos e departamentos de encaminhamento previstos inicialmente para ajudar os funcionários a lidar com problemas de abuso de álcool e drogas. Hoje, muitos programas de bem-estar estão disponíveis para ajudar os funcionários a enfrentar outros problemas emocionais, bem como dificuldades jurídicas e financeiras.

Muitos orientadores de programas de assistência a funcionários estão bem equipados para identificar traços de abuso de álcool ou drogas, ou doenças psiquiátricas proeminentes, como depressão ou psicose, mas podem estar menos familiarizados com os sintomas mais intrincados do TPB. Mesmo quando a supervisão, os colegas, o orientador ou o próprio funcionário têm consciência de alguns comportamentos disfuncionais ou disruptivos, o indivíduo borderline talvez não seja encaminhado para tratamento porque seu comportamento pode não ser claramente associado a um transtorno reconhecido.

O potencial empregador pode suspeitar de características borderline num candidato que tenha um histórico de mudanças de emprego frequentes. Essas demissões muitas vezes são explicadas por conflitos de personalidade (o que, de fato, é correto). Outras rupturas profissionais podem ser provocadas por uma mudança significativa – um novo supervisor, um novo sistema de informática, um ajuste na descrição do cargo – que perturbam a rotina muito estruturada (e talvez até monótona).

Como o funcionário borderline pode ser muito dedicado e criativo, ele é valioso para a empresa. Quando é mais altamente funcional, ele pode ser animado, instigante e inspirador para os outros. A maioria funciona de modo excelente num ambiente bem definido e estruturado, no qual as expectativas são bem delineadas. Outros se saem bem em funções menos rígidas, nas quais podem ser mais imaginativos e criativos.

Companheiros de trabalho interagem mais facilmente com um colega borderline quando reconhecem sua tendência de ver o mundo de modo muito claro ou escuro e aceitam sua preferência por uma estrutura sistemática.

Quando as instruções são precisas, e os resultados, sem incertezas, o companheiro de trabalho borderline responderá com menos estresse. Os colegas devem evitar fazer brincadeiras e manter distância de provocações inofensivas que o companheiro borderline pode facilmente interpretar de maneira incorreta. Pode ser útil intervir caso ele se torne alvo de brincadeiras dos outros. Elogios frequentes pelo bom trabalho e reconhecimento direto e sem críticas a erros, junto de sugestões para melhorias, podem auxiliar seu funcionamento no ambiente de trabalho.

Da mesma forma, quando o colega borderline tem um cargo de gerência ou executivo, seus subordinados precisam reconhecer e aprender a lidar com seu pensamento límpido ou cheio de dúvidas. Eles devem estar preparados e aceitar sua capacidade de mudança com um entendimento que alivie a frustração. Devem evitar se envolver em discussões lógicas sobre questões sem importância, porque a consistência pode nem sempre ser possível. Devem também procurar aliados em outros setores da organização para dar feedback e fazer avaliações. Um grupo de funcionários unido pode levar à direção questões de maior importância.

TPB NO LAZER

Um indivíduo com TPB é imprevisível e às vezes desconcertante na hora do lazer. Ele pode sentir algum embaraço em momentos de recreação, exibindo uma sisudez desproporcional em relação à natureza relaxada da atividade. Pode ser durante uma partida de tênis com seu novo parceiro que no início parece ser bem agradável, mas vai deixando o indivíduo borderline frustrado e zangado conforme a partida avança. Embora quem está de fora não pare de lembrá-lo de que é só um jogo, ele pode bater o pé, maldizer a si mesmo, destruir a raquete e jurar que nunca mais vai jogar. Pode ser o técnico de beisebol de seu filho, que trabalha bem com crianças, mas de repente começa a se mostrar agressivo com o árbitro adolescente, ou cruel com o filho, visto como uma extensão de si mesmo, quando ele comete um erro na partida. Embora esses exemplos descrevam traços que parecem borderline em algumas pessoas que não o são de fato, esses comportamentos podem ser indicadores de uma personalidade borderline quando são extremos ou persistem num padrão consistente.

Essa intensidade interfere na disposição de a pessoa relaxar e se divertir. As tentativas de os outros deixarem o ambiente menos tenso podem frustrá-la e torná-la ainda mais raivosa. É praticamente impossível levá-la a se acalmar com bom humor. Se você decidir continuar jogando tênis com seu parceiro borderline, precisa saber que o uso criterioso dos princípios SET-UP podem tornar a experiência mais tolerável (ver o Capítulo 5).

ENTENDENDO AS PRÓPRIAS EMOÇÕES

Quando você embarca com alguém com TPB em sua montanha-russa, deve se preparar para sentir uma gama de emoções, em especial culpa, medo e raiva. Quando é autodestrutiva, a pessoa pode parecer impotente e projetar a responsabilidade de seu comportamento nos outros, que podem aceitar de imediato. A culpa é um forte inibidor de confrontos honestos. Da mesma forma, o temor de danos físicos, seja a à própria pessoa ou a outros, pode ser um obstáculo para o início de qualquer interação. A raiva é uma reação comum quando você se sente manipulado, ou simplesmente não entende determinado comportamento do indivíduo borderline.

Compreensão e *Perseverança* (o UP do paradigma de comunicação SET-UP apresentado no Capítulo 5) são componentes importantes para manter qualquer relacionamento. Ainda mais quando se tem um compromisso com alguém com TPB. Usar o SET e outras técnicas de comunicação descritas pode ajudar a administrar a turbulência. Ao mesmo tempo, é preciso avaliar continuamente os próprios sentimentos. Dose sua frustração junto de seu carinho, e a ação do tempo talvez lhe permita sustentar um relacionamento saudável.

COMO LIDAR COM SINTOMAS INDIVIDUAIS BORDERLINE

No Capítulo 2 e em nosso outro livro,[7] examinamos os nove critérios definidores do TPB. No entanto, existem muitas facetas daquilo que reconhecemos como transtorno da personalidade borderline. Um diagnóstico formal requer a validação de cinco dos nove critérios designados. Essas variantes geram 256 combinações possíveis de sintomas e, em teoria, 256 apresentações distintas de TPB. Um paciente borderline com raiva proeminente, fortes oscilações de humor e impulsividade autodestrutiva pode ter um quadro muito diferente de um paciente TPB cujos principais sintomas são medo do abandono, sensação de vazio e autoimagem instável. Embora as técnicas SET-UP possam ser muito úteis para se comunicar com indivíduos borderline, formular uma *única* estratégia eficaz para lidar com expressões borderline *específicas* pode ser quase impossível. A seguir, algumas técnicas para trabalhar com sintomas borderline específicos – algumas delas foram descritas no livro anterior do autor principal.[8]

Como lidar com o medo do abandono (Critério 1)

A imagem espelhada da raiva borderline que afasta os outros é o medo borderline de um abandono que cause isolamento. (Na verdade, esses dois temores estão representados no título deste livro.) O pânico de ficar só transborda para outros sintomas de TPB, como relacionamentos comprometidos, noção de identidade fragilizada, sensação de vazio. Para evitar o abandono, um parceiro amoroso com TPB pode demonstrar carência sufocante e ainda exigir garantia constante de envolvimento.

- **Faça uso de objetos provisórios.** Como o bicho de pelúcia preferido da princesa Diana (ver o Capítulo 3), que não se separava dele nem mesmo em viagens, objetos que significam algum tipo de conexão podem ser úteis em caso de separação momentânea. Deixar uma foto ou uma peça de roupa pode tranquilizar alguém com TPB em momentos de solidão. Incentivar a pessoa a ouvir ou tocar a "nossa música", ou usar o moletom do parceiro durante o dia, pode trazer reconforto.
- **Prepare o terreno.** Para muitos com TPB, o futuro, em especial um acontecimento indesejável, como uma viagem curta a trabalho do cônjuge, é pressionado para fora da consciência. Não evite abordar uma situação que você sabe que vai ser difícil para a pessoa. Em vez disso relembre-a periodicamente sobre a viagem e acrescente a esse lembrete uma notícia positiva: "Vamos sair para dançar na última noite antes de eu fazer aquela viagem a trabalho."

Incentive fontes alternativas de bem-estar para quando você não estiver disponível, como marcar programas com amigos, participar de reuniões no clube, ir à academia ou ao parque, etc.
- **Fixe limites.** Talvez você nunca satisfaça plenamente as demandas de um parceiro amoroso borderline carente, mas tente estabelecer limites que possam ser respeitados de modo consistente, como uma conexão confiável: "Pai, eu sei que você fica chateado por eu não vir visitar você todas as noites, mas estou me organizando para vir às quintas para podermos jantar juntos."

Como lidar com a instabilidade nos relacionamentos (Critério 2)

A visão de mundo em preto e branco do TPB torna difícil manter relacionamentos tranquilos. A percepção que a pessoa tem de você pode transformá-lo de anjo em demônio por causa de um comentário banal. Essa visão errática do mundo e dos outros é um reflexo do senso instável de quem a pessoa é (Critério 3).

- **Não seja herói nem bode expiatório.** Quando estiver sendo considerado "anjo", aceite sem entrar no debate da idealização positiva. Um modesto protesto a exemplo de "Ah, não sou assim tão deslumbrante, não!" só vai causar frustração na vítima de TPB; por outro lado, não embarque numa missão salvadora nem aceite o papel de vilão.

  No começo do relacionamento, Lindsey vivia dizendo a Nelson quanto ele era maravilhoso e "compreensivo", ao contrário de seus detestáveis ex-namorados. Estimulado pela idealização da parceira, Nelson jurou "afastá-la de todo aquele sofrimento" e protegê-la. Falou duramente com os pais e o chefe de Lindsey. Administrou suas finanças caóticas. Incentivou-a a mudar o corte de cabelo e o estilo de se vestir. De modo previsível, após um período de veneração contínua, Lindsey se sentiu manipulada e ficou furiosa com Nelson, que não entendeu como havia se transformado em um troglodita "controlador".

- **Assuma responsabilidades, mas resista a acusações irracionais.** Tente entender as bruscas mudanças de atitude de seu parceiro borderline. Reconheça que ele está chateado com você e por quê. Mas não aceite a demonização automaticamente se ela não for verdadeira. Após suportar repetidos ataques, você pode dizer: "Entendo sua raiva e sua frustração comigo por eu não ter ido buscá-lo no aeroporto, mas você sabe que já fiz isso várias vezes e agora simplesmente não consegui me liberar do trabalho."

  Depois de assinalar suas idas anteriores ao aeroporto, não continue na defensiva. Maiores explicações correm o risco de aumentar a raiva da pessoa. Às vezes, a melhor abordagem é apenas dizer "Peço desculpas por eu ter decepcionado você" e esquecer o assunto.

- **Prepare-se.** Pode ser útil estar preparado para um provável confronto. Prever como seu parceiro borderline pode responder, e treinar de que modo você pode reagir, ajuda a manter as emoções sob controle. Ensaiar potenciais interações mantém à mão as respostas SET e outras abordagens.

Como lidar com o problema de identidade (Critério 3)

"Eu não sei quem sou" é um mantra habitual do TPB. Desenvolver uma noção de identidade confiável e consistente é um desafio para algumas pessoas com esse transtorno. Elas sentem que estão "fingindo" ao interagir com os outros e podem ser verdadeiros camaleões: democratas quando estão entre democratas, republicanas quando estão entre republicanos, etc. Sozinhas no meio da noite, porém, não sabem no que de fato acreditam. Podem ter dificuldade de manter objetivos e interesses. Podem ser incapazes de se comprometer com empregos, metas educacionais ou relacionamentos, o que pode estar associado à sensação de vazio (Critério 7). Do lado oposto do espectro, podem compensar esse vazio identitário agarrando-se a uma organização, como uma seita cuja cultura dogmática dita como devem pensar, sentir e agir.

- **Explique o dilema "ninguém sai ganhando".** Em algumas situações, quando quem ela é e o que ela quer oscila o tempo inteiro, a pessoa com TPB pode apresentar como únicos sentimentos consistentes a frustração e o antagonismo. Nesses momentos, não importa o que você diga ou faça, você estará errado. Não há como vencer nessa condição em que ninguém sai ganhando.

Explicar a dinâmica do contexto usando o SET como ferramenta pode ser proveitoso: "Eu sei que você ficou bravo quando falei que ia sair com meus amigos hoje à noite. Mas quando eu disse que ia ficar em casa, você se mostrou irritado e disse que eu estava fazendo cena por me sentir culpado. Olhe, você sabe que é a parte mais importante da minha vida (*Apoio*), e eu sei pelo que você tem passado recentemente com seu pai (*Empatia*). Como você talvez fique chateado independentemente do que eu fizer, vou ficar em casa; e apesar do que você pensa, não é por culpa, não (*Verdade*). É porque você é importante para mim e está passando por um período difícil (*Apoio*, *Empatia*)."

- **Desvie.** Quando perceber que está entrando numa área em que ninguém sai ganhando, descubra primeiro a posição de seu parceiro. "Não tenho certeza sobre nada. O que você acha?"
- **Use paradoxos.** Nora, de 22 anos, largou a faculdade três vezes. Ela fazia um semestre bom, depois desanimava, começava a faltar às aulas, e acabava não concluindo as disciplinas. Seus pais haviam pressionado para que ela voltasse a se matricular. Na terceira vez, seu pai adotou outra abordagem. "Talvez a faculdade não seja para você. Talvez você seja mais feliz na vida arrumando um emprego legal", disse ele. No início, Nora ficou ofendida e zangada. Sabia que era inteligente o bastante para fazer faculdade e entendia que se largasse os estudos, não conseguiria arrumar um trabalho satisfatório. Os comentários do pai estimularam seu lado "Você vai ver só". Poucas semanas depois, ela lhe informou em tom de desafio que iria retomar a faculdade e que havia se candidatado a um empréstimo estudantil para ajudá-la a pagar o curso. Disse também que dessa vez iria até o fim. Exatamente o que seu pai esperava que fosse acontecer.
- **Entre para um grupo.** Pratique uma atividade coletiva com seu parceiro borderline: um esporte de equipe, uma atividade na igreja, uma campanha beneficente, um projeto comunitário. Tudo isso promove interações sociais e estimula interesses que definem a identidade.

- **Seja positivo, consistente e *presente*.** A identidade instável advém das inconsistências da vida. Por causa das experiências que teve, seu parceiro pode duvidar de que você fará o que diz que vai fazer. O fato de você ser uma fonte confiável, capaz de enfatizar os atributos positivos sem ignorar os aspectos negativos que exigem trabalho, é importante para seu parceiro borderline.

Como lidar com a impulsividade autodestrutiva (Critério 4)

O TPB é o único diagnóstico médico definido parcialmente por uma impulsividade voltada contra o próprio indivíduo. Os atos impulsivos podem ser bastante frustrantes para amigos e parentes de quem tem borderline, sobretudo se as atitudes forem autodestrutivas. A impulsividade é ainda mais perturbadora quando surge num momento de relativa estabilidade na vida da pessoa (como muitas vezes acontece). De fato, os comportamentos voltados contra si podem surgir porque a vida está *mesmo* se estabilizando, e a pessoa se sente desconfortável naquele estado em que não há crise.

Larry, por exemplo, vivia um casamento confortavelmente entediante. Casado por mais de vinte anos, ele e a mulher, Phyllis, interagiam raras vezes. Ela criava os filhos do casal, enquanto Larry trabalhava para uma grande empresa. Sua vida era uma prisão autoimposta de rotina e comportamentos compulsivos. Ele levava horas para se vestir, de modo que deixasse as roupas do jeito exato. À noite, antes de dormir, executava rituais para manter a sensação de controle: as portas do armário precisavam estar abertas de um jeito especial, a pia do banheiro, cuidadosamente limpa, o sabonete e os produtos de higiene pessoal, dispostos de determinada maneira.

Dentro dessa rotina rigidamente organizada, porém, Larry se embebedava, puxava brigas, saía da cidade por um dia inteiro sem avisar. Numa dessas ocasiões, tomou uma overdose do remédio para o coração para "ver como era". Em geral, ele absorvia a raiva que sentia de Phyllis ficando sombrio e calado, mas às vezes a culpava porque sentia necessidade de "se afastar" e arrumava briga por causa de alguma questão banal.

Passava meses sem beber, e então, quando recebia elogios por se abster do álcool, começava a se embebedar e a falar alto. Sua mulher, seus amigos e terapeutas o ameaçavam e suplicavam que ele parasse com essa conduta, mas não obtinham resultados.

- **Preveja.** Após um período de sobriedade, Phyllis poderia lembrar a Larry, num tom neutro, que quando as coisas correram bem no passado ele acumulou pressões que explodiram na forma de acessos de embriaguez. Apontando padrões anteriores, um amigo próximo ou parente pode ajudar a pessoa a se tornar mais consciente dos sentimentos que precedem a ocorrência da impulsividade destrutiva. Isso pode ser acompanhado por afirmações de *Apoio*, de modo a não serem interpretadas como críticas do tipo "Lá vai você outra vez". Assim, a pessoa aprende que atitudes antes vistas como caóticas e imprevisíveis podem ser previstas, compreendidas e controladas. No entanto, mesmo que a pessoa se sinta criticada, a antecipação pode estimular uma contrariedade que a motiva a não repetir padrões destrutivos "só para lhe ensinar uma lição".

  Induzir o indivíduo borderline a resultados prováveis do comportamento pode, às vezes, mitigá-lo. Quando sua filha de 15 anos ameaçou com raiva fugir outra vez com o namorado proibido, Terry reagiu de modo casual: "Ah, puxa, queria muito que você não fizesse isso. Porque sabe que vamos ter que chamar a polícia, eles vão encontrar você e o Jordan, e ele vai ser preso de novo. E então você vai ser internada outra vez, e sei quanto detesta isso. E agora vão querer, provavelmente, que você fique mais tempo no hospital. Eu preferiria conversar um pouco mais com você a passar por tudo isso."
- **Crie uma rotina.** Em momentos de vulnerabilidade, organize atividades saudáveis que vocês possam fazer juntos: práticas de ioga, aulas educativas ou religiosas, reuniões dos Alcoólicos Anônimos (AA), etc.
- **Mire a raiva e o ódio por si mesmo.** Suplicar à pessoa querida borderline que não tenha outro acesso de bebedeira é infrutífero. Mas perguntar por que ela está com tanta raiva e por que precisa agir de um jeito tão contraproducente pode ter mais impacto. Levar a pessoa a falar em vez de agir sem pensar é um enorme progresso.

Na terapia, Larry começou a ver que seu comportamento aparentemente imprevisível representava a raiva que ele sentia dos outros e de si mesmo. Ele se deu conta de quanto ficava abusivo com a mulher e de como começava a beber quando estava frustrado consigo mesmo. Essa atitude impulsiva resultava em culpa e autopunição, o que servia para expiar seus pecados. Conforme Larry passou a se valorizar mais e a respeitar os próprios ideais e crenças, suas atividades destrutivas diminuíram.

Como lidar com comportamentos suicidas e de automutilação (Critério 5)

Ameaças e gestos suicidas devem sempre ser levados a sério e encaminhados a um profissional de modo a se obter ajuda. O risco de suicídio no TPB é próximo a 10%, quase mil vezes a taxa de suicídio na população em geral.[9] Embora muitos sintomas borderline sejam amenizados com a idade (ver "O adulto borderline maduro", neste capítulo), o risco de suicídio perdura ao longo da vida, e alguns estudos sugerem que aumenta com a idade.[10] Um histórico de lesão autoprovocada é o maior fator de risco para um subsequente suicídio.

Embora ambos os gêneros com TPB tentem o suicídio em proporção semelhante, os homens são mais bem-sucedidos no ato e sofrem mais sequelas.[11,12] Pacientes suicidas idosos, com um histórico de tentativas anteriores, são mais suscetíveis a apresentar traços borderline e similares de forma persistente. Pacientes mais velhos que tentam o suicídio pela primeira vez têm menor probabilidade de sofrer de uma patologia de personalidade, mas demonstram uma obsessão maior de controlar o entorno. Essas características, embora tenham sido adaptativas antes, podem contribuir numa fase posterior, quando combinadas com depressão e perda de controle, para uma sensação de impotência e ideação suicida aumentada.[13]

A autolesão não suicida (ALNS) refere-se a um comportamento de automutilação, como cortar-se, queimar-se e bater com a cabeça com o intuito de se machucar. No TPB, esses comportamentos podem funcionar para aliviar a tensão, se autopunir, superar sensações de alheamento ou dissociação, estabelecer a sensação de controle, ou ceder a uma necessidade de excitação pelo perigo. Confrontar o comportamento de automutilação pode ser desafiador para parentes e amigos. Na gravidez, as fantasias de lesão autoprovocada foram associadas a um índice maior de depressão pós-parto e a uma pior relação mãe-bebê.[14] A ALNS tende a começar na adolescência, quando a prevalência é de 18%.[15] Embora esse sintoma seja um critério definidor de TPB, houve quem sugerisse que a ALNS deveria constituir um transtorno em separado. Uma seção do DSM-5, "Condições para estudos posteriores", propõe critérios de diagnóstico distintos para um diagnóstico de ALNS. (Para uma discussão mais detalhada sobre o DSM-5 e modelos de diagnóstico alternativos, ver o Apêndice A.)

- **Procure ajuda.** Ameaças ou atos suicidas não devem ser desprezados nunca. Chame um profissional de saúde, um serviço de emergência, ou outras pessoas para ajudar.
- **Proteja o entorno.** Remova ou minimize objetos potencialmente destrutivos. Descarte frascos de remédios que não estejam mais sendo usados. Elimine instrumentos afiados desnecessários. Retire ou confisque armas de fogo e cortantes.
- **Explore ações alternativas para distrair a pessoa ou tratar da lesão autoprovocada.** Pratique exercícios ou outro tipo de atividade física intensa. Moldar argila ou tocar piano ou outro instrumento musical pode reduzir a tensão. Um estimulante banho de banheira quente ou gelado pode ser de grande auxílio. Às vezes, o ato de segurar pedras de gelo proporciona uma sensação de ardência que é desejada mas bem menos danosa à pessoa. Para muitos indivíduos com TPB, o objetivo é ver sangue escorrendo e essa cena pode ser parcialmente simulada ao se desenharem com força (de modo a causar algum desconforto) partes do corpo com uma caneta vermelha.

Como lidar com a instabilidade do humor (Critério 6)

Indivíduos com TPB são muito sensíveis a pessoas e coisas em seu entorno. Mudanças de humor são reativas a circunstâncias ambientais e podem oscilar de uma emoção a outra. Reações negativas, em particular, podem ser intensas. Um estudo utilizando ressonância magnética funcional examinou as reações cerebrais a estímulos negativos. Os resultados mostraram uma sensibilidade aumentada em pacientes com TPB. Enquanto outros tinham maior probabilidade de se habituar aos estímulos desagradáveis repetidos, os que tinham TPB se tornaram mais reativos emocionalmente e exibiram padrões de estresse contínuo.[16]

As rápidas mudanças de humor podem ser tão incompreensíveis para uma pessoa com TPB quanto para quem está em volta. Desde muito pequena, Meredith sempre tivera consciência das próprias oscilações de humor. Quando as coisas estavam indo bem, ela podia atingir altos níveis de animação e alegria, apenas para mergulhar, sem aviso, no mais profundo desespero. Seus pais lidavam com isso tratando-a como se estivessem pisando em ovos, sem nunca confrontar sua irritabilidade. Na escola, as amizades de Meredith iam e vinham, desencorajadas por suas atitudes imprevisíveis. Alguns a chamavam de "a maníaca-depressiva" e tentavam tirá-la do estado de mau humor por meio de brincadeiras.

Seu marido, Ben, disse ter sido atraído por sua "gentileza" e seu "senso de diversão". Mas Meredith podia mudar de modo dramático e passar de brincalhona a suicida. Da mesma forma, suas interações com Ben mudavam de um compartilhamento feliz a um isolamento sombrio. Como seu humor sofria muitas oscilações, Ben nunca tinha certeza de como a encontraria ao voltar para casa no fim do dia. Às vezes, tinha a sensação de que precisava balançar um lenço branco porta adentro para ver se seria abraçado, ignorado ou recebido a tiros.

A própria Meredith ficava incomodada com as mudanças de humor, que não tinham dado boas respostas a diversas medicações. Na terapia, porém, a tarefa que lhe tinha sido atribuída fora reconhecer as oscilações e em quais circunstâncias eram desencadeadas, assumir a responsabilidade por tê-las, e aprender a se adaptar compensando a presença delas. Quando deprimida, Meredith poderia identificar esse estado e aprender a explicar para os outros à sua volta que estava numa fase desanimada e tentaria se ajustar da melhor maneira possível. Se estivesse com pessoas com as quais não se sentia à vontade para explicar a situação, Meredith poderia se manter discreta e evitar lidar com algumas das exigências que lhe fossem feitas. Um objetivo importante envolvia estabelecer constância consigo mesma e com os outros: atitudes e comportamentos consistentes e confiáveis.

Ben estava preso numa típica situação borderline "entre a cruz e a caldeirinha". Confrontar as oscilações de humor da esposa a levaria a se fechar ainda mais e aumentaria sua raiva, mas ignorar essa variações poderia dar a entender que ele não se importava com ela. Assim, nesse aparente beco sem saída, ele recebeu de seu terapeuta de casal as seguintes dicas, que deram bons resultados:

- **Explicar o dilema "ninguém sai ganhando".** (Ver "Como lidar com o problema de identidade", neste capítulo.)
- **Procrastinar de modo produtivo.** Viver no presente é sugerido como um preceito desejável para a maioria das pessoas. A experiência borderline de percepções e sentimentos, porém, existe por inteiro no *agora*. E o *agora* atual pode mudar de um segundo para o outro, sem nenhum contexto ou comparação. O que aconteceu antes ou o que pode acontecer depois não tem qualquer influência sobre o que a pessoa está sentindo no momento.

    O indivíduo pode se mostrar exigente e impaciente e insistir em ter uma resposta *imediatamente*, embora a resposta possa logo em seguida ser contestada, descartada ou denegrida. Em algumas situações, pode ser útil protelar em vez de se comprometer com uma exigência num momento de grande emoção. Possíveis lembretes úteis são: "Eu sei que você está preocupado com isso, mas deixe primeiro eu checar minha agenda." "Entendo que você queira fazer isso logo, mas preciso ver se consigo reorganizar algumas coisas." "Estou envolvido com algumas coisas agora; vou ver e depois aviso."
- **Estabeleça mais coerência.** Muitas vezes, o indivíduo borderline pode não ter consciência das atitudes inconsistentes que complicam sua vida. Chamar atenção gentilmente para atitudes contraditórias e trabalhar juntos para ter uma opinião mais coerente pode ajudar. "Quando finalmente contratamos aquele instrutor especial para as aulas de tênis você ficou animada, mas há dias em que está empolgada e outros em que diz que não gosta nada dele e não quer voltar a jogar. Por mim tanto faz, mas precisamos mesmo conversar sobre isso e decidir de uma vez por todas se continuamos ou não."

Como lidar com sensações crônicas de vazio (Critério 7)

O vazio borderline é extremamente doloroso. O indivíduo borderline não tem um senso de propósito ou valor. Ele sente que não tem nada para dar e é indigno de receber amor ou atenção. Como muitos dos critérios definidores do TPB, a sensação de vazio e distanciamento pode estar ligada a outros sintomas, como uma noção mal definida de si mesmo (Critério 3), oscilações de humor (Critério 6), medo do abandono (Critério 1). Sensações avassaladoras de vazio podem levar o indivíduo borderline a se fechar. Evitar a desconexão e o isolamento é um objetivo importante.

- **Incentive uma atividade física.** Faça com que a pessoa saia de casa. Vão caminhar, correr, ou fazer uma aula de ginástica juntos. O esforço físico e as atividades ao ar livre afastam a pessoa do buraco negro para o qual ela é tragada.
- **Incentive novos interesses.** Hobbies, música ou leitura proporcionam um estímulo intelectual que pode preencher parte do vazio.
- **Incentive contatos sociais.** Participar de grupos comunitários, em igrejas, organizações de trabalho voluntário ou clubes, ou matricular-se em algum curso pode mitigar o isolamento.

Como lidar com a raiva (Critério 8)

Rompantes de raiva podem surgir sem aviso e parecer desproporcionais em determinada situação. Esses rompantes se tornam previsivelmente imprevisíveis em sua frequência. Você pode não observar uma progressão gradual da frustração na pessoa amada borderline. Não vai ouvir o apito nem ver os faróis do trem avançando pelos trilhos até ser atropelado por ele, ensurdecedor e destruidor. A pessoa pode passar da calma à fúria num segundo por causa de algo que você pode considerar um comentário ou um incidente trivial. A explosão repentina pode ser tão chocante para ela quanto para você. Manter a calma e não se deixar tragar e trocar palavras raivosas com a pessoa pode ser difícil. Se você permitir que seus gatilhos sejam acionados, ela pode negar o próprio papel e projetá-lo em você: "Não sou eu que estou com raiva! Quem está com raiva é você!" Suportar a parte "Eu te odeio!" do TPB pode ser um enorme desafio na relação.

- **Deixe a poeira baixar.** Espere a pessoa parar de esbravejar antes de dar qualquer resposta. Aguarde um segundo, para deixar o silêncio repentino contrastar com a barulheira do rompante.
- **Esfrie os ânimos.** Conforme a pessoa for falando mais alto, tente baixar o volume da sua voz. Conforme ela for se tornando fisicamente animada, tente controlar as expressões de seu corpo.
- **Ajuste o foco.** Ignorar o motivo da raiva vai inflamar mais ainda a situação, mas desviar o confronto para uma área correlata pode ajudar a acalmar o tumulto.

   Allison estava gritando com Michael, chateada por ele trabalhar mais e passar menos tempo com ela e seu filho bebê, que havia acordado com o barulho e estava chorando. Quando ela acabou de esbravejar, Michael, falando em voz baixa, usou afirmações SET, expressou a intenção de ajustar seus horários de trabalho e mudou o foco para sua admiração por Allison como mãe e seu desejo de manter um ambiente familiar tranquilo e sadio. Assim, Michael transferiu a atenção para as prioridades de Allison como mãe, afastando-a da tensão conjugal.
- **Jogue limpo.** Não faça retaliações com lembretes nevrálgicos: "Você agora vai me bater, como seu pai faria?" Não descarte a raiva frustrada atribuindo-a a alguma doença ou aos hormônios: "Você já tomou seu remédio hoje?" "Está naqueles dias?"
- **Mantenha-se em segurança.** Se sentir que existe risco de violência física, retire-se. Cuide da segurança dos menores de idade e afaste aqueles que não estiverem envolvidos. Como a raiva borderline não admite argumentação, não é preciso discutir nem debater, porque isso pode apenas inflamar a situação. Você deve tentar esfriar o conflito reconhecendo a diferença de opiniões e concordando em discordar. É possível retomar a conversa depois, quando o ambiente estiver mais apaziguado.

Como lidar com sintomas paranoicos ou dissociativos (Critério 9)

Ao contrário de aspectos psicóticos de outras doenças psiquiátricas, como a esquizofrenia, as distorções da realidade borderline surgem de repente em momentos de estresse, como os rompantes de raiva e as oscilações de humor. Uma pessoa com psicose TPB parece distante e desorientada. E pode expressar temores paranoicos. Apesar de opiniões contrárias, pacientes com TPB raramente são perigosos.

- **Mantenha um ambiente seguro e confortável.** Mantenha a calma e conserve o entorno familiar com pessoas de confiança. Afaste-se de potenciais armas e escolha um local da casa no qual tenha acesso fácil à saída caso se sinta ameaçado.
- **Converse para acalmar a outra pessoa.** Mantenha as interações não ameaçadoras usando um tom de voz baixo e tranquilizador. Como os episódios são causados por acontecimentos estressantes, console.
- **Evite confrontos diretos.** Não argumente nem tente convencer a outra pessoa de que a experiência não está acontecendo. Você não precisa confirmar o delírio pelo qual ela está passando, mas pode reconhecer a aceitação daquilo que ela está pensando ver.
- **Busque ajuda.** Mesmo se conseguir acalmar a situação, providencie um acompanhamento profissional.

O QUE NÃO DIZER

Os indivíduos borderline podem ser muito sensíveis às palavras. Até agora, no SET e nas outras abordagens, enfatizamos o que dizer em momentos difíceis. Mas é importante entender também o que *não* dizer, e quais palavras ou ações podem exacerbar a situação.

- **Evite expressões depreciativas.** Depois de um comentário casual, como "Deixe de ser bobo" ou "Que maluquice!", o indivíduo TPB pode se concentrar na palavra crítica e perder o controle com uma resposta do tipo "Quer dizer que agora você me acha maluco?".

- **Não use expressões degradantes ou contraditórias.** Confrontar a percepção da pessoa pode apenas inflamar o estado dela. "Não foi isso que aconteceu" ou "Você está exagerando" são frases que minam as expressões de *Empatia* e favorecem mais conflito.
- **Não negue sua responsabilidade.** Tentativas de redirecionar o que você disse ("Você está me interpretando mal!", "Eu estava só brincando!", "Você não sabe aceitar uma brincadeira?") sugerem que você está transferindo a culpa para a pessoa e estimularão um comportamento mais defensivo. Assuma seu comportamento.
- **Não minta.** Seja gentil com a *Verdade*, mas não minta. Inconsistências e mentiras são aspectos frequentes das experiências borderline. Uma falsidade desmascarada mina a necessidade de estabelecer credibilidade e confiança.
- **Deixe pra lá.** Não fique batendo na mesma tecla. Assim como uma criança pode continuar choramingando ("Mas por quê?"), o indivíduo borderline pode insistir num argumento. Se você se vir repetindo as mesmas palavras, tente seguir em frente: "Sei que você ainda está insatisfeito, mas nós já falamos desse assunto várias vezes. Vamos esquecer isso por enquanto. Eu preciso da sua ajuda em outra questão."
- **Tome cuidado com o humor.** A sensibilidade borderline pode interpretar uma brincadeira descontraída como humilhante ridicularização. Somente num relacionamento duradouro, no qual combinações lúdicas já foram estabelecidas, a leveza pode ser útil. O humor aceito pode permitir dar um passo para trás e desenvolver uma perspectiva diferente. Nesses casos, destacar o lado macabro e de humor ácido da situação pode desarmar a intensidade do que está acontecendo. "Essa bobagem ridícula que a sua mulher tem armado por causa do divórcio deve ser incrivelmente frustrante, mas parte disso parece quase uma novela ruim na qual Lucy se perdeu. Se não fosse tão perturbadora seria quase engraçada!"

Até agora, apresentamos o *que* e o *porquê* do TPB, o SET-UP e outras estratégias que mostram como as interações pessoais podem transcorrer. Os capítulos seguintes exploram mais o *como* do TPB: como o tratamento profissional funciona e quais modalidades estão disponíveis.

CAPÍTULO SETE
Como buscar, encontrar e perseverar na terapia

"Vou tentar por mais um ano, depois vou a Lourdes fazer uma romaria."

Annie Hall (Diane Keaton), sobre seu psiquiatra,
em *Noivo neurótico, noiva nervosa*, de Woody Allen

Psiquiatra renomado no país inteiro, o dr. Smith me ligou para falar sobre sua sobrinha. Ela estava deprimida e precisava de um bom psicoterapeuta. Ele estava ligando para dizer que havia indicado meu nome.

Marcar uma consulta foi difícil. Ela não conseguia organizar sua agenda para se encaixar nos horários que eu tinha disponíveis, então precisei fazer alguns malabarismos para me adequar aos dela. Senti uma pressão para ser flexível e brilhante, de modo a justificar a fé do dr. Smith em mim. Havia acabado de abrir o consultório e precisava de um pouco de validação das minhas competências profissionais. No entanto, sabia que esses sentimentos eram um mau sinal: eu estava nervoso.

Julie era extremamente atraente. Alta e loura, poderia com facilidade ter sido modelo. Tinha 25 anos, era estudante de Direito, inteligente e articulada. Chegou dez minutos atrasada e não se desculpou; nem sequer reconheceu o atraso. Ao observar mais de perto, reparei que a maquiagem em seus olhos estava um pouco carregada, como se ela estivesse tentando esconder uma tristeza e uma exaustão internas.

Julie era filha única, muito dependente dos pais bem-sucedidos que viviam viajando. Como não suportava ficar sozinha, tinha casos de amor em série. Quando um homem rompia o relacionamento, ficava bem deprimida até engatar o namoro seguinte. Estava agora "entre dois relacionamentos".

Seu último namorado a tinha deixado, e "não havia ninguém para ocupar o lugar dele".

O tratamento de Julie não demorou muito para entrar numa rotina. Sempre que uma sessão ia chegando ao fim, ela mencionava algo importante, fazendo com que passássemos um pouco do horário. Os telefonemas entre uma sessão e outra foram se tornando mais frequentes e mais longos.

Nas seis semanas seguintes, nós nos encontramos uma vez por semana, mas depois disso concordamos em aumentar a frequência para duas vezes. Ela passou a falar mais sobre solidão e dificuldade com as separações, e continuou se sentindo impotente e sozinha. Disse que tinha acessos de raiva com as amigas, embora esses rompantes fossem para mim difíceis de imaginar, já que ela se mostrava tão recatada no consultório. Tinha problemas para dormir, pouco apetite e estava perdendo peso. Começou a falar em suicídio. Receitei-lhe medicamentos antidepressivos, mas ela se tornou ainda mais deprimida e passou a não conseguir se concentrar nos estudos. Por fim, após três meses de tratamento, relatou que vinha tendo cada vez mais pensamentos suicidas e começou a visualizar que se enforcava. Recomendei a internação, e ela, com relutância, aceitou. Obviamente era preciso um trabalho mais intenso para lidar com aquela depressão que não cedia.

A primeira vez que vi sua raiva foi no dia da internação, quando Julie estava falando sobre a decisão de ir para o hospital. Chorando baixinho, ela contou sobre o medo que sentira ao explicar a internação ao pai.

Então, de repente, sua expressão ficou mais dura e ela disse: "E sabe o que aquela piranha fez?" Precisei de um segundo para entender que Julie estava se referindo a Irene, a enfermeira responsável por seu acolhimento na unidade. Furiosa, Julie descreveu o descaso da enfermeira, sua falta de jeito com a braçadeira do medidor de pressão, e uma confusão com a bandeja do almoço. Sua beleza etérea havia se metamorfoseado num rosto cheio de raiva e terror. Quando ela socou a mesa, eu me sobressaltei.

Depois de alguns dias, Julie já estava mobilizando toda a unidade hospitalar com suas demandas e vociferações. Algumas das enfermeiras e alguns dos pacientes tentavam acalmá-la; outros se mostravam irritados quando ela se descontrolava (e atirava objetos) e saía no meio das sessões de grupo. "Sabe o que a *sua* paciente fez hoje de manhã, doutor?", perguntou uma das enfermeiras quando cheguei ao andar. A ênfase foi posta claramente no *sua*, como se eu fosse o responsável pelo comportamento de Julie e merecesse as reprimendas da equipe por não controlá-la. "O senhor a superprotege. Ela o está manipulando. Alguém precisa confrontá-la."

Saí imediatamente em defesa de mim mesmo e de Julie. "Ela precisa ser apoiada e cuidada", retruquei. "Precisa ser criada novamente. Precisa aprender a confiar." Que atrevimento o deles, questionar meu julgamento! Por acaso eu me atrevo a fazer isso?

Ao longo dos primeiros dias, Julie reclamou da enfermagem, dos outros pacientes e dos médicos. Disse que eu era compreensivo e cuidadoso e que tinha bem mais compreensão e conhecimento do que os outros terapeutas com quem ela havia se consultado.

Três dias depois de dar entrada no hospital, Julie insistiu em ter alta. A enfermagem se mostrou cética: eles não a conheciam bem o bastante. Ela não havia falado muito de si mesma, nem com eles nem na terapia em grupo. Falava só com seu médico, e ele afirmava que seus pensamentos suicidas haviam se dissipado e ela precisava "voltar para a própria vida". No fim, acabei autorizando a alta.

No dia seguinte, ela chegou cambaleando ao pronto-socorro, bêbada e com os pulsos cortados. Não tive outra escolha senão interná-la mais uma vez. Embora ninguém da enfermagem nunca tenha chegado a dizer "eu avisei", seus olhares de superioridade foram inconfundíveis e insuportáveis. Comecei a evitar os enfermeiros mais do que vinha fazendo até então. Recomecei a terapia individual de Julie e a retirei das sessões em grupo.

Dois dias depois, ela exigiu ter alta. Quando neguei, ela explodiu: "Achei que você confiasse em mim", protestou. "Achei que me entendesse. Mas você só liga para o poder. Adora controlar as pessoas, só isso!"

Talvez ela esteja certa, pensei. Talvez eu seja demasiado controlador, demasiado inseguro. Ou estaria ela apenas atacando minha vulnerabilidade, minha necessidade de ser considerado cuidadoso e confiável? Estaria ela apenas atiçando minha culpa e meu masoquismo? Seria ela a vítima ou eu?

"Pensei que você fosse diferente", disse ela. "Que fosse especial. Pensei que realmente se importasse." O problema era que eu também pensava desse modo.

Ao final da semana, a seguradora já me ligava diariamente, questionando o prolongamento da internação. As anotações da enfermagem registravam a insistência de Julie em que não estava mais autodestrutiva, e ela seguiu pressionando a alta. Concordamos em deixá-la ir para casa, mas fazendo com que ela seguisse no programa de hospital-dia ou internação parcial, no qual ela poderia participar dos grupos agendados durante o dia e ir para casa no fim da tarde. Em seu segundo dia no programa de hospital-dia, ela chegou atrasada, mal-ajambrada e de ressaca. Aos prantos, contou sobre o encontro sórdido com um desconhecido num bar na noite anterior. A situação estava ficando mais clara para mim. Ela estava implorando por limites, controle e estrutura, mas não conseguia reconhecer essa dependência. Então agia de modo escandaloso para tornar o controle necessário, depois se zangava e negava desejá-lo.

Eu conseguia perceber isso, mas ela não. Aos poucos, parei de sentir vontade de vê-la. Cada sessão me lembrava do meu fracasso, e peguei-me querendo que ela ficasse boa ou então sumisse. Quando ela me disse que talvez o médico de sua ex-companheira de apartamento fosse melhor para ela, interpretei isso como um desejo de fugir de si mesma e das verdadeiras questões que ela estava enfrentando. Sabia que uma mudança nesse ponto seria contraprodutiva para ela, mas silenciosamente estava torcendo para ela mudar de médico por *minha* causa. Ela seguia falando em se matar, e eu, cheio de culpa, fantasiava que seria quase um alívio vergonhoso para mim se isso acontecesse. Suas mudanças tinham me levado a mudar, e passei de masoquista a sádico.

Em sua terceira semana no programa de hospital-dia, outro paciente se enforcou em casa no fim de semana. Assustada, Julie se enfureceu. "Por que você e aqueles enfermeiros não perceberam que ele iria se matar?", gritou ela. "Como puderam deixá-lo fazer isso? Por que não o protegeram?"

Julie ficou arrasada. Quem iria protegê-la? Quem faria com que a dor fosse embora? Finalmente percebi que teria de ser ela mesma. Ninguém mais vivia em sua pele. Ninguém mais era capaz de compreender e zelar por ela. Isso estava começando a fazer sentido para mim, e depois de algum tempo passou a fazer sentido também para Julie.

Ela podia ver que, por mais que tentasse fugir dos próprios sentimentos, não podia fugir de ser ela mesma. Muito embora quisesse se livrar da pessoa ruim que pensava ser, precisava aprender a se aceitar, inclusive com suas falhas. Ela passaria a ver que estava tudo bem em ser apenas Julie.

Sua raiva dos funcionários do hospital acabou migrando para o paciente suicida, que "não tinha dado uma chance a si mesmo". Quando ela viu a responsabilidade dele, começou a ver a própria. Descobriu que as pessoas que realmente se importavam com ela não a deixavam fazer tudo que ela queria, como seus pais antes faziam. Às vezes, importar-se significava fixar limites. Às vezes, significava lhe dizer o que ela não queria escutar. E às vezes, significava lembrá-la da responsabilidade que ela tinha para consigo mesma.

Não demorou muito para todos nós – Julie, a equipe do hospital e eu – começarmos a trabalhar juntos. Parei de tentar ser apreciado, saber tudo e acertar sempre; era mais importante ser consistente e confiável, e estar *presente*.

Várias semanas depois, Julie saiu do programa de hospital-dia e voltou para a terapia no consultório. Continuava solitária e assustada, mas não precisava mais se machucar. Mais importante ainda: estava aceitando que podia enfrentar a solidão e o medo, e ainda assim continuar cuidando de si mesma.

Algum tempo depois, Julie conheceu um homem que parecia se importar de fato com ela. Eu, da minha parte, aprendi algumas das coisas que ela aprendeu: que emoções desagradáveis determinam em grande parte quem eu sou, e que aceitar essas partes desagradáveis de mim mesmo me ajuda a entender melhor meus pacientes.

O INÍCIO DO TRATAMENTO

Terapeutas que se dedicam ao transtorno da personalidade borderline constatam que os rigores do tratamento exercem uma grande pressão tanto em suas capacidades profissionais quanto em sua paciência. As sessões de terapia podem ser turbulentas, frustrantes e imprevisíveis. O período de tratamento avança a passos bem lentos e pode levar anos para alcançar uma verdadeira mudança. Muitos pacientes borderline desistem da terapia em poucos meses.

O tratamento é difícil porque o paciente borderline reage a ele de forma bem semelhante aos seus relacionamentos pessoais. Em determinado momento, ele vê o terapeuta como alguém gentil e acolhedor, e no momento seguinte, como desonesto e intimidador.

Na terapia, o paciente com TPB pode ser extremamente exigente, dependente e manipulador. Telefonemas ou mensagens de texto incessantes entre uma sessão e outra são frequentes, e ele pode aparecer de modo inesperado no consultório do terapeuta ameaçando se lesionar fisicamente a não ser que ele o receba na hora. Frases raivosas contra o terapeuta e o processo de terapia são comuns. Com frequência, o paciente pode ser muito perceptivo em relação à sensibilidade do terapeuta, e eventualmente levá-lo a sentir raiva, frustração, a duvidar de si mesmo e a perder a esperança, assim como faz com outras pessoas em sua vida.

Considerando a gama de causas que podem contribuir para o TPB e os extremos comportamentais nele envolvidos, há também um sem-número de métodos de tratamento. Segundo o "Practice Guideline for the Treatment of Patients with Borderline Personality Disorder", da Associação Americana de Psiquiatria, "o principal tratamento é a psicoterapia, complementada por uma farmacoterapia direcionada aos sintomas".[1] A psicoterapia pode ocorrer num contexto individual, em grupo ou em família. Pode ser feita dentro ou fora do ambiente hospitalar. As abordagens terapêuticas tendem a ser combinadas, como sessões individuais e em grupo. Algumas abordagens terapêuticas são psicodinâmicas, ou seja, enfatizam a conexão entre experiências passadas e sentimentos inconscientes e comportamentos atuais. Outras abordagens são mais cognitivas e diretivas, mais concentradas em modificar atitudes atuais do que em explorar motivações inconscientes. Algumas terapias são limitadas no tempo, mas a maioria não tem duração definida.

Algumas técnicas terapêuticas devem ser evitadas. A modificação estrita de comportamento é raramente utilizada. A psicanálise clássica, no divã, com o uso da livre associação num ambiente desestruturado, pode ser devastadora para o paciente borderline, cujas defesas primitivas ficam sobrecarregadas. Como a hipnose pode causar um estado desconhecido de transe que produz pânico ou até psicose, deve ser excluída como técnica terapêutica.

OBJETIVOS DA TERAPIA

Todas as abordagens de tratamento têm um objetivo em comum: que o paciente conquiste um modo mais eficaz de funcionar num mundo menos incompreensível, menos nocivo e mais prazeroso. O processo envolve desenvolver uma compreensão em relação à contraprodutividade dos comportamentos atuais. Essa é a parte fácil. A difícil é o processo de aplicar a autocompreensão para retrabalhar antigos reflexos e criar novas formas de lidar com o estresse da vida.

A parte mais importante de qualquer terapia é a relação entre paciente e terapeuta. Essa interação constitui a base da confiança, da constância do objeto, da intimidade emocional. O terapeuta precisa se tornar uma figura a quem se pode contar tudo, um espelho refletor da identidade que está se desenvolvendo. Com essa relação, o indivíduo borderline aprende a ampliar as expectativas e a confiança apropriadas a lidar com os outros.

O objetivo final do terapeuta é trabalhar no sentido de perder o paciente, não de mantê-lo. Isso se consegue direcionando a atenção para determinadas áreas a serem examinadas, não controlando o paciente. Embora o terapeuta seja o copiloto que aponta paisagens interessantes e ajuda a redirecionar a rota em caso de mau tempo, quem precisa estar sentado com firmeza no assento do piloto é o paciente. Às vezes, parentes e pessoas queridas são incluídos nessa jornada. Um objetivo importante é o paciente voltar para casa e melhorar seus relacionamentos em vez de abandoná-los.

Algumas pessoas temem a psiquiatria e a psicoterapia, cujo processo apontam como uma forma de "controle mental" ou modificação de comportamento exercida sobre quem é incapaz e dependente. Acreditam que serão transformadas em robôs por hipnotizadores barbudos dignos de Svengali [o escritor e cartunista George du Maurier criou esse personagem, em 1894, como um hipnólogo mau caráter]. A cultura popular, em especial o cinema, retrata com frequência o "analista" como um bobo tagarela, mais necessitado de tratamento do que o paciente que está tratando, ou como um criminoso inteligentíssimo e nefasto. Da mesma forma que há quem acredite que é possível ser hipnotizado a contragosto, há quem acredite que se pode ser "analisado" contra a própria vontade. Talvez o exemplo mais célebre dessas tentativas fracassadas de "lavagem cerebral" tenha surgido com a chamada terapia de conversão ou terapia reparativa. Essa prática pseudocientífica usa técnicas espirituais ou comportamentais dolorosas para tentar converter à heterossexualidade alguém com orientação homo ou bissexual. A terapia de conversão foi rejeitada pela maioria das organizações de psicologia formais e banida em vários estado americanos.

O objetivo da psicoterapia é ajudar o paciente a realizar a individuação e alcançar mais liberdade e dignidade. Temores irracionais sobre o processo podem privar as pessoas de oportunidades de escapar de um cativeiro autoimposto e alcançar a autoaceitação.

DURAÇÃO DA TERAPIA

Por causa da relevância da psicanálise, que requer muitos anos de tratamento frequente e intensivo, a maioria das pessoas vê qualquer forma de psicoterapia como extensa e prolongada e, portanto, muito custosa. A inclusão de medicação e técnicas especiais ao arsenal terapêutico é uma resposta à necessidade de um tratamento prático e acessível. Ossos quebrados se consertam e infecções são debeladas, mas algumas cicatrizes na psique podem exigir um cuidado mais demorado.

Se a terapia se encerra rapidamente, pode-se questionar se ela foi demasiado superficial. Se ela se estende por muitos anos, pode-se questionar se foi apenas um jogo intelectual para enriquecer psicoterapeutas e ao mesmo tempo escravizar pacientes ingênuos e dependentes.

Atualmente, não há indícios de que programas terapêuticos mais longos para tratar o TPB sejam superiores aos mais breves.[2] Então quanto tempo as terapias deveriam durar? A resposta depende do objetivo. A resolução de sintomas específicos, como depressão, ansiedade grave ou rompantes de raiva, pode ser obtida em períodos de tempo relativamente curtos, como semanas ou meses. Se o objetivo for uma restruturação mais profunda, serão necessárias sessões com duração mais prolongada. Com o tempo, é possível alcançar a "cura" do TPB. Isso significa que o paciente, segundo uma definição rigorosa, não apresenta mais cinco dos nove critérios definidores do DSM-5 (ver o Capítulo 2). Entretanto, alguns indivíduos podem continuar sofrendo de sintomas debilitantes, que exigem a continuidade do tratamento.

Não é incomum pacientes borderline passarem por várias rodadas distintas de terapia, com profissionais e técnicas diferentes. Os intervalos entre elas podem ser úteis para firmar ideias, testar novas percepções, ou apenas retomar a vida e proporcionar o tempo necessário para crescer e amadurecer. Limitações financeiras, mudanças importantes ou simplesmente uma trégua na intensidade do tratamento podem tornar a pausa obrigatória. Às vezes, é preciso passar por anos de terapia para obter alterações significativas de funcionamento. Quando elas acontecem devagar, pode ser difícil determinar se mais sessões são necessárias ou se o que já foi conquistado é "o melhor resultado possível". O profissional deve considerar a tendência do paciente borderline de fugir dos confrontos com seus comportamentos pouco sadios e de se agarrar ao terapeuta (e outras pessoas) de modo dependente.

Para algumas pessoas, a terapia pode nunca ter fim formalmente. Elas podem se beneficiar de contatos intermitentes prolongados com um terapeuta de confiança. Esses arranjos seriam considerados "paradas para reabastecer" rumo a uma maior independência, contanto que o paciente não deposite todas as suas fichas nesses contatos para conduzir a própria vida.

COMO FUNCIONA A PSICOTERAPIA

Existem várias abordagens terapêuticas estabelecidas para tratar o TPB, que podem ser individuais, familiares ou em grupo. A maioria deriva de duas orientações principais: a *psicoterapia psicodinâmica* e a *terapia cognitivo-comportamental* (TCC). Na primeira, discussões sobre o passado e o presente são usadas para revelar padrões que possam construir um futuro mais produtivo. Essa forma de terapia é mais intensiva, com sessões uma ou mais vezes por semana, e em geral se estende por um período mais longo. Uma terapia eficiente deve empregar um formato estruturado e consistente, com objetivos claros. No entanto, deve haver flexibilidade para se adaptar a necessidades que mudam. As abordagens comportamentais cognitivas estão focadas em modificar processos de pensamento atuais e comportamentos repetitivos que são debilitantes; esse tipo de terapia se preocupa menos com o passado. O tratamento é mais direcionado aos problemas e muitas vezes limitado no tempo. Alguns programas terapêuticos combinam as duas orientações.

Seja qual for a estrutura, o terapeuta dá orientações aos pacientes para que analisem a própria experiência a fim de servir como referência para a experimentação de novos comportamentos. Em última instância, o paciente passa a aceitar as escolhas de vida e a mudar sua autoimagem como um peão incapaz movido por forças além de seu controle. Boa parte desse processo vem do relacionamento entre terapeuta e paciente. Muitas vezes, ambos desenvolvem sentimentos intensos, denominados *transferência* e *contratransferência*.

Transferência

A transferência refere-se às projeções irrealistas que o paciente faz sobre o terapeuta cujos sentimentos e atitudes foram vivenciados anteriormente com outras pessoas importantes em sua vida. Um paciente pode ficar com muita raiva de um médico não porque ele diz o que diz, mas porque ele evoca sentimentos muito parecidos com os relativos à sua mãe, que no passado lhe causou muita raiva. Um paciente pode sentir que se apaixonou pelo terapeuta, que representa uma figura paterna fantasiosa e todo-poderosa. Por si só, a transferência não é nem negativa nem positiva, mas é sempre uma distorção, uma projeção de emoções passadas em objetos atuais.

A transferência borderline tem probabilidade de ser muito inconsistente, assim como ocorre com outros aspectos da vida do paciente. Ele pode considerar o terapeuta cuidadoso, capaz e sincero num instante e traiçoeiro, dissimulado e insensível no instante seguinte. Essas distorções dificultam bastante o estabelecimento de uma aliança com o terapeuta. No entanto, criar e sustentar essa aliança é a parte mais importante de qualquer tratamento.

Nos estágios iniciais da terapia, o paciente borderline deseja e teme a proximidade com o terapeuta. Ele quer ser cuidado, mas tem medo de ser subjugado e controlado. Tenta seduzir o profissional para que cuide dele, e rebela-se contra as tentativas de "controlar sua vida". Conforme o terapeuta se mantém firme ao resistir aos ataques do paciente, a constância do objeto (ver o Capítulo 3) se desenvolve: o indivíduo borderline passa a crer que o terapeuta não irá abandoná-lo. A partir dessa ponte de confiança, ele pode se aventurar em novas relações e estabelecer contatos mais sinceros. No início, essas novas amizades podem ser difíceis de sustentar, pois no passado o paciente borderline pode ter visto o desenvolvimento de novas alianças como uma forma de deslealdade. Pode até sentir que seu parceiro, amigo ou terapeuta pode ficar com ciúme ou raiva caso ele amplie seus contatos sociais.

À medida que a terapia progride, o paciente se acomoda numa dependência mais confortável e mais verdadeira. Conforme ele se prepara para encerrar o tratamento, porém, pode ocorrer o ressurgimento de turbulência na relação. O paciente pode sentir saudades de seus antigos modos de funcionamento e resistir à necessidade de seguir em frente: sente-se como um nadador cansado que se dá conta de já ter nadado mais que a metade do lago, e agora, em vez de voltar para a margem de onde começou, precisa continuar até o outro lado antes de descansar.

Nesse ponto, o paciente borderline tem que lidar também com a própria independência e reconhecer que foi ele, não o terapeuta, quem efetuou as mudanças. Como o elefante Dumbo, que no início atribui sua capacidade de voar à "pena mágica", e depois percebe que ela se deve aos próprios talentos, o indivíduo borderline precisa reconhecer e aceitar sua capacidade de funcionar de modo autônomo. E precisa desenvolver novos mecanismos para lidar com a vida que substituam todos aqueles que perderam a validade.

À medida que o paciente melhora, a intensidade da transferência diminui. A raiva, os comportamentos impulsivos, as mudanças de humor – muitas vezes dirigidos ou manifestados especificamente ao terapeuta – se tornam menos severos. O pânico da dependência pode ceder aos poucos e ser substituído por uma autoconfiança cada vez maior; a raiva irrompe com menos frequência, dando lugar a uma determinação maior de tomar as rédeas da própria vida. A impaciência e os caprichos diminuem, porque o paciente desenvolve uma noção de identidade capaz de evoluir sem a necessidade do apego parasitário.

Contratransferência

A contratransferência refere-se às reações emocionais do terapeuta sobre o paciente, que se baseiam menos em considerações realistas do que em experiências anteriores vividas pelo profissional. Um exemplo é o médico que considera o paciente mais carente e mais incapaz do que ele de fato é por causa de sua necessidade de cuidar, de perceber a si mesmo como compassivo, de evitar o confronto.

O paciente borderline é muito perceptivo em relação aos outros, inclusive ao terapeuta. Essa sensibilidade muitas vezes provoca sentimentos mal resolvidos do próprio terapeuta. A necessidade de valorização, afeto e controle do profissional pode levá-lo a ter comportamentos inadequados. Ele pode demonstrar proteção excessiva em relação ao paciente e incentivar a dependência. Pode ser excessivamente controlador, exigindo que o paciente acate suas recomendações. Pode reclamar dos próprios problemas e induzir o paciente a cuidar dele. Pode extrair informação do paciente para ganho financeiro ou por mera provocação. E pode até iniciar um relacionamento de natureza sexual com o paciente, de modo a lhe "ensinar o que é a intimidade". O terapeuta pode racionalizar todos esses comportamentos como necessários para um paciente "muito doente", mas na realidade está satisfazendo as próprias necessidades. São esses sentimentos de contratransferência que resultam em mais exemplos de comportamento antiético entre um médico de confiança ou terapeuta e um paciente.

Um indivíduo com TPB pode provocar no terapeuta sentimentos de raiva, frustração, dúvida em relação a si mesmo e falta de esperança que espelham as próprias emoções. Estimulado a ter sensações que desafiam sua autovalorização profissional, o terapeuta pode desenvolver um ódio de contratransferência genuíno pelo paciente e considerá-lo impossível de tratar. O tratamento do transtorno da personalidade borderline tende a ser tão frustrante e exasperante que alguns profissionais usam o termo *borderline* de forma inexata, como um rótulo negativo para qualquer paciente extremamente irritante ou que não responde bem à terapia. Nesses casos, *borderline* reflete mais a frustração de contratransferência de um terapeuta do que um diagnóstico científico do paciente.

O ENCAIXE PACIENTE-TERAPEUTA

Todos os tratamentos descritos neste livro podem ser abordagens produtivas do paciente borderline, embora não se tenha demonstrado a superioridade de nenhuma técnica terapêutica em relação a outra, ou alguma que seja uniformemente curativa em todos os casos. O único fato que parece ter uma correlação com a melhora é o relacionamento positivo e respeitoso entre paciente e terapeuta.

Ainda que um médico obtenha sucesso no tratamento de um ou mais pacientes borderline, isso não garante que ele seja bem-sucedido no tratamento de outros. O fator determinante para alcançar o êxito é o sentimento otimista compartilhado pelos participantes, uma espécie de encaixe paciente-terapeuta.

É difícil definir com precisão um bom encaixe, mas ele se deve à capacidade do paciente e do terapeuta de tolerar a turbulência que deve ocorrer durante o tratamento e ao mesmo tempo manter uma aliança sólida conforme as sessões avançam.

O papel do terapeuta

Como o tratamento do TPB pode acarretar uma combinação de terapias – psicoterapia individual, em grupo e familiar, medicação e internação –, o papel do terapeuta pode ser tão diversificado quanto os diferentes tratamentos disponíveis. O médico pode confrontar o paciente ou não dar nenhuma diretriz a ele; pode fazer exortações e sugestões espontâneas, ou ter menos interações e esperar que o paciente assuma uma responsabilidade maior pela condução do processo terapêutico. Mais importante que o médico ou o tratamento específico é a sensação de conforto e confiança experimentada por ambos, paciente e terapeuta. Os dois devem perceber no outro comprometimento, confiabilidade e uma parceria genuína.

Para chegar a esse estado de conforto mútuo, tanto paciente quanto médico precisam entender e compartilhar objetivos comuns. Eles devem estar de acordo em relação a métodos e ter estilos compatíveis. Mais importante ainda, o terapeuta precisa reconhecer quando está tratando um paciente borderline.

O terapeuta deve desconfiar de que está lidando com TPB quando aceita um paciente cuja história psiquiátrica anterior inclua diagnósticos contraditórios, múltiplas internações ou testes com muitas medicações distintas. O paciente pode relatar ter sido expulso de terapias anteriores e ter se tornado *persona non grata* no pronto-socorro mais próximo de casa, ou ter frequentado o atendimento de emergência um número de vezes suficiente para receber um apelido da equipe médica ("Eddie Overdose", por exemplo).

Um médico experiente é capaz de reconhecer suas reações de contratransferência em relação ao paciente. Os indivíduos borderline suscitam reações emocionais fortes nos outros, inclusive em quem cuida profissionalmente deles. Se no início da avaliação o terapeuta experimentar sentimentos fortes de querer proteger ou resgatar o paciente, ser responsável por ele, ou expressar raiva extrema em relação a ele, deve reconhecer que suas respostas intensas podem significar reações a alguém com TPB. A tarefa, então, é estar consciente dos próprios sentimentos, regulá-los e usar a terapia para entender melhor o paciente.

Como escolher um terapeuta

Terapeutas de diferentes estilos podem ter um desempenho igualmente bom com pacientes borderline. Inversamente, médicos experientes ou com especial interesse pelo TPB, e que lidam bem com indivíduos borderline, não podem garantir o sucesso com todos eles.

Um paciente pode escolher entre vários profissionais de saúde mental. Embora em sua formação em medicina os psiquiatras tenham anos de experiência em técnicas de psicoterapia (e, como profissionais de medicina, sejam os mais capacitados para lidar com doenças médicas concomitantes, receitar remédios e administrar internações), outros profissionais qualificados, como psicólogos, assistentes sociais, orientadores ou enfermeiros psiquiátricos, também podem adquirir experiência em psicoterapia com pacientes borderline.

Em geral, um terapeuta que trabalha bem com TPB tem determinadas qualidades que um paciente em potencial consegue reconhecer. Deve ter experiência no tratamento do TPB e manter-se tolerante e maleável de modo a ajudar o paciente a desenvolver constância do objeto. Deve ser flexível e inovador, a fim de se adaptar aos contorcionismos pelos quais um paciente borderline pode levá-lo a passar. Deve ter senso de humor para apresentar um modelo adequado de terapia ao paciente e se proteger da intensidade implacável que um tratamento desse tipo implica.

Da mesma forma que o médico analisa o paciente nas primeiras entrevistas de avaliação, o paciente também deveria prestar bastante atenção na fala e no comportamento do profissional para determinar se os dois podem trabalhar juntos de modo eficaz.

Em primeiro lugar, o paciente deve observar se está à vontade com a personalidade e o estilo do terapeuta. Conseguirá conversar com ele de maneira franca e aberta? O terapeuta é excessivamente intimidador, insistente, fraco ou insinuante?

Em segundo lugar, a avaliação e os objetivos do terapeuta coincidem com os do paciente? O tratamento deve ser uma colaboração, na qual ambas as partes compartilham a mesma visão e usam a mesma linguagem. Que objetivo a terapia deveria querer alcançar? Como vocês saberão que chegaram lá? Mais ou menos quanto tempo deve levar?

Por fim, os métodos recomendados são aceitáveis para o paciente? Deve haver um acordo quanto ao tipo de psicoterapia recomendado e à frequência sugerida dos encontros. Médico e paciente se encontrarão sozinhos ou junto de outras pessoas? Haverá uma combinação de abordagens, que podem incluir, digamos, terapia individual semanal aliada a encontros intermitentes junto do cônjuge? A terapia será mais de exploração ou mais de apoio? Há probabilidade de uso de medicação ou de internações? Que tipo de medicação e em quais hospitais?

Esse período inicial de avaliação demanda, no mínimo, um encontro, frequentemente mais de um. Paciente e profissional de saúde devem usar as sessões para avaliar a capacidade e a disposição de trabalhar em conjunto. Tal avaliação deve ser reconhecida como uma espécie de intercâmbio. É irrelevante, e talvez impossível, culpar terapeuta ou paciente pela incapacidade de estabelecer uma relação. É preciso tão somente determinar a possibilidade de uma aliança terapêutica. No entanto, se um paciente segue considerando todo terapeuta com quem conversa inaceitável, é preciso questionar seu comprometimento com o tratamento. Talvez ele esteja em busca do médico "perfeito", que vai cuidar dele, ou de alguém que ele possa manipular. Talvez deva considerar a possibilidade de estar evitando a terapia, ou de escolher um médico reconhecidamente imperfeito e continuar com o processo de obter melhora.

Uma segunda opinião

Uma vez iniciada a terapia, não é incomum o tratamento ser interrompido e retomado, ou o formato da terapia mudar ao longo do tempo. Ajustes são necessários porque o paciente borderline pode exigir alterações no tratamento conforme vê progresso em seu modo de funcionar.

Às vezes, porém, é difícil distinguir quando a terapia está travada em consequência de questões dolorosas que estão sendo processadas; às vezes é difícil separar dependência e medo de avançar da agonizante conscientização de um assunto ainda mal resolvido. Nessa hora, a questão é prosseguir na mesma linha ou dar um passo para trás e reavaliar o contexto? O tratamento deve passar a incluir integrantes da família? Deve considerar uma terapia em grupo? Terapeuta e paciente devem repensar a medicação? Nesse ponto, uma consulta com outro médico pode ser indicada. Muitas vezes o terapeuta principal sugerirá isso, mas às vezes o paciente precisa considerar sozinho essa alternativa.

Embora o paciente possa temer que o médico se ofenda com o pedido de uma segunda opinião, um terapeuta competente e confiante não fará objeções nem ficará na defensiva com tal apelo. Trata-se, porém, de um assunto a ser explorado na própria terapia, de modo a avaliar se o desejo de uma segunda avaliação pode constituir uma fuga de questões difíceis ou uma rejeição raivosa e inconsciente por parte do indivíduo.

Há casos em que o próprio médico recomenda que uma avaliação seja feita por outro profissional. Nesses casos, o paciente pode se sentir ofendido e rejeitado, mas o terapeuta precisa deixar claro que ele poderá voltar às sessões com o médico original após a consulta, e que não está sendo sumariamente transferido para outro profissional. Uma segunda opinião pode ser benéfica para o paciente e para o médico, no sentido de proporcionar um olhar novo à evolução do tratamento.

Como tirar o máximo da terapia

Entender o tratamento como uma aliança colaborativa é o passo mais importante para maximizar a terapia. O paciente borderline perde de vista esse princípio fundamental. Às vezes, ele inicia o tratamento com o propósito de agradar o médico ou brigar com ele, ser cuidado ou fingir não ter problemas. Alguns pacientes consideram a terapia uma oportunidade para fugir, vingar-se ou conquistar um aliado. Mas o verdadeiro objetivo do tratamento deveria ser *melhorar*.

A pessoa com TPB pode precisar de lembretes constantes sobre os parâmetros da terapia. Ela tem que compreender regras básicas, entre elas a disponibilidade e as limitações do terapeuta, as restrições de tempo e de recursos, os objetivos acordados mutuamente.

O paciente não deve perder de vista o fato de estar se comprometendo corajosamente consigo mesmo, comprometendo seu tempo e seus recursos em nome da assustadora tarefa de tentar se entender melhor e fazer alterações em seus padrões de comportamento. A honestidade na terapia tem, portanto, uma importância fundamental para o *paciente*. Ele não deve ocultar zonas dolorosas, nem embarcar em joguinhos com o terapeuta a quem confiou cuidados. Deve abandonar sua necessidade de controle, ou seu desejo de que o terapeuta goste dele. Na busca borderline de satisfazer um papel presumido, o paciente pode se esquecer de que não é sua obrigação agradar o terapeuta, mas trabalhar com ele como parceiro.

Mais importante, o paciente deve sentir que está colaborando ativamente com o próprio tratamento. Deve evitar assumir um papel inteiramente passivo, deixando tudo nas mãos do médico, ou de um rival competitivo e antagônico, que se recusa a ouvir as contribuições do terapeuta. Moldar uma relação viável com o profissional se torna a primeira e inicialmente a mais importante tarefa quando se embarca numa jornada rumo à saúde mental.

Como encontrar o terapeuta certo

Psiquiatras, psicólogos, assistentes sociais e enfermeiros são capazes de proporcionar um bom tratamento a quem sofre de borderline. Às vezes, fontes na internet fornecem informações biográficas objetivas sobre os profissionais, como a instituição onde se formaram, quantos anos de experiência têm e quais tratamentos estão habilitados a ministrar. É possível determinar facilmente a acessibilidade do local, a cobertura do plano de saúde, o preço da consulta, e até ler opiniões de outros pacientes dobre o profissional. Como deve haver uma relação especial entre paciente e terapeuta, a melhor solução é ouvir o conselho de um médico de confiança, que pode indicar um profissional gabaritado para o tratamento. Em última instância, podem ser necessárias algumas visitas para determinar se o relacionamento profissional-paciente constitui um bom encaixe.

ABORDAGENS TERAPÊUTICAS

Muitos profissionais de saúde dividem as orientações terapêuticas em tratamentos de exploração e tratamentos de apoio. Embora esses estilos se sobreponham, eles se diferenciam quanto à intensidade da terapia e às técnicas utilizadas. Como veremos no próximo capítulo, várias estratégias terapêuticas são usadas para tratar o TPB. Algumas empregam um ou outro estilo; outras combinam elementos de ambos.

Psicoterapia de exploração

Como uma modificação da psicanálise clássica, essa forma de tratamento é mais intensiva que a terapia de apoio (ver adiante) e tem um objetivo mais ambicioso: ajustar a estrutura da personalidade. As sessões acontecem uma ou mais vezes na semana. O terapeuta fornece poucas diretrizes ao paciente, utilizando em vez disso o confronto para apontar a capacidade de destruição de comportamentos específicos e interpretar os precedentes inconscientes na esperança de conseguir erradicá-los.

Assim como em formas de terapia menos intensivas, um dos principais focos é no aqui e agora. A reconstrução genética, com sua concentração na infância e em questões de desenvolvimento (ver o Capítulo 3), é importante, mas recebe menos ênfase do que na psicanálise clássica. Os principais objetivos nos primeiros estágios de tratamento são: diminuir comportamentos que sejam autodestrutivos e perturbadores para o processo de tratamento (entre eles, a cessação prematura da terapia), firmar o comprometimento do paciente com a mudança, estabelecer um relacionamento de confiança sólido entre paciente e médico. Etapas posteriores enfatizam os processos de formulação de uma nação de identidade separada e autoaceitável, a criação de relacionamentos constantes e de confiança, a tolerância à solidão e às separações (inclusive em relação a quem conduz a terapia), adaptando-se a elas.[3,4]

A transferência na psicoterapia de exploração é mais intensa e mais proeminente que na terapia de apoio. A dependência, a idealização e a desvalorização do terapeuta são vivenciadas de modo mais passional, como na psicanálise clássica.

Terapia de apoio

A psicoterapia de apoio é conduzida uma vez por semana ou com menos frequência. Aconselhamento direto, informação e segurança substituem o confronto e a interpretação de material inconsciente usados na psicoterapia de exploração. Muitos terapeutas explicam o diagnóstico de TPB e incentivam os pacientes a se informarem a respeito.

Essa abordagem tem a intenção de ser menos intensa e reforçar mais defesas adaptativas do que a psicoterapia de exploração. O médico pode reforçar e desencorajar a supressão de lembranças dolorosas que não possam ser resolvidas. Em vez de questionar as raízes de preocupações obsessivas de menor importância o terapeuta pode incentivá-las como "hobbies" ou pequenas excentricidades. A necessidade de um paciente de manter seu apartamento impecável, por exemplo, pode não ter suas causas dissecadas, mas ser reconhecida como uma forma útil de manter a sensação de domínio e controle quando ele estiver se sentindo subjugado pelos acontecimentos. Isso contrasta com a psicanálise, na qual o objetivo é analisar as defesas e erradicá-las.

Ao se concentrar em questões atuais e mais práticas, a terapia de apoio tenta eliminar os comportamentos suicidas ou autodestrutivos em vez de explorá-los integralmente. Atos impulsivos e relacionamentos interpessoais caóticos são identificados e confrontados, sem necessariamente aumentar a compreensão dos fatores subjacentes que os causaram.

A terapia de apoio pode prosseguir por algum tempo antes de ser reduzida à frequência necessária. Contatos intermitentes se mantêm indefinidamente, e o fato de o terapeuta continuar disponível pode ser muito importante para o indivíduo. A terapia vai se encerrando gradualmente à medida que outros relacionamentos duradouros se formam e atividades gratificantes se tornam mais relevantes na vida de quem sofre de transtorno da personalidade borderline.

Na terapia de apoio, o paciente tende a ser menos dependente e a formar uma transferência menos intensa com quem o atende. Embora alguns profissionais argumentem que essa forma de terapia tem menos probabilidade de gerar uma mudança duradoura em pacientes borderline, outros conseguiram instigar modificações comportamentais significativas nesse tipo de indivíduo.

TERAPIAS EM GRUPO

Existem em diversos formatos, como grupos de discussão com um foco de autoajuda, a exemplo do Alcoólicos Anônimos, e progridem sem a presença de um terapeuta. Alguns grupos são pensados em primeiro lugar para ensinar estratégias de adaptação. Outros têm como objetivo interações interpessoais destinadas a construir confiança. Tratar alguém com TPB num grupo faz muito sentido. A psicoterapia em grupo permite ao paciente borderline diluir a intensidade dos sentimentos direcionados a um só indivíduo (como o terapeuta) reconhecendo emoções estimuladas por outros. Num grupo, ele pode controlar mais facilmente o embate constante entre proximidade emocional e distância; ao contrário da terapia individual, na qual o foco está sempre nele, num contexto em grupo ele pode atrair ou evitar atenção. Os confrontos com outros integrantes às vezes podem ser aceitos com mais facilidade do que aqueles enfrentados com o terapeuta idealizado ou desvalorizado, pois um indivíduo igual pode ser reconhecido como alguém "que realmente entende pelo que estou passando". A natureza exigente da pessoa borderline, seu egocentrismo, seu isolamento que a retira do convívio com outros, seu potencial de deterioração e seu desvio social podem ser confrontados com mais eficácia por seus pares do grupo. Além disso, ela pode aceitar com serenidade as manifestações de esperança, cuidado e altruísmo do grupo.[5,6,7]

O progresso dos outros membros pode servir de modelo para o crescimento individual. Quando um paciente alcança um objetivo, ele é uma inspiração para os outros integrantes, que observam seu desenvolvimento e compartilham por tabela seu sucesso. A rivalidade e a competição características dos relacionamentos borderline são vividamente demonstradas no contexto do grupo, e podem ser identificadas e abordadas de maneira inacessível na terapia individual. Num grupo misto de pacientes TPB e não TPB com alto e baixo funcionamento, todos os participantes podem se beneficiar. Pacientes mais saudáveis servem de exemplo para um modo de funcionamento adaptativo. Os indivíduos borderline podem retribuir e demonstrar maior acesso à emoção para aqueles pacientes com dificuldade de expressar o que sentem de fato. Por fim, um grupo proporciona um laboratório experimental vivo, no qual o indivíduo borderline experimenta diferentes padrões de comportamento com outras pessoas sem o risco de incorrer nas penalidades do mundo externo.

Os aspectos que tornam a terapia em grupo um tratamento potencialmente atraente para indivíduos com TPB são exatamente os motivos pelos quais muitos desses pacientes resistem a configurações em conjunto. A demanda de atenção individual, a inveja e a desconfiança em relação aos outros, o desejo e o medo contraditórios de uma proximidade intensa são fatores que contribuem para a relutância de muitos pacientes borderline em iniciar uma terapia em grupo. Aqueles com funcionamento mais elevado podem tolerar essas frustrações e usar as experiências *in vivo* para resolver os defeitos nas relações interpessoais. Pacientes de TPB menos funcionais, contudo, não se dispõem a isso, e quando o fazem não ficam por muito tempo.

O paciente borderline pode deparar com obstáculos importantes na terapia de grupo psicodinâmica. Seu egocentrismo e sua falta de empatia o impedem de se envolver nos problemas alheios. Se as suas preocupações forem demasiado anormais ou a temática for muito intensa, ele pode experimentar isolamento e desconexão. Um paciente que estiver falando de incesto na infância, de práticas sexuais desviantes ou de abuso severo de drogas pode temer chocar os outros membros do grupo. E, de fato, alguns integrantes acham difícil se relacionar com alguém que tenha uma história tão perturbadora. Alguns pacientes compartilham a decepção de que suas necessidades não estão sendo atendidas pelo terapeuta. Nessas situações, eles podem tentar cuidar uns dos outros do mesmo modo que fantasiavam que seriam acolhidos. Isso pode levar a contatos entre pacientes fora do grupo e à perpetuação das necessidades de dependência conforme eles tentam "tratar" uns aos outros. Romances ou negócios entre integrantes costumam ter um fim desastroso, porque eles não conseguem usar o grupo de forma objetiva para explorar o relacionamento, que com frequência é uma continuação de tentativas improdutivas de ser cuidado.

Elaine, 29 anos, foi encaminhada à terapia em grupo após dois anos de psicoterapia individual. Primogênita de quatro filhas, Elaine tinha sido abusada sexualmente pelo pai de forma contínua por mais de uma década desde os 5 anos. Ela identificava a mãe como fraca e inútil e o pai como exigente e impossível de ser agradado. Na adolescência, passou a ser responsável por toda a família. À medida que as irmãs iam se casando e tendo filhos, Elaine permaneceu solteira, entrou na faculdade e fez pós-graduação. Tinha poucos amigos e poucos namorados. Seus únicos relacionamentos amorosos foram com dois supervisores casados e bem mais velhos. A maioria do seu tempo livre era dedicada à organização de eventos de família, a cuidar de parentes adoentados e a gerenciar problemas familiares de modo geral.

Isolada e deprimida, Elaine buscou uma terapia individual. Reconhecendo as limitações do próprio funcionamento social, solicitou em seguida o encaminhamento para uma terapia em grupo. Lá, rapidamente passou a ocupar uma posição de ajudar os outros, negando quaisquer problemas próprios. Com frequência se zangava com o terapeuta, que, segundo ela, não ajudava o suficiente os membros do grupo.

Os integrantes do grupo incentivaram Elaine a examinar questões que ela já tivesse sido incapaz de confrontar: seu jeito sempre enfezado e suas expressões faciais intimidadoras, suas interações verbais sutilmente raivosas. Embora esse processo tenha levado longos e frustrantes meses, ela conseguiu reconhecer seu desprezo pelas mulheres, que se tornou evidente no contexto do grupo. Elaine percebeu que sua raiva do terapeuta era na verdade uma raiva transferida que sentia pelo pai, e reconheceu suas tentativas compulsivas de repetir esse relacionamento pai-filha com outros homens. Ela experimentou no grupo novas formas de interagir com homens e mulheres. Ao mesmo tempo, conseguiu se afastar da imersão sufocante dos problemas da família.

A maioria das terapias padronizadas (ver o Capítulo 8) combina tratamento em grupo e individualizado. Algumas abordagens, como a terapia baseada na mentalização (TBM), são psicodinâmicas e exploratórias, com menos direcionamento do terapeuta. Outras, como a terapia comportamental dialética (TCD) e os sistemas de treinamento para previsibilidade emocional e resolução de problemas (STEPPS), têm uma orientação mais de apoio, mais comportamental e educativa, com ênfase no desenvolvimento de competências, em palestras, nos "deveres de casa" e no aconselhamento, em oposição a interações não diretivas.

TERAPIA FAMILIAR

É uma abordagem lógica para o tratamento de alguns pacientes borderline, que muitas vezes saem de relações conturbadas com os pais para se envolver em conflitos persistentes que podem, depois de algum tempo, enredar cônjuge e filhos.

Embora seja implementada de forma ambulatorial, a terapia familiar tem início num momento de crise ou durante períodos de internação. Em situações como essas, a resistência da família em participar do tratamento pode ser mais facilmente superada.

As famílias de indivíduos borderline relutam ao tratamento por vários motivos. Podem se sentir culpadas pelos problemas do paciente e temer ser responsabilizadas por eles. Os vínculos nos sistemas familiares borderline são muito rígidos; os integrantes desconfiam de pessoas de fora e temem a mudança. Embora os membros da família possam contribuir para a perpetuação dos comportamentos do paciente (de forma consciente ou não), a atitude da família muitas vezes é: "Façam ele melhorar, mas não nos culpem, não nos envolvam, e principalmente não nos façam mudar."

Ainda assim, é imperativo obter algum apoio da família, pois sem isso a terapia pode ser sabotada. Para adolescentes e jovens adultos, a terapia familiar envolve o paciente, seus pais e às vezes seus irmãos. Para o adulto borderline casado ou num relacionamento amoroso sério, esse tipo de terapia inclui o cônjuge ou namorado e às vezes os filhos do casal. (Infelizmente, muitos planos de saúde não cobrem um tratamento identificado como *terapia de casal* ou *terapia familiar*).

A dinâmica da interação familiar borderline reflete um de dois extremos: ou é fortemente emaranhada ou muito distanciada. No primeiro caso, é importante formar uma aliança com todos os integrantes da família, pois sem o seu apoio o paciente pode não conseguir sustentar o tratamento. Quando a família está distante, sem interação física e amorosa, o terapeuta deve avaliar o potencial impacto do envolvimento de seus membros. Se a reconciliação for possível e saudável, pode ser um fator importante para o bem-estar do paciente; se, contudo, a reconciliação parecer prejudicial ou totalmente irrealista, o indivíduo borderline pode ter que desistir de suas fantasias de união e afeto. Na verdade, o luto da perda de uma relação familiar idealizada pode se tornar uma etapa importante da terapia.[8] Membros da família que resistam à psicoterapia exploratória podem estar dispostos a aceitar um formato psicoeducativo, como o apresentado no programa de terapia STEPPS (ver o Capítulo 8).

Debbie, 26 anos, foi internada com um histórico de depressão, automutilação, alcoolismo e bulimia. Reuniões de avaliação com a família revelaram um relacionamento ambivalente mas basicamente de apoio com o marido. A terapia começou a se concentrar em episódios não revelados de abuso sexual por um vizinho mais velho, que haviam começado quando a paciente tinha por volta de 8 anos. Além de abusar dela sexualmente, o menino a forçava a consumir bebida alcoólica com ele, depois a obrigava a beber sua urina, que em seguida ela vomitava. Ele também a tinha estuprado quando ela tentou rejeitar suas investidas.

Esses incidentes do passado eram reencenados na patologia atual de Debbie. À medida que essas lembranças foram se revelando, ela se tornou mais consciente da raiva que ainda sentia do pai alcoólatra e passivo e da mãe fraca e desinteressada, que ela percebia como incapazes de protegê-la. Embora tivesse anteriormente tentado manter um relacionamento distante e superficial com os pais, durante a terapia familiar pediu um reencontro para revelar suas mágoas e a decepção que sentia em relação a eles.

Como ela previra, seus pais se mostraram muito desconfortáveis com essas revelações. Pela primeira vez, no entanto, Debbie conseguiu confrontar o alcoolismo do pai e a decepção que sentia em relação a ele e ao distanciamento da mãe. Ao mesmo tempo, todos confirmaram seu amor uns pelos outros e reconheceram a dificuldade de expressá-lo. Embora tenha admitido que não haveria mudança significativa no relacionamento entre eles, Debbie sentiu que havia obtido uma grande conquista e ficou mais à vontade para aceitar a distância e as falhas nas interações familiares.

As abordagens terapêuticas em família são semelhantes às do tratamento individual. Um histórico completo é importante e pode incluir a montagem de uma árvore genealógica. Esse diagrama pode estimular a exploração de como avós, padrinhos e outros parentes importantes podem ter influenciado as interações familiares por gerações. Os efeitos sobre a segunda ou a terceira geração de sobreviventes do Holocausto, por exemplo, despertaram grande interesse em quem se dedica a estudos científicos e à literatura popular.[9]

Assim como na terapia individual e em grupo, as abordagens de família podem ser de apoio e educativas ou exploratórias e reconstrutivas. No primeiro caso, os objetivos principais do terapeuta são formar uma aliança com a família; minimizar os conflitos, a culpa e a atitude defensiva; unir todos num trabalho em direção a apoio mútuo. A terapia exploratória e reconstrutiva é mais ambiciosa, mais direcionada a reconhecer os papéis complementares de cada membro dentro do sistema familiar e a tentar ativamente mudá-los.

Em determinado ponto da terapia, Elaine (discutida em "Terapias em grupo") se concentrou no relacionamento com os pais. Após confrontá-los com a revelação dos abusos sexuais, ela continuou se sentindo frustrada com ambos. E eles se recusaram a falar mais sobre o abuso e a desencorajaram a prosseguir o tratamento. Elaine não entendeu esse comportamento. Às vezes, seus pais se mostravam muito dependentes e carentes; em outros momentos, ela se sentia infantilizada, sobretudo quando eles a chamavam por seu apelido de infância. Elaine pediu que houvesse encontros familiares, com os quais tanto o pai como a mãe relutantemente concordaram.

Nesses encontros, o pai de Elaine acabou admitindo que as acusações da filha eram verdadeiras, embora tenha continuado a negar qualquer recordação detalhada das violências. A mãe percebeu que, sob muitos aspectos, tinha se mostrado emocionalmente indisponível para o marido e os filhos, e admitiu a própria responsabilidade indireta pelo abuso. Elaine ficou sabendo que o pai também tinha sofrido abuso sexual na infância. A terapia conseguiu tirar do armário os esqueletos da família e estabelecer uma comunicação melhor entre seus integrantes. Pela primeira vez, Elaine e os pais começaram a se tratar como adultos.

TERAPIAS ARTÍSTICAS E EXPRESSIVAS

As terapias individual, em grupo e familiar exigem que os pacientes expressem com palavras pensamentos e emoções, mas o indivíduo borderline tem certa deficiência nessa área e uma suscetibilidade maior em demonstrar suas preocupações por meio de atos em vez de palavras. As terapias expressivas utilizam a arte, a música, a literatura, o movimento e a dramaturgia para incentivar a comunicação de formas não tradicionais.

Na arteterapia, os pacientes são incentivados a criar desenhos, pinturas, colagens, autorretratos, esculturas em argila e bonecos para revelar sentimentos íntimos. Eles podem receber um caderno em branco no qual são convidados a desenhar representações de experiências diversas, como segredos, intimidades ou medos ocultos. A musicoterapia usa diversas melodias e letras para estimular sentimentos que de outra forma podem estar inacessíveis. A música destrava as emoções e promove meditação num ambiente de calma. O movimento e a dança usam o esforço físico para expressar emoções. Em outro tipo de terapia expressiva, chamado psicodrama, os pacientes e o terapeuta/diretor encenam os problemas específicos de um indivíduo. A biblioterapia é outra técnica terapêutica na qual os pacientes leem e debatem obras de literatura, contos, peças, poemas, filmes e vídeos. *Quem tem medo de Virginia Woolf?*, de Edward Albee, é uma das peças preferidas para ler e encenar, pois as cenas carregadas de emoção proporcionam uma catarse conforme os pacientes recitam linhas enraivecidas e decepcionadas que refletem seus problemas pessoais.

A depressão crônica de Nicole estava relacionada a abusos sexuais sofridos na infância pelo irmão mais velho e que só recentemente ela começara a recordar. Aos 25 anos e morando sozinha, ela foi inundada por recordações desses episódios e acabou precisando ser internada quando a depressão piorou. Como se sentia subjugada pela culpa e pela autorresponsabilização, era incapaz de verbalizar suas lembranças para os outros ou se permitir vivenciar a raiva subjacente a elas.

Durante um programa de terapia expressiva combinando arte e música, os terapeutas trabalharam com Nicole para ajudá-la a se tornar mais consciente da fúria que estava evitando. Ela foi incentivada a desenhar a raiva do modo com a sentia enquanto um rock alto e pulsante tocava ao fundo. Então, surpreendendo a si mesma, rabiscou vários pênis, que em seguida desfigurou. No início, amedrontada e constrangida por aquelas figuras, logo se tornou mais consciente e passou a aceitar melhor a raiva e o desejo evidente de reparação.

Ao discutir suas reações emocionais aos desenhos, Nicole começou a descrever os abusos sofridos e os sentimentos que os acompanhavam. Depois de algum tempo, falou mais abertamente sobre o trauma, tanto individualmente com médicos como em grupo, o que lhe deu a oportunidade de ter um entendimento dessas experiências assustadoras e de colocá-las em perspectiva apropriada.

TERAPIAS PSICOEDUCATIVAS

Informar pacientes e familiares sobre o seu distúrbio tem uma longa tradição na medicina. Aprender sobre a doença (como o diabetes ou a esquizofrenia) e a melhor forma de tratá-la e lidar com ela são medidas importantes para o tratamento. As informações podem vir de centros hospitalares, livros ou sites especializados em saúde e ligados a universidades. Um exemplo de um programa psicoeducativo de grupo (PPG) para pacientes borderline foi desenvolvido no Hospital McLean em colaboração com médicos italianos. O programa de seis semanas apresentava informações sobre critérios definidores para o diagnóstico de TPB, fatores genéticos e ambientais, transtornos associados (como a depressão), considerações sobre prognóstico e abordagens de tratamento. Pacientes borderline expostos a essa terapia psicoeducativa, em comparação com um grupo de controle em terapia de apoio, apresentaram melhora significativa e menor piora em escalas de medição.[10]

INTERNAÇÃO

Pacientes borderline respondem por até 20% de todas as internações psiquiátricas, e o TPB é de longe o transtorno da personalidade mais comum encontrado no ambiente hospitalar.[11] A propensão borderline à impulsividade, a comportamentos autodestrutivos (suicídio, overdoses de drogas) e a breves episódios psicóticos são fatores agudos que levam à internação.

O hospital proporciona um meio protegido e estruturado para ajudar a conter e organizar o mundo caótico do TPB. O apoio e o envolvimento de outros pacientes e funcionários dão ao indivíduo um feedback importante e confrontam algumas de suas percepções enquanto validam outras.

O hospital minimiza os conflitos do paciente no mundo exterior e proporciona mais oportunidade para um intenso autoexame. Possibilita também uma trégua nos relacionamentos intensos do indivíduo borderline com as pessoas ao seu redor (inclusive com o terapeuta), além de permitir a diluição dessa intensidade com os outros membros da equipe dentro do ambiente hospitalar. Nesse meio seguro e mais neutro, o paciente pode reavaliar seus objetivos pessoais e seu programa terapêutico.

No início, o indivíduo borderline internado protesta por estar ali, mas quando recebe alta pode estar inteiramente inserido no meio hospitalar e teme até voltar para casa. Tem uma necessidade urgente de ser cuidado, mas ao mesmo tempo se torna um líder na ala em que está internado, tentando controlar e "ajudar" outros pacientes. Às vezes, parece subjugado pelos próprios problemas catastróficos; em outras ocasiões, demonstra mais criatividade e iniciativa.

O paciente borderline internado cria com os integrantes da equipe um *pas de deux* fascinante de clivagem e identificação projetiva (ver o Capítulo 2 e o Apêndice B). Algumas pessoas da equipe o consideram uma criança patética, mas encantadora; outras o veem como alguém manipulador, calculista e sádico. Essas visões díspares surgem quando o paciente divide os membros da equipe em projeções inteiramente boas (aqueles que o apoiam e entendem) e inteiramente más (aqueles que o confrontam e exigem), de modo bem parecido com o que faz com as outras pessoas de seu entorno. Quando os integrantes da equipe aceitam as projeções atribuídas a eles – os "bons" ("Só você me entende") e os "maus" ("Você na verdade não se importa; só está aqui por causa do salário") –, o círculo da identificação projetiva se fecha; surge então o conflito entre os membros "bons" e os "maus" do staff.

Em meio a esse embate, o paciente com TPB internado recapitula os padrões interpessoais de seu mundo externo: um desejo sedutor de proteção, que acaba conduzindo primeiro à decepção, em seguida a sentimentos de abandono, e por fim a comportamentos autodestrutivos e ao afastamento emocional. No ambiente hospitalar, ele tem a oportunidade de trabalhar esses conflitos.

Internação aguda

Desde os anos 1990, os custos mais altos do atendimento hospitalar e as restrições mais rigorosas por parte das companhias de seguros reestruturaram os programas de tratamento. A maioria das internações hoje em dia é desencadeada por crises agudas e potencialmente perigosas, entre elas tentativas de suicídio, rompantes violentos, crises psicóticas ou episódios autodestrutivos (abuso de drogas, anorexia/bulimia fora de controle, etc.). Ainda assim, as seguradoras limitam as internações a poucos dias. A maioria só cobre os custos hospitalares em caso de "risco para si e/ou para terceiros" persistente e documentado.

Durante a internação de curto prazo, faz-se uma avaliação física e neurológica completa. O meio hospitalar se concentra em estruturar e estabelecer limites. O apoio e as boas relações são enfatizados. O tratamento se concentra em respostas práticas e adaptadas à turbulência. As competências profissionais e da vida cotidiana são avaliadas. Encontros com familiares, quando for apropriado, podem ser incluídos no tratamento. Um contrato formalizado entre paciente e equipe tende a firmar expectativas mútuas e limites. Tal contrato pode esboçar o programa de terapia diário, que o paciente é obrigado a respeitar, e os objetivos da internação, que a equipe concorda em ajudá-lo a alcançar.

Entre as principais metas da internação de curto prazo estão solucionar as crises agudas e pôr fim a comportamentos destrutivos. A esposa de um paciente que pensa em se matar, por exemplo, será aconselhada a tirar as armas de fogo de casa. Os pontos fortes do paciente são identificados e reforçados. Aspectos do tratamento são revelados ou reavaliados, e modificações nas abordagens psicoterapêuticas e na medicação, recomendadas. Uma análise mais aprofundada dessas questões é limitada a uma internação de curto prazo e pode ser feita de modo mais completo num contexto ambulatorial ou num programa menos intensivo, como o hospital-dia (discutido adiante). Como a principal preocupação é devolver o paciente ao mundo externo o mais rápido possível e evitar a regressão ou a dependência em relação ao staff, planos para a alta e o atendimento posterior começam assim que o paciente dá entrada no hospital.

Internação de longo prazo

Enquanto as internações agudas se medem em dias, o atendimento hospitalar de longo prazo pode durar meses. Hoje em dia, a internação prolongada se tornou bastante rara e se limita àqueles com planos de saúde cuja cobertura é excepcional para doenças psiquiátricas. Nos casos em que o atendimento é indicado por um período mais longo, mas o confinamento numa instituição em tempo integral não é necessário, a terapia pode prosseguir num meio menos restritivo, como o hospital-dia. Os proponentes da internação de longo prazo reconhecem os riscos de regressão para um estado mais incapacitado, mas argumentam que a verdadeira mudança de personalidade pode exigir um tratamento extenso e intensivo num ambiente controlado. As indicações para um confinamento de longo prazo incluem falta de motivação crônica, apoios sociais inadequados ou prejudiciais (como estar entranhado num sistema familiar patológico), deficiências graves de funcionamento que impedem a pessoa de ter um emprego ou de ser autossuficiente, e fracassos repetidos nas terapias ambulatoriais e internações curtas. Esses aspectos tornam improvável um retorno rápido ao ambiente externo.

Durante internações mais prolongadas, o ambiente pode ser menos estruturado. O paciente é incentivado a assumir uma responsabilidade mais compartilhada pelo tratamento. Além das preocupações práticas do momento, equipe e paciente exploram antigos padrões arquetípicos de comportamento e questões ligadas à transferência. O hospital pode funcionar como um laboratório no qual o paciente borderline identifica problemas específicos e experimenta soluções em suas interações com a equipe e outros pacientes.

Jennifer (ver o Capítulo 1) precisou de uma longa internação. Passou os primeiros meses no armário, tanto no sentido literal quanto no figurado. Sentava-se dentro do armário de seu quarto para se esconder dos membros da equipe. Depois de um tempo, envolveu-se mais com o terapeuta, passando a zangar-se com ele e tentando provocar sua raiva. Jennifer exigia e implorava por alta alternadamente. Quando a equipe se mostrou firme, ela contou mais sobre o pai: como ele era igual ao seu marido, como era igual a todos os homens. Jennifer começou a compartilhar seus sentimentos com as mulheres da equipe, algo que sempre fora difícil por causa da desconfiança e do desrespeito que tinha pelas mulheres. Mais tarde, ainda durante a internação, decidiu se divorciar do marido e abrir mão da guarda do filho. Embora essas ações tenham lhe causado mágoa, ela as considerou "um egoísmo altruísta": tentar cuidar de si mesma era a coisa mais amorosa que podia fazer pelas pessoas que amava. Depois de algum tempo, ela retomou os estudos e tirou um diploma.

Os objetivos da internação prolongada vão além daqueles do cuidado de curto prazo: identificar áreas disfuncionais e também modificar essas características. Um controle maior dos impulsos, menos oscilações de humor, uma capacidade maior de confiar e se relacionar com os outros, uma noção de identidade mais definida e uma tolerância melhor da frustração são sinais mais claros de um tratamento hospitalar bem-sucedido. Objetivos educativos e vocacionais podem ser alcançados durante uma hospitalização extensa. Muitos pacientes conseguem dar início a um trabalho ou manter o compromisso de ir à escola enquanto fazem a transição hospitalar. Mudanças em arranjos de vida pouco saudáveis – sair de casa, divorciar-se, etc. – podem ser concluídas.

O maior risco potencial da internação de longo prazo é a regressão. Se não for ativamente confrontado e motivado pela equipe, o indivíduo borderline pode se sentir preso a uma posição ainda mais desamparada, na qual depende muito dos outros para direcionar a vida.

O velho estereótipo do hospital psiquiátrico como um "ninho de cobras", habitado por uma população que vive de camisolão branco tendo alucinações e lutando futilmente contra os estragos de remédios estupidificantes e tratamentos com eletrochoque (como a instalação retratada no filme *Um estranho no ninho*, de Ken Kesey), não tem mais relevância. Hoje, os hospitais americanos são inspecionados e regulamentados para atender a padrões de tratamento estabelecidos por agências federais como a Joint Commission on Accreditation of Healthcare Organizations (Comissão Mista de Credenciamento de Organizações de Saúde, JCAHO na sigla em inglês).

Hospital-dia ou internação parcial

O atendimento é feito de modo que o paciente tenha atividades no hospital em parte do dia, ou quase o dia todo, e depois volte para casa. Programas de hospital-dia também podem acontecer à noite, depois dos estudos ou do trabalho, e permitir o pernoite quando outras alternativas não estiverem disponíveis. Esse tipo de atendimento é adequado para indivíduos que não representem um perigo para si mesmos nem para terceiros e demandem uma supervisão menos ativa.

Essa abordagem permite ao paciente com TPB continuar envolvido no programa do hospital, beneficiando-se da intensidade e da estrutura do atendimento ali oferecidas, e ao mesmo tempo manter uma condição de vida autônoma. A dependência hospitalar ocorre com menos frequência do que na internação a longo prazo. Como o hospital-dia costuma ter custos menos altos que o atendimento tradicional a pacientes internados, ele é preferível por causa das condições financeiras de muitos indivíduos.

Pacientes borderline que requeiram cuidados mais intensivos, mas não supervisão 24 horas por dia, que corram o risco de uma regressão severa se internados, que estejam fazendo uma transição do hospital para o mundo exterior, que precisem manter atividades eletivas ou acadêmicas enquanto necessitam de atendimento hospitalar ou que apresentem restrições financeiras graves podem se beneficiar dessa abordagem. O meio hospitalar e os objetivos terapêuticos são semelhantes aos do programa de internação.

AS RECOMPENSAS DO TRATAMENTO

O tratamento do TPB combina abordagens psicoterapêuticas padronizadas e medicações direcionadas a sintomas específicos. Apesar de o TPB já ter sido considerado uma desordem cercada de desesperança, e sem solução, hoje sabemos que o prognóstico não é tão cinzento assim e que a maioria dos pacientes abandona o caos do passado e passa a ter uma vida produtiva.

O processo de tratamento pode ser árduo, mas o fim da jornada abre novos horizontes.

"Você sempre falou sobre aceitação incondicional", disse uma paciente borderline ao terapeuta, "e em algum momento do passado recente eu finalmente comecei a sentir isso. É maravilhoso... Você me deu um lugar seguro em que eu pudesse me desemaranhar, me desdobrar. Eu estava perdida em algum lugar dentro da minha mente. Você me deu aceitação e liberdade suficientes para deixar finalmente meu verdadeiro eu sair."

CAPÍTULO OITO

Abordagens psicoterapêuticas específicas

"Tem um Monstro dentro de mim... Ele me dá medo. Me leva para cima e para baixo, para lá e para cá, e eu odeio isso. Se ele não me deixar em paz, eu vou morrer."

Do diário de um paciente borderline

"A verdadeira vida se vive quando mudanças minúsculas acontecem."

Leon Tolstói

O transtorno da personalidade borderline é a doença psiquiátrica importante para a qual existem mais estudos com base em indícios de maior eficácia de terapias psicossociais do que de tratamentos farmacológicos (remédios). Assim, ao contrário do tratamento para a maioria dos outros transtornos, a medicação é considerada um componente secundário à psicoterapia. Foi demonstrado que várias abordagens psicoterapêuticas são eficazes e que a árdua e ocasionalmente demorada empreitada da psicoterapia tem um custo-benefício positivo para o tratamento dos transtornos da personalidade.[1]

A psicoterapia como tratamento para o TPB evoluiu muito desde a publicação das duas primeiras edições deste livro. Estimuladas por pesquisas rigorosas e constantemente atualizadas por médicos, surgiram duas escolas principais de terapia, com variações: a abordagem cognitivo-comportamental e a abordagem psicodinâmica. Várias estratégias foram desenvolvidas nas duas categorias, cada qual amparada por um conjunto próprio de princípios teóricos e técnicas. Muitas estratégias psicoterapêuticas utilizam sessões em grupo e sessões individuais. Embora algumas sejam mais psicodinâmicas, e outras, mais comportamentais, a maioria combina elementos de ambas as abordagens. Todas abraçam uma comunicação que reflete os aspectos SET-UP desenvolvidos pelo autor principal e discutidas em detalhe no Capítulo 5: *Apoio* ao paciente, *Empatia* por suas dificuldades, confronto da *Verdade* ou questões de realidade, juntamente com uma *Compreensão* das questões e um empenho em ter *Perseverança* no tratamento.

Proponentes de diversas abordagens terapêuticas já tentaram padronizar suas técnicas, compilando manuais de instruções para ajudar a orientar os profissionais na condução do tratamento específico. Assim, espera-se que a terapia seja realizada de modo consistente e eficaz, independentemente do profissional. (Pode-se fazer uma analogia óbvia, embora talvez grosseira, com a franquia de uma empresa de alimentação, como Starbucks ou McDonald's, que padroniza os ingredientes de modo que o seu café ou os seus hambúrgueres tenham o mesmo gosto, independentemente de onde são comprados ou de quem esteja atrás do balcão.) A padronização também facilita a coleta de indícios para estudos controlados, que podem sustentar ou refutar a eficácia de uma abordagem psicoterapêutica específica.

A teoria subjacente à padronização é que assim como faria pouca diferença que um paciente escolhesse dentro de um frasco um comprimido de Prozac (contanto que ele o ingerisse), faria pouca diferença quem administrasse a psicoterapia, contanto que o paciente estivesse presente. No entanto, as interações interpessoais diferem da ingestão e da digestão de uma pílula, sendo, portanto, ingênuo pressupor que todos os psicoterapeutas que seguem as mesmas diretrizes irão produzir os mesmos resultados com seus pacientes. De fato, o dr. John G. Gunderson, um pioneiro no estudo do TPB, ressaltou que os desenvolvedores originais dessas bem-sucedidas técnicas foram abençoados com um carisma e uma autoconfiança singulares, algo que seus seguidores podem não ter necessariamente.[2] Além disso, muitos terapeutas consideram que uma abordagem assim tão restrita é demasiado inflexível.[3]

Embora as diferentes estratégias psicoterapêuticas enfatizem distinções, elas têm muita coisa em comum. Todas tentam estabelecer objetivos claros junto ao paciente. Uma das primeiras intenções é desarmar os comportamentos autodestrutivos e destrutivos em relação ao tratamento. Todas as terapias formais são intensivas e requerem contato com o paciente uma ou mais vezes na semana. Reconhecem a necessidade de o terapeuta ser altamente treinado, e muitas exigem supervisão e/ou colaboração de outros membros da equipe. Os terapeutas têm uma interação mais vigorosa com os pacientes do que na psicanálise tradicional. Como essas terapias são intensivas em matéria de tempo e esforço, geralmente mais custosas e nem sempre cobertas pelos planos de saúde (planos não cobrem reuniões entre terapeutas, conforme exigido na TCD formal – ver Terapia comportamental dialética), a eficácia delas foi analisada em universidades ou em meios que envolvessem subvenção. A maioria dos protocolos de tratamento comunitários e privados que tentam reproduzir uma abordagem específica é uma modificação truncada de programas formais.

Não se trata apenas de "encontrar qualquer psi que possa me curar" (embora seja possível ter essa sorte, claro). Em nossa sociedade complexa, todos os tipos de fatores são, e deveriam ser, levados em conta pelo paciente: tempo e custo, experiência e especialidade do terapeuta, etc. Ainda mais importante é considerar que o paciente precisa se sentir à vontade com o terapeuta e sua abordagem de tratamento. Recomenda-se ao leitor, portanto, ler o restante deste capítulo com o objetivo de pelo menos se familiarizar com as abordagens, uma vez que elas (e suas siglas) serão encontradas em algum ponto do processo terapêutico. Ao buscar o melhor encaixe possível paciente-terapeuta (ver o Capítulo 7), o indivíduo pode explorar algumas das técnicas aqui descritas e procurar a ajuda de um profissional que ofereça o tratamento mais indicado para o seu caso.

TRATAMENTOS COGNITIVOS E COMPORTAMENTAIS

O foco dessas abordagens é modificar processos de pensamentos atuais e comportamentos repetitivos que sejam debilitantes. Esse tipo de terapia se preocupa menos com o passado do que os métodos psicodinâmicos (ver "Tratamentos psicodinâmicos", adiante). O tratamento é mais focado no problema e muitas vezes limitado no tempo.

Terapia cognitiva-comportamental (TCC)

Esse sistema de tratamento desenvolvido por Aaron Beck, tem por objetivo identificar pensamentos e comportamentos disruptivos e substituí-los por crenças e reações mais desejáveis.[4] Tentativas de assinalar pensamentos distorcidos ("Sou uma pessoa ruim"; "Todo mundo me odeia") e comportamentos frustrantes ("Quem sabe posso beber só mais um drinque") são associadas a deveres de casa a fim de modificar esses sentimentos e ações. Treinamento de assertividade, aulas de gerenciamento da raiva, exercícios de relaxamento e protocolos de dessensibilização podem ser usados. A TCC é limitada no tempo, menos intensiva que outros protocolos e mais barata. Os programas de tratamento a seguir derivam da TCC.

Terapia comportamental dialética (TCD)

Desenvolvida por Marsha M. Linehan, doutora pela Universidade de Washington, a TCD é uma derivação da terapia cognitiva-comportamental padrão, responsável por fornecer os estudos mais controlados para demonstrar sua eficácia. O termo *dialética* remete ao objetivo de resolver os "opostos" inerentes enfrentados pelos pacientes TPB, ou seja, à necessidade de conciliar estados emocionais contraditórios, como amar e depois odiar a mesma pessoa ou situação. Uma dialética mais básica é o requisito para solucionar o paradoxo de que o paciente dá o máximo de si e é incentivado a se mostrar contente com o próprio esforço e com o nível de seu funcionamento atual, mas ao mesmo tempo lutar para provocar ainda mais mudanças e se sair ainda melhor.[5,6]

A TCD defende que os pacientes borderline apresentam uma vulnerabilidade genética/biológica à hiper-reatividade emocional. Essa visão parte da hipótese de que no TPB o sistema límbico, a parte do cérebro associada às respostas emocionais, é hiperativo. O segundo fator a contribuir para o transtorno, segundo os praticantes da TCD, é um ambiente invalidante, ou seja, alguns desconsideram, contradizem ou rejeitam as emoções do indivíduo em desenvolvimento. Confrontado com essas interações, ele não consegue confiar nos outros nem nas próprias reações.

Suas emoções se tornam descontroladas e voláteis. Para acalmar essas emoções erráticas, a TCD enfatiza o mindfulness, processo de prestar atenção no que está acontecendo no momento presente, sem reatividade emocional extrema, julgamento ou invalidação.

Nos estágios iniciais do tratamento, a TCD tem por objetivo um sistema hierárquico de alvos: primeiro confronta o mais sério, depois passa para os comportamentos mais fáceis de mudar. A prioridade, abordada de imediato, é a ameaça de suicídio e lesão autoprovocada. O segundo alvo mais importante é eliminar os comportamentos que interferem na terapia, como faltar às sessões ou não fazer os deveres de casa. A terceira prioridade é abordar comportamentos que interfiram numa qualidade de vida saudável, como compulsões disruptivas, promiscuidade ou conduta ilícita. As mudanças mais fáceis de alcançar são tratadas em primeiro lugar. A quarta prioridade é se concentrar no aumento das competências comportamentais.

O programa estruturado consiste em quatro componentes principais:

1. Psicoterapia individual semanal, para reforçar as novas competências adquiridas e minimizar os comportamentos autodestrutivos.
2. Terapia de competências em grupo, semanal, usando material educativo sobre TPB e TCD, deveres de casa, conversas para ensinar técnicas que ajudam a controlar melhor as emoções, aperfeiçoar os contatos interpessoais e cultivar o mindfulness. A cada semana, os pacientes recebem um "cartão", que funciona como um diário da TCD, para preencher todos os dias. O objetivo é documentar comportamentos autodestrutivos, uso de drogas, emoções disruptivas e esforços do paciente para lidar com estresses cotidianos.
3. Coaching telefônico (aspecto exclusivo da TCD), para ajudar pacientes a lidar com a tensão em desenvolvimento antes de se tornar emergência; as chamadas podem ser feitas a qualquer momento para coaches de plantão, mas são consideradas inadequadas se forem feitas *depois* de um paciente ter agido de maneira nociva.
4. Encontros semanais entre todos os membros da equipe terapêutica, para incrementar as competências e a motivação dos profissionais e combater o burnout.

Sistemas de treinamento para previsibilidade emocional e resolução de problemas (STEPPS)

Outra variação da TCC com base em manuais são os STEPPS, desenvolvidos na Universidade de Iowa. Assim como a TCC, os STEPPS têm como ponto central a incapacidade do paciente borderline de modular suas emoções e seus impulsos. As modificações exclusivas dos STEPPS foram em parte construídas por um desejo de desenvolver um programa menos custoso. Os STEPPS são um paradigma de terapia em grupo, sem sessões individuais. Esse programa foi criado para ser mais breve – consiste em vinte grupos semanais com duas horas de duração (em comparação com o compromisso de um ano esperado na TCD). Enfatiza também a importância de incluir no tratamento os sistemas sociais do indivíduo borderline. Sessões de treinamento educativas "podem incluir membros da família, parceiros amorosos, profissionais da saúde, ou qualquer pessoa com quem ele interaja e esteja disposto a compartilhar informações sobre seu transtorno".[7,8]

Os STEPPS tem três componentes principais:

1. Sessões informativas sobre TPB e esquemas (distorções cognitivas relacionadas a si mesmo e a terceiros, como sentimentos de não merecer ser amado, desconfiança, culpa, falta de identidade, medo de perder o controle, etc.).
2. Ensino de competências para controlar mais as emoções, como gerenciamento de problemas, distração e melhora da comunicação.
3. Ensino de competências comportamentais básicas, como alimentação e rotina de sono saudáveis, exercícios físicos, estabelecimento de objetivos.

Uma segunda fase dos STEPPS é o STAIRWAYS (literalmente, "escadas"; a sigla em inglês é formada pelas iniciais de estabelecimento de objetivos; confiança; gerenciamento da raiva; controle da impulsividade; comportamento na relação; escrita de um roteiro; treinamento de assertividade; sua jornada; esquemas revisitados). Trata-se de uma extensão bimensal, durante um ano, de "seminários" de treinamento em competências que reforçam o modelo STEPPS. Ao contrário da TCD, criada para ser autocontida e desestimuladora da contribuição de outras terapias, os STEPPS foram criados para complementar outras terapias.

Terapia focada em esquemas (TFE)

Combina elementos da terapia cognitiva, da Gestalt e das teorias psicodinâmicas. Desenvolvida pelo dr. Jeffrey Young, aluno de Aaron Beck, a TFE conceitualiza comportamentos desadaptativos resultantes de esquemas. Nesse modelo, um esquema se define como uma visão de mundo desenvolvida ao longo do tempo numa criança biologicamente vulnerável exposta a instabilidade, permissividade, negligência ou abuso. Esquemas são as tentativas da criança de lidar com essas falhas de criação. Esses mecanismos adaptativos se tornam desadaptativos na idade adulta. O conceito de esquemas vem de teorias psicodinâmicas. A TFE tenta confrontar essas reações distorcidas e ensina novas formas de adaptação por meio de um processo conhecido como *re-parenting*, literalmente "reassociação".[9]

Os diversos esquemas podem ser agrupados em cinco modos principais, com os quais os pacientes se identificam, que estão relacionados com sintomas borderline:

1. Criança abandonada e abusada (medo de abandono)
2. Criança raivosa (raiva, impulsividade, instabilidade do humor, relacionamentos instáveis)
3. Pai ou mãe punitivos (lesão autoprovocada, impulsividade)
4. Protetor distante (dissociação, falta de identidade, sensação de vazio)
5. Adulto saudável (papel do terapeuta para servir de modelo ao paciente; tranquiliza e protege as outras modalidades)

Existem estratégias de tratamento específicas para cada modalidade. Em criança abandonada vítima de abuso, o terapeuta enfatiza a proteção e o cuidado. Expressar emoções é incentivado em protetor distante. O *re-parenting* tenta atender às necessidades infantis que não foram supridas. Os terapeutas são mais abertos do que nas terapias tradicionais, muitas vezes trocando presentes, números de telefone e outras informações pessoais, projetando a si mesmos como reais, sinceros e cuidadosos. Transmitir calor humano, elogios e empatia são traços importantes de um terapeuta na TFE. Os pacientes são incentivados a ler sobre esquemas e TPB. Técnicas de Gestalt, como dramatizações e diálogos encenados com diferentes técnicas de visualização (visualizar e dramatizar situações estressantes), são empregadas. Treinamento de assertividade e outros métodos cognitivos comportamentais são usados. Um perigo possível da TFE é o confronto de limites no *re-parenting*. Os terapeutas devem estar bem atentos ao risco de regressão ligada a transferência e contratransferência (ver o Capítulo 7).

TRATAMENTOS PSICODINÂMICOS

As abordagens psicodinâmicas empregam discussões sobre o passado e o presente, com o objetivo de revelar padrões que possam gerar um futuro mais produtivo. Essa forma de terapia é mais intensiva que a abordagem cognitivo-comportamental, com sessões uma ou mais vezes na semana. O terapeuta deve implementar um formato estruturado e coerente, com objetivos claros, e ser flexível o suficiente para se adaptar às necessidades conforme forem mudando.

Psicoterapia focada na transferência (PFT)

É um programa com base no manual que o dr. Otto Kernberg e seus colegas da Universidade Cornell desenvolveram a partir de fontes psicanalíticas mais tradicionais.[10,11] O profissional se concentra, de início, em desenvolver uma compreensão dos papéis e das limitações na terapia. Assim como na TCD, as primeiras preocupações recaem sobre o risco de suicídio, a interrupção da terapia, a desonestidade, etc. Como outras abordagens de tratamento, a PFT reconhece o papel da interação de uma vulnerabilidade biológica e genética com frustrações psicológicas na primeira infância.

Um dos principais mecanismos de defesa visto em pacientes borderline é a *difusão de identidade*, que se refere a uma noção distorcida e instável de si, e consequentemente dos outros. A difusão de identidade sugere uma percepção de si e dos outros como se fossem distorções embaçadas e fantasmagóricas num espelho de parque de diversões, praticamente imperceptíveis e imateriais. Outro traço do TPB é a clivagem persistente: percepções divididas em díades extremas e opostas, como certo ou errado, resultando na crença em que a própria pessoa, outra pessoa ou alguma situação é inteiramente boa ou inteiramente má. Além disso, se a pessoa inteiramente boa decepcionar o indivíduo borderline, pode se transmutar em inteiramente má quase da noite para o dia.

A PFT parte da teoria de que a difusão de identidade e a clivagem são elementos iniciais importantes no desenvolvimento normal. No TPB, contudo, a integração normal e crescente de sentimentos e percepções opostas é perturbada por uma criação frustrante; em outras palavras, o indivíduo borderline fica preso a um nível de funcionamento imaturo (ver o Capítulo 3). Sensação de vazio, oscilações emocionais severas, raiva e relacionamentos caóticos resultam dessa mentalidade "ou-ou" – ou é absolutamente certo ou absolutamente errado. A PFT consiste em sessões individuais duas vezes por semana, nas quais se examina o relacionamento com o terapeuta. Essa experiência de transferência no aqui e agora (ver o Capítulo 7) permite ao paciente vivenciar na hora a clivagem tão prevalente em sua experiência de vida. O consultório do terapeuta se transforma em uma espécie de laboratório no qual o paciente pode examinar seus sentimentos num ambiente seguro e protegido, depois estender essa compreensão para o mundo exterior. A combinação de compreensão intelectual com a experiência emocional de trabalhar com o terapeuta pode levar à integração saudável da identidade com a percepção dos outros.

Terapia baseada na mentalização (TBM)

A *mentalização*, termo cunhado pelo dr. Peter Fonagy, descreve como a pessoa compreende a si mesma, os outros e seu entorno. Ao usar a técnica, um indivíduo é capaz de perceber por que ele e os outros interagem de determinada maneira, o que por sua vez conduz à capacidade de ter empatia pelos sentimentos de alguém.[12, 13] O termo se sobrepõe aos conceitos de *psychological mindedness* (compreender a conexão entre sentimentos e comportamentos) e de *mindfulness* (um objetivo da TCD, visto anteriormente). Fonagy defende a teoria de que assim que o desenvolvimento normal da mentalização iniciado na primeira infância é interrompido, uma patologia adulta se desenvolve, em especial o TPB. Essa conceituação tem por base teorias psicodinâmicas de apego saudável a uma figura paterna ou materna (ver o Capítulo 3). Quando a criança não consegue se vincular adequadamente ao pai ou à mãe, tem dificuldade de compreender os sentimentos deles ou os próprios. Falta-lhe um contexto saudável no qual basear suas emoções e seus comportamentos. A constância do objeto não se sustenta. A criança desenvolve medo do abandono ou do distanciamento dos outros. Essa falha na formação pode advir tanto do temperamento da criança (limitações biológicas ou genéticas) quanto da patologia do pai ou da mãe, que pode consistir em abandono ou abuso físico ou emocional, ou no sufocamento da independência, ou nas duas coisas.

A TBM se baseia na suposição de que crenças, motivações, emoções, desejos, razões e necessidades precisam primeiro ser compreendidos para funcionar da melhor maneira possível com os outros. O objetivo da TBM é ajudar o paciente a refletir sobre os próprios sentimentos antes de reagir a eles. Ele é incentivado também a refletir com mais cuidado sobre pensamentos e ações alheios, de modo a frear percepções equivocadas.

Dados que confirmam a eficácia desse método foram documentados por Bateman e Fonagy, num hospital-dia da Inglaterra.[14, 15] Nesse formato, pacientes frequentam o hospital durante o dia, cinco vezes por semana, durante dezoito meses. O tratamento inclui terapia em grupo com orientação psicanalítica três vezes por semana, psicoterapia individual, terapia expressiva na forma de arte, música e programas de psicodramatização, e medicação conforme a necessidade. São feitas reuniões diárias da equipe, e consultas podem ser realizadas. Usando um sistema com base em manual, os terapeutas se concentram no estado de espírito atual do paciente, identificam distorções de percepção, e tentam colaborativamente gerar no indivíduo pontos de vista diferentes sobre si mesmo e os outros. Embora muitas das técnicas comportamentais se assemelhem às da TCD, parte da estrutura psicodinâmica da TBM se sobrepõe à psicoterapia focada na transferência (PFT). (O leitor profissional observará que as distorções na mentalização da TBM incluem os conceitos de difusão de identidade e clivagem da PFT; a dificuldade com díades extremas lembra os paradoxos dialéticos teorizados na TCD.)

Um estudo holandês comparando o sistema de hospital-dia intenso da TBM anteriormente descrito com a TBM num contexto ambulatorial menos invasivo revelou níveis similares de melhora dos sintomas nas duas abordagens. No entanto, o hospital-dia gerou mais resultados no funcionamento interpessoal e na qualidade de vida e uma diminuição das lesões autoprovocadas.[16]

Bom manejo psiquiátrico

Alguns anos atrás, o dr. John G. Gunderson identificou que a maioria dos pacientes borderline não tinha acesso a muitos dos programas especializados. A maioria dos psiquiatras e outros profissionais da área da saúde não conseguia participar de treinamentos formais que autorizassem a aplicação desses programas. Gunderson então desenvolveu um processo de terapia mais prático: combinando elementos cognitivos, comportamentais e psicodinâmicos, e batizado de "bom o bastante" para ser aplicado por terapeutas, permitiu que a maioria dos pacientes borderline apresentasse melhora. Especial atenção é dedicada à hipersensibilidade do indivíduo borderline nos relacionamentos.[17]

Gunderson sublinhou oito princípios básicos para os praticantes do programa (muitos têm equivalentes no sistema SET-UP; ver o Capítulo 5).

1. Prover psicoeducação. Dependendo do paciente, conversas sobre o diagnóstico de TPB, fatores genéticos e ambientais e outras informações clínicas podem ser adequadas (demonstrando *Compreensão*, como no SET-UP).
2. Ser ativo, não reativo. Demonstrar envolvimento e interesse (o que refletiria *Apoio* e *Empatia*).
3. Ser cuidadoso. Personificar o conceito de pensar antes de agir.
4. Ser realista e profissional. Reconhecer os erros. Algum compartilhamento de informações pessoais é tolerado.
5. Estar preparado para mudanças. Ater-se a objetivos realistas e não aceitar a desistência (*Perseverança*).
6. Responsabilizar o paciente. Esperar que ele assuma a responsabilidade por suas ações (como no componente *Verdade* do SET-UP).
7. Concentrar-se na vida lá fora. Enfatizar preocupações sociais, interpessoais e eletivas.

8. Ser flexível e pragmático. Improvisar. Ajustar-se às necessidades do paciente.

O principal objetivo de mudança ocorre em três eixos principais:

1. *Mentalização*. Aprender a "pensar antes" de agir. Estar consciente dos próprios sentimentos e identificar emoções e motivações alheias (como na terapia baseada na mentalização).
2. *Reabilitação social*. Criar rotinas sociais e profissionais. Desenvolver relacionamentos mais saudáveis. Melhorar as atividades da vida cotidiana (como na terapia comportamental dialética).
3. *Experiências corretivas*. Expandir uma conexão sólida e de confiança com o terapeuta, que possa ser internalizada como um modelo para relacionamentos externos (como na psicoterapia focada na transferência).

COMPARAÇÃO ENTRE TRATAMENTOS

Um exemplo pode ajudar a demonstrar como os terapeutas que utilizam diversas abordagens lidariam com uma mesma situação:

Judy, contadora solteira de 29 anos, chegou ao consultório bastante abalada após ter tido uma discussão violenta com o pai, durante a qual ele a havia chamado de vagabunda. Quando o médico perguntou o que havia motivado o xingamento, Judy se mostrou ainda mais transtornada, acusou o terapeuta de tomar partido de seu pai e atirou uma caixa de lenços de papel ao outro lado da sala.

Um profissional especializado em terapia comportamental dialética poderia se concentrar na raiva e no rompante físico de Judy. Demonstrar empatia com a frustração, aceitar o gesto impulsivo e, então, trabalhar no sentido de Judy extravasar a decepção sem se tornar violenta. Poderia também conversar sobre modos de lidar com a insatisfação em relação ao pai.

Um profissional especializado em terapia focada em esquemas poderia primeiro tentar corrigir a percepção equivocada de Judy em relação a ele para depois tranquilizá-la ao dizer que não sente raiva dela e está do seu lado.

Na terapia baseada na mentalização, o médico pode tentar fazer com que Judy relate o que está sentindo e pensando naquele momento. E também tentar direcioná-la a pensar (mentalizar) sobre aquilo que supõe ter causado a reação do pai durante o diálogo.

O especialista em psicoterapia focada na transferência pode explorar como Judy o está comparando ao pai. E se concentrar na forte mudança de sentimentos de Judy em relação a ele naquele momento da terapia.

O terapeuta praticante do bom manejo psiquiátrico poderia primeiro expressar seu alarme diante da violência de Judy. E se mostrar arrependido por tê-la abalado. Então demonstraria sua reação extrema à pergunta e exploraria com ela outras formas de descarregar a raiva.

OUTRAS TERAPIAS

Muitas outras abordagens terapêuticas, menos estudadas, já foram descritas. Robert Gregory e seu grupo da Universidade Estadual de Nova York em Siracusa desenvolveram um protocolo com base em manual chamado psicoterapia desconstrutiva dinâmica (PDD), direcionado a pacientes borderline mais problemáticos ou que apresentem transtornos complicadores, como abuso de substâncias.[18] Sessões semanais individuais, com orientação psicodinâmica, são conduzidas para ativar percepções cognitivas prejudicadas e para ajudar o paciente a desenvolver uma noção mais coerente e consistente de si mesmo e dos outros.

A aliança terapêutica, desenvolvida no Austen Riggs Center de Stockbridge, Massachusetts, é uma abordagem psicodinâmica focada especificamente em comportamentos suicidas e autodestrutivos.[19] De modo bem semelhante à psicoterapia focada na transferência, a ênfase está no relacionamento terapêutico e no impacto que ele tem nas ações de lesão autoprovocadas.

A psicoterapia dinâmica de curta duração (PDCD), destinada ao tratamento de pacientes borderline e com outros transtornos de personalidade, foi elaborada por um grupo canadense.[20] Sessões individuais semanais se concentram em emoções inconscientes responsáveis por defesas e nas conexões entre esses sentimentos e traumas do passado. Em geral, espera-se que o tratamento tenha duração de seis meses.

Profissionais do Chile, reconhecendo a dificuldade de prestar assistência individual intensiva a pacientes borderline, desenvolveram um sistema de terapia em grupo, a terapia eclética intermitente-contínua (TEIC).[21] Sessões de terapia em grupo semanais com noventa minutos de duração são conduzidas em ciclos de dez sessões. Os pacientes podem fazer rodadas seguidas conforme decisão sua e dos terapeutas. Um ponto de vista psicodinâmico orienta a compreensão do paciente, mas as interpretações são minimizadas. A primeira parte de cada sessão é um período aberto, de apoio, no qual se incentiva uma discussão desestruturada; a segunda metade é organizada como uma sala de aula na qual se ensinam competências para lidar com emoções difíceis (como na TCD e nos STEPPS).

QUAL É A MELHOR TERAPIA?

Toda essa "sopa de letrinhas" dos tratamentos busca padronizar as terapias. A maioria delas usa programas com base em manuais e conduz estudos controlados para determinar sua eficácia. Todas as técnicas evoluíram de estudos que demostram a superioridade da terapia formal em relação a um suporte de apoio inespecífico.

Um estudo comparou o resultado de tratamentos ambulatoriais com um ano de duração em pacientes borderline com três abordagens diferentes: a terapia comportamental dialética, a psicoterapia focada na transferência e uma terapia de apoio psicodinâmica.[22] Pacientes dos três grupos apresentaram melhora na depressão, na ansiedade, nas interações sociais e no funcionamento geral. Tanto uma como outra técnica mostraram redução significativa do pensamento suicida. A de transferência e a de apoio foram mais eficazes para reduzir a raiva e a impulsividade. A de transferência foi a que indicou melhor desempenho na redução da irritabilidade e das agressões verbais e físicas.

Um estudo holandês comparou, ao longo de três anos, resultados do tratamento de pacientes borderline com terapia focada em esquemas *versus* terapia focada na transferência.[23] Ao final do primeiro ano, ambos os grupos apontaram reduções significativas dos sintomas de TPB e melhora na qualidade de vida. Ao final do terceiro ano, porém, os pacientes que se submeteram à terapia focada em esquemas foram mais bem-sucedidos no tratamento e ainda demonstraram menos vontade de desistir. Um estudo dos Países Baixos comparou o custo-benefício dessas duas modalidades de psicoterapia.[24] Essa investigação procurou medir o custo do tratamento em relação à melhora na qualidade de vida ao longo do tempo (aferida por um questionário autoadministrado). Embora as métricas de qualidade de vida após a psicoterapia focada na transferência tenham se mostrado ligeiramente superiores à da terapia focada em esquemas, o custo total para um resultado satisfatório foi significativamente maior na terapia focada em esquemas.

Um estudo de dois anos comparando pacientes borderline que haviam completado um tratamento com base na terapia comportamental dialética com outros baseados em bom manejo psiquiátrico apresentou resultados em grande parte comparáveis.[25] Ambos os grupos tiveram melhora significativa na maioria das áreas aferidas. Mais de 60% dos pacientes dos dois grupos não se qualificavam mais para o diagnóstico formal de TPB. Métricas de qualidade de vida melhoraram de forma equivalente nos dois grupos. No entanto, isso foi mitigado por déficits persistentes na autonomia de vida. Em ambos os grupos, mais da metade dos pacientes permanecia desempregada, e mais de um terço seguia recebendo ajuda de custo por incapacidade.

Um estudo de acompanhamento com um ano de duração comparando pacientes borderline em tratamento com base em psicoterapia desconstrutiva dinâmica (PDD) e terapia comportamental dialética constatou uma redução de sintomas em ambos os grupos. No entanto, o tratamento de PDD apresentou menos desistências e desfechos mais favoráveis.[26]

Embora esses estudos sejam tentativas admiráveis de comparar diferentes tratamentos, todos podem sofrer críticas. A seleção de pacientes e terapeutas, a validade das métricas utilizadas e a profusão de variáveis não controladas com impacto em qualquer estudo científico dificultam muito as tentativas de comparar respostas comportamentais humanas. Estudos contínuos com populações mais amplas ajudam a entender melhor outras abordagens terapêuticas que serão benéficas para um grande grupo de pacientes. No entanto, por causa das complexas variações contidas em nosso DNA, que tornam uma pessoa muito diferente de outra, determinar o tratamento "ideal" para todos os indivíduos é uma tarefa impossível.

Todas as intervenções terapêuticas bem-sucedidas têm aspectos em comum, em especial um relacionamento firme e de confiança com o terapeuta. Não foi provado que alguma abordagem específica seja consistentemente superior às outras. O tratamento que demonstra superioridade para a maioria dos pacientes de um estudo pode não ser a escolha ideal para *você*. Isso vale igualmente para a área dos medicamentos, quando se constata que o tamanho único, em termos comparativos com a moda, *não serve* para todo mundo. Assim, a principal ideia a ser observada desses estudos não é qual tratamento funciona melhor, mas que o tratamento psicoterapêutico *funciona*! Como declara depois de uma corrida o pássaro Dodô de *Alice no país das maravilhas*: "Todo mundo venceu, e todos devem ganhar prêmios!"

Infelizmente, a psicoterapia vem sendo desvalorizada ao longo dos anos, tanto no sentido figurado como literal. Os serviços de psicologia são reembolsados numa taxa significativamente menor que os serviços médicos. O pagamento de uma seguradora a um profissional por uma hora de interação com um paciente sem intervenção (por exemplo, ajustes de dieta e comportamento para portadores de diabetes, instruções sobre como cuidar de uma ferida em cicatrização, ou psicoterapia) representa apenas uma fração do pagamento por um procedimento médico de rotina (pequena intervenção cirúrgica, injeção de corticoide, etc.). Por uma hora de psicoterapia, o Medicare e a maioria das seguradoras de saúde particulares nos Estados Unidos pagam menos de um décimo do fator de reembolso que incide sobre pequenos procedimentos cirúrgicos ambulatoriais.

Na busca ainda em curso de um sistema de saúde americano que atenda mais pessoas de modo acessível, existe a tentação de impor tratamentos que se mostram grosseiramente equivalentes, porém muito mais baratos. É importante que se mantenha a flexibilidade nesse sistema de modo a não denegrirmos a *arte* da medicina, que permite individualidade na relação sagrada entre médico e paciente.

Pesquisas futuras e terapias especializadas em borderline

No futuro, avanços nas pesquisas de genética e biologia talvez sugiram como as terapias podem ser individualizadas para pacientes específicos.

Assim como não se reconhece um remédio único como melhor que os outros para tratar *todos* os pacientes de TPB, não ficou demonstrado que alguma abordagem terapêutica seja a melhor para todos, apesar das tentativas de comparar as técnicas. Os terapeutas devem escolher tratamentos específicos para as diferentes necessidades dos pacientes, não tentar aplicar a *melhor* (e *fictícia*) abordagem para todos. Pacientes borderline que corram risco significativo de suicídio ou apresentem graves comportamentos de automutilação podem inicialmente responder melhor a abordagens cognitivas comportamentais, como a TCD. Pacientes mais funcionais tendem a responder melhor a protocolos psicodinâmicos. Limitações financeiras ou de agenda favorecem terapias limitadas no tempo, enquanto a repetição de padrões de vida destrutivos impõe a necessidade de protocolos mais intensivos e prazos mais estendidos. Alguns terapeutas seguem à risca um processo detalhado num manual. Outros empregam uma abordagem terapêutica eclética, que combina vários métodos. Para obter o melhor encaixe (ver o Capítulo 7), o paciente deve compreender e se sentir à vontade com a abordagem do profissional.

Assim como a maioria das especialidades médicas (oftalmologia, por exemplo) desenvolveu subespecialidades para situações complicadas ou partes do órgão envolvido (a retina ou a córnea, por exemplo), o melhor tratamento para o TPB pode estar rumando na mesma direção. Alguns programas foram criados especificamente para pacientes que se automutilam. No futuro, centros especializados para o tratamento de borderline, com profissionais experientes e treinados para perscrutar sintomas específicos, poderão oferecer regimes de tratamentos mais eficazes.

CAPÍTULO NOVE

Remédios: a ciência e a promessa

"Um comprimido deixa você maior, e outro deixa você pequeno..."

"White Rabbit", música de Grace Slick, da banda Jefferson Airplane

"Médicos são homens que prescrevem remédios sobre os quais pouco sabem para curar doenças sobre as quais sabem menos ainda em seres humanos sobre os quais nada sabem."

Voltaire

Embora a psicoterapia seja o principal tratamento reconhecido para o paciente borderline, a maioria dos métodos traçados para o transtorno contempla o uso de medicamentos. No entanto, os remédios apresentam dilemas muito carregados para os indivíduos. Alguns ficam fascinados com a promessa de substâncias capazes de "curar" seu borderline. Outros temem ser transformados em zumbis e resistem a qualquer medicação. Como os cientistas ainda não isolaram um micro-organismo *borderlinella*, não existe um único "antibiótico" que trate todos os aspectos do TPB. Apesar disso, os remédios são úteis para amenizar sintomas associados (como antidepressivos para depressão) e domar características voltadas contra si mesmo, como a impulsividade.

Apesar da queixa de Voltaire, os médicos estão aprendendo cada vez mais sobre como e por que remédios tratam doenças. Novas descobertas sobre a genética e a neurobiologia do TPB podem nos ajudar a entender de que forma esses medicamentos podem ser eficazes.

GENÉTICA

Os debates natureza *versus* criação com relação às causas das doenças físicas e mentais já duram décadas, mas com a expansão do conhecimento relacionado à hereditariedade, ao mapeamento genético e à genética molecular nos últimos 25 anos o papel da natureza passou a ser mais bem compreendido. Uma das abordagens dessa controvérsia usa os estudos com gêmeos. Nesse tipo de estudo, gêmeos idênticos (com a mesma carga genética) adotados por famílias diferentes são examinados anos depois para detectar a presença da doença. Se um dos gêmeos tem TPB, a probabilidade de o outro, criado em ambiente diferente, ser diagnosticado com esse transtorno varia entre 35% e quase 70% em alguns estudos, atribuindo-se assim mais peso ao argumento da natureza.[1] Traços borderline específicos, como ansiedade, instabilidade emocional, tendências suicidas, impulsividade, raiva, busca de sensações fortes, agressão, distorções cognitivas, confusão de identidade e problemas nos relacionamentos, podem ser altamente genéticos.

A hereditariedade se estende aos membros da família. Parentes de pacientes borderline apresentam taxas significativamente maiores de transtornos do humor e do controle dos impulsos, abuso de substâncias e transtornos de personalidade, em especial o TPB e a personalidade antissocial.[2]

Nossa humanidade deriva da complexa e singular cadeia de cromossomos que determina o indivíduo. Embora um gene específico por si só não determine o nosso destino, uma combinação de códigos de DNA em cromossomos distintos contribui, sim, para uma vulnerabilidade a doenças. Genes individuais foram associados à doença de Alzheimer, ao câncer de mama e a outras patologias; no entanto, outros *loci* cromossômicos e fatores ambientais também entram nessa composição. A genética molecular identificou alterações específicas de genes (polimorfismos) que estão associadas ao TPB. Fato interessante: esses genes têm a ver com a produção e o metabolismo dos neurotransmissores serotonina, norepinefrina e dopamina. Esses neurotransmissores facilitam a comunicação entre os neurônios e influenciam quais genes são ativados ou desativados. Alterações nesses neurotransmissores foram associadas a transtornos do humor, descontrole dos impulsos, dissociação e sensibilidade à dor.

Neuroendocrinologia

Outros neurotransmissores endócrinos (hormônios) foram relacionados à patologia borderline. A desregulação do NMDA (*N*-metil-D-aspartato) foi observada no TPB (assim como em algumas outras doenças) e relacionada à dissociação, a episódios psicóticos e à cognição comprometida.[3] Perturbações no sistema de opioides do corpo (endorfina) foram observadas no TPB e associadas a experiências dissociativas, insensibilidade à dor (em especial entre indivíduos que se automutilam) e abuso de opioides.[4] A acetilcolina é outro neurotransmissor com influência na memória, na atenção, no aprendizado, no humor, na agressividade e no comportamento sexual, que foi relacionado com o TPB.[5]

O estresse crônico ou repetitivo pode perturbar o equilíbrio neuroendócrino. O estresse ativa o eixo hipotalâmico-hipofisário-suprarrenal (HPA, na sigla em inglês), que secreta o cortisol e ativa o sistema imunológico. Na situação de estresse agudo, esse sistema ativa de modo produtivo os mecanismos de luta ou fuga do corpo. Um mecanismo de feedback interno age como um termostato para então diminuir a intensidade do eixo e fazer com que o corpo volte a um estado de equilíbrio. O estresse contínuo, porém, desmantela o circuito regenerativo, e os alarmes do estresse seguem tocando sem parar, causando impacto negativo no organismo e até mesmo atrofia em áreas específicas do cérebro. Esse padrão foi observado em vários transtornos, entre eles TPB, transtorno do estresse pós-traumático, depressão maior e certos transtornos de ansiedade.

A oxitocina também é produzida no hipotálamo e secretada na corrente sanguínea pela glândula pituitária. Esse hormônio está associado a uma sensibilidade social mais acentuada, sentimentos de intimidade, confiança e diminuição da ansiedade (sendo às vezes chamado de "hormônio do amor"). Alguns estudos sugerem que os níveis de oxitocina são mais baixos em mulheres borderline.[6]

Disfunção neurológica

Desordens na função cerebral já foram associadas ao TPB. Um subconjunto significativo de pacientes borderline apresentou histórico de trauma na cabeça, encefalite, epilepsia, deficiência de aprendizado, anomalias no eletroencefalograma (ou medição das ondas cerebrais), disfunção no padrão do sono e "sinais brandos" neurológicos anormais.[7, 8]

Exames de imagem cerebrais sofisticados, como ressonância magnética funcional (fMRI), tomografia computadorizada, tomografia por emissão de pósitrons (PET-Scan) e tomografia computadorizada por emissão de fóton único (SPECT), elucidaram alguns dos desvios anatômicos e fisiológicos associados ao transtorno borderline. Como já observado (ver o Capítulo 3), esses estudos parecem sugerir uma hiperatividade em áreas do cérebro envolvidas na resposta emocional (o sistema límbico), que incluem estruturas tão profundas quando a amígdala, o hipocampo e o giro cingulado, ao mesmo tempo que medem a hipoatividade em outras regiões envolvidas na tomada de decisões e no controle de impulsos, como o córtex pré-frontal.[9] Um estudo usando actígrafos (monitores de pulso sofisticados, que medem padrões de descanso e atividade e ritmos circadianos de sono e vigília) determinou que perturbações nessas sequências tinham correlação com o aumento da impulsividade e a instabilidade do humor no TPB, em comparação com pacientes bipolares e grupos de controle saudáveis.[10]

Considerações futuras

Com esses avanços na genética e na neurobiologia, os cientistas acabarão isolando subtipos mais precisos de patologias. Com base nesse conhecimento, os médicos poderão "customizar" de modo mais certeiro remédios para pacientes específicos. Usemos uma analogia: nossa compreensão atual das doenças psiquiátricas é mais ou menos semelhante à das infecções no início e em meados do século XX, antes de os especialistas serem capazes de desenvolver adequadamente o agente infectante numa cultura. Cem anos atrás, os médicos conseguiam diagnosticar uma pneumonia, mas não determinar se o agente infectante era bacteriano, viral ou fúngico. Setenta anos atrás, sabiam reconhecer bactérias, mas não definir quais antibióticos seriam mais eficazes. Quando os cientistas descobriram como fazer culturas de cepas bacterianas e estabelecer a sensibilidade de cada uma a antibióticos específicos, passaram a ser capazes de receitar o remédio que tivesse maior probabilidade de sucesso. Em outras palavras, eles não estavam tratando apenas uma infecção ou uma pneumonia; estavam tratando uma cepa específica, como o *Staphylococcus aureus*. Da mesma forma, temos esperança de, no futuro, sermos capazes de realizar uma "cultura" da doença psiquiátrica e aplicar o melhor tratamento a ela. Estaremos tratando a biologia única do indivíduo, não simplesmente fazendo o diagnóstico. Assim como a medicina de precisão no tratamento oncológico define abordagens quimioterápicas com base em marcadores genéticos, a psiquiatria de precisão irá especificar um tratamento para síndromes distintas. Consequentemente, o conceito de *off-label* (quando se receita um remédio para uma doença para o qual não foi formalmente aprovado) se tornará obsoleto, uma vez que o remédio será direcionado a um processo biológico específico, não a um diagnóstico em especial. Já o diagnóstico será feito por meio de determinantes fisiológicos, não por descrições de sintomas individuais. É esse o objetivo final do Research Domain Criteria (RDoC, que pode ser traduzido como Projeto de Pesquisa em Domínio de Critérios) do Instituto Nacional de Saúde Mental dos Estados Unidos (NIMH, na sigla em inglês; ver o Apêndice A).

MEDICAMENTOS

Descobertas nas áreas da genética e da fisiologia cerebral conduziram a novas substâncias para tratar muitos distúrbios físicos e mentais. Os avanços farmacológicos foram grandes, especialmente na área da biotecnologia; várias substâncias psicoterapêuticas foram desenvolvidas nos últimos vinte anos, e algumas se mostraram eficazes no tratamento de alguns sintomas do TPB. Embora nenhuma medicação tenha como alvo específico o transtorno, pesquisas demonstraram que três classes principais de remédios – antidepressivos, estabilizadores de humor e neurolépticos (antipsicóticos) – melhoram os comportamentos desadaptados associados ao TPB.[11]

Antidepressivos

A maioria das pesquisas examinou o uso de antidepressivos, em especial os inibidores seletivos da recaptação da serotonina (ISRSs ou IRSs).

Entre esses remédios estão Prozac (fluoxetina), Zoloft (sertralina), Paxil ou Pondera (paroxetina), Luvox ou Revoc (fluvoxamina), Cipramil ou Procimax (citalopram) e Lexapro (escitalopram). Remédios mais recentes considerados ISRSs incluem Viibryd (vilazodona) e Britellix (vortioxetina). Essas substâncias se mostraram eficazes contra instabilidade do humor e sintomas relacionados à depressão, entre os quais sensação de vazio, sensibilidade à rejeição e ansiedade. Foi demonstrado que, mesmo na ausência de sintomas depressivos, os ISRSs reduzem rompantes de raiva e mau humor, comportamento agressivo, impulsividade destrutiva e atos de automutilação. Em muitos estudos, doses mais elevadas do que as habituais desses remédios (mais de 80mg de Prozac ou mais de 200mg de Zoloft por dia) foram necessárias para se ter um efeito positivo nos sintomas do TPB. Um grupo de substâncias, os inibidores da recaptação da serotonina e norepinefrina (IRSNs), não foi extensamente estudado, mas pode ter efeitos semelhantes. Aqui estão incluídos Efexor (venlafaxina), Pristiq (desvenlafaxina, relacionada à venlafaxina) e Cymbalta (duloxetina). Entre os IRSNs desenvolvidos mais recentemente estão Fetzima (levomilnacipran, indisponível no Brasil), indicado para depressão, e Savella (milnacipran, também indisponível no Brasil), especificamente para tratar fibromialgia.

Antidepressivos mais antigos, como os tricíclicos (ADTs) e os inibidores da monoaminoxidase (IMAOs), também foram estudados. Os tricíclicos incluem Tryptanol (amitriptilina), Tofranil (imipramina), Pamelor (nortriptilina), Vivactil (protriptilina, não disponível no Brasil), Aponal (doxepina), Norpramin (desipramina, não disponível no Brasil), Asendin (amoxapina, não disponível no Brasil), Surmontil (trimipramina, não disponível no Brasil), entre outros. Essas substâncias se mostraram menos eficazes e, em alguns casos, diminuíram o controle emocional. Portanto, pacientes diagnosticados com TPB deveriam ter cautela em relação a remédios da categoria dos tricíclicos.

Os inibidores da monoaminoxidase, que incluem Nardil (fenelzina, não disponível no Brasil), Parnate (tranilcipromina), Emsam (selegilina, não disponível no Brasil) e Marplan (isocarboxazida, não disponível no Brasil), demonstraram eficácia comparável à dos inibidores seletivos da recaptação da serotonina no tratamento do TPB. No entanto, os inibidores da monoaminoxidase tendem a provocar mais efeitos colaterais, são mais perigosos em caso de superdosagem, e exigem restrições alimentares e de interação medicamentosa – por isso são menos usados.

Estabilizadores do humor

Esse grupo de remédios inclui o lítio, elemento químico de ocorrência natural, e as substâncias anticonvulsivas – Depakote (valproato), Tegretol (carbamazepina), Trileptal (oxcarbazepina, relacionada à carbamazepina), Lamictal (lamotrigina) e Topamax (topiramato). As diretrizes da Associação Americana de Psiquiatria recomendam essas drogas como tratamento coadjuvante quando os inibidores seletivos da recaptação da serotonina ou outras intervenções se mostram ineficazes ou parcialmente eficazes. Na dosagem típica, esses remédios ajudam a estabilizar o humor, diminuir a ansiedade e controlar melhor a impulsividade, a agressão, a irritabilidade e a raiva. Neurotin (gabapentina), Idantal (fenitoína), Gabitril (tiagabina, não disponível no Brasil), Keppra (levetiracetam), Zonegran (zonisamida, não disponível no Brasil) e outros pertencem a essa classe de substâncias, mas os estudos para testar sua eficácia em pacientes com TPB foram limitados.

Neurolépticos (antipsicóticos)

Essas drogas são recomendadas para o tratamento inicial de distorções cognitivas e perceptivas em pacientes borderline. Paranoia, sintomas dissociativos e sentimentos de irrealidade (critério 9 do DSM-5; ver o Capítulo 2) são alvos primários. Combinados com os inibidores seletivos da recaptação da serotonina, esses remédios, em doses mais baixas que as usuais, aliviam acessos de raiva e agressividade; estabilizam o humor; e diminuem a ansiedade, os pensamentos obsessivos, a impulsividade e a sensibilidade interpessoal.

Foram feitos estudos com neurolépticos mais antigos, como Amplictil (clorpromazina), Stelazine (trifluoperazina), Trilafon (perfenazina, não disponível no Brasil), Haldol (haloperidol), Navane (tiotixeno, não disponível no Brasil) e Loxitane (loxapina, não disponível no Brasil). Remédios mais novos, denominados antipsicóticos atípicos, demonstraram eficácia, com efeitos colaterais menos danosos. Entre essas substâncias estão Axonium (olanzapina), Seroquel (quetiapina), Risperdal ou Viverdal (risperidona), Abilify ou Confilify (aripiprazol) e Leponex (clozapina). Outros remédios dessa classe, como Invega Sustenna (paliperidona, relacionada à risperidona), Fanapt (iloperidona, não disponível no Brasil), Saphris (asenapina), Geodon (ziprasidona), Vraylar (cariprazina, não disponível no Brasil), Latuda (lurasidona) e Rexulti (brexpiprazol), não foram estudados ou não produziram resultados inconclusivos.

Ansiolíticos

Demonstrou-se que medicamentos dessa classe, embora úteis para tratar a ansiedade, aumentam a impulsividade e podem ser viciantes. Esses tranquilizantes, principalmente os da classe conhecida como benzodiazepínicos, incluem Frontal (alprazolam), Lorax (lorazepram), Tranxilene (clorazepato), Valium (diazepam) e Psicosedin ou Limbitrol (clordiazepóxido). Rivotril (clonazepam), um benzodiazepínico de ação mais prolongada, que pode ter efeito mais acentuado sobre a serotonina, teve algum sucesso no tratamento de sintomas de ansiedade e agressividade. É, portanto, o único remédio de sua classe que pode ser útil para o TPB.

Antagonistas de opioides

O Uninaltrex (naltrexona) bloqueia a liberação de endorfina no organismo, o que induz analgesia e sensação de euforia. Alguns relatos sugerem que esse remédio pode inibir a automutilação.

Outros tratamentos medicamentosos

Homeopatia ou fitoterapia se mostraram ineficazes para tratar borderline, com exceção de preparações com ácidos graxos ômega-3. Um estudo limitado constatou que a substância de fato diminuía a agressividade e a depressão em mulheres.[12]

Substâncias que modulam o neurotransmissor glutamato foram investigadas no TPB. Revelou-se que dois desses substratos, o aminoácido N-acetilcisteína e o Rilutek (riluzol), droga usada para tratar esclerose lateral amiotrófica (ELA, ou doença de Lou Gehrig), diminuíram significativamente as lesões autoprovocadas em dois pacientes borderline.[13] Outros moderadores de glutamato (entre eles o dextrometorfano, um antitussígeno de uso generalizado) foram investigados para ser usados contra a depressão – o mais estudado é a ketamina ou cetamina.[14] Originalmente desenvolvida como anestésico e usada em animais, a ketamina foi explorada também como droga recreativa, conhecida pelo nome de Special K. Mais recentemente, foi aprovada para o tratamento de depressão resistente. A ketamina não foi estudada para controlar sintomas do TPB.

O Guia de Práticas da Associação Americana de Psiquiatria recomenda que os remédios tenham por alvo um grupo de sintomas específico. As diretrizes dividem os sintomas do TPB em três grupos principais: instabilidade do humor, descontrole dos impulsos e distorções cognitivas e perceptivas. Um algoritmo de abordagens de tratamento recomendadas, com táticas alternativas caso a escolha anterior tenha se mostrado ineficaz, é resumido na Tabela 9-1.

Tabela 9-1: Farmacoterapia para o tratamento de sintomas de TPB

Sintoma	1ª Linha	2ª Linha	3ª Linha	4ª Linha
Instabilidade do humor	IRS	outro IRS ou IRSN	acrescentar Nl, clonazepam; ou trocar para IMAO	acrescentar EH
Descontrole de impulsos	IRS	acrescentar NL	acrescentar EH; ou trocar para IMAO	
Distorções cognitivas e perceptivas	NL	acrescentar IRS ou IMAO ou outro NL		

IRS = inibidor da recaptação da serotonina; a dosagem pode ser maior que a habitual
NL = neuroléptico, geralmente em baixa dosagem
IMAO = inibidor da monoaminoxidase
EH = estabilizador do humor

Uma palavrinha sobre o uso off-label

Como a FDA (Food and Drug Administration, órgão equivalente à Anvisa no Brasil) não aprovou formalmente nenhuma substância para o tratamento do TPB, todos os remédios usados contra o transtorno são considerados *off-label*. Embora a expressão *off-label* (que significa fora da bula) possa soar desencorajadora para o leigo, quando não arriscada, sua prescrição é bastante comum para uma gama de distúrbios. Como uma empresa farmacêutica gasta em média 1 bilhão de dólares para pôr um remédio no mercado, há muitas delas que não pedem aprovação para uma série de doenças ou limites estreitos de dosagem, já que essas estratégias podem diminuir as chances de aprovação pela FDA e encarecer o desenvolvimento do produto. Embora se saiba que os inibidores da recaptação da serotonina têm efeito positivo em várias condições, entre as quais depressão e transtorno do estresse pós-traumático, ansiedade e alguns distúrbios dolorosos, o fabricante do remédio pode não querer absorver a despesa suplementar para obter a aprovação da FDA, tampouco correr o risco de ter seu pedido rejeitado ao solicitar a inclusão em bula do uso em todas essas indicações e/ou em amplas faixas de dosagem. Sempre que um médico receitar, para tratar um distúrbio, um remédio não aprovado, ou numa dose fora da recomendada, o uso é considerado *off-label*. Infelizmente, agências ou seguradoras de saúde podem se recusar a aprovar essas (muitas vezes caras) prescrições.

MEDICAMENTOS GENÉRICOS

Em termos bem simples, um medicamento genérico contém o mesmo ingrediente principal ou ativo que está na fórmula original, e quase sempre é mais barato. No entanto, isso não quer dizer que um medicamento genérico seja *idêntico* ao de referência de marca. A FDA considera uma substância genérica "equivalente" a um remédio de marca quando os níveis no sangue de voluntários saudáveis variam dentro de uma margem de 20% – uma diferença significativa para alguns pacientes. Um genérico também pode ter ingredientes inativos e apresentação (comprimido ou cápsula, por exemplo) diferentes do original. Além do mais, pode ter uma variação grande em relação a outro medicamento (em teoria, uma variação de até 40% na concentração sanguínea). A lição é que, se a mudança para um genérico resultar em uma economia significativa, pode valer a pena tentar. Se os sintomas reaparecerem, porém, é melhor voltar ao remédio de marca. E se você estiver tomando um genérico que está funcionando, não troque por outro genérico. Saiba que algumas farmácias e alguns médicos recebem bônus por induzir os pacientes a consumir genéricos que, embora mais baratos para o consumidor, dão uma margem de lucro maior para quem vende.

OUTROS TRATAMENTOS FÍSICOS

Embora a eletroconvulsoterapia tenha se mostrado útil para a depressão, não ajudou no TPB.[15] Foram feitos estudos sobre o TPB com depressão tratado com estimulação magnética transcraniana repetitiva (EMTr), um mecanismo que usa o estímulo eletromagnético em partes do cérebro. Essas investigações sugeriram melhora nos sintomas que englobam raiva, instabilidade do humor, impulsividade e sensibilidade interpessoal.[16]

TRATAMENTO DIVIDIDO

Muitos pacientes são tratados por mais de um profissional. A terapia pode ser realizada por um psicólogo ou assistente social, enquanto as medicações são administradas por um psiquiatra ou clínico geral. Essa divisão, necessária porque só um médico pode receitar medicamentos, tende a ser uma desvantagem para o paciente borderline, que pode definir seus cuidadores como "bons" ou "maus" e se mostrar confuso em relação ao tratamento. Uma comunicação estreita entre profissionais que estejam tratando o mesmo paciente é fundamental para o sucesso do processo. Em alguns casos, um psiquiatra formado tanto em manejo médico quanto em técnicas psicoterapêuticas pode ser a estratégia certa.

TPB TEM CURA?

Assim como o próprio transtorno, a opinião de profissionais sobre o prognóstico de quem sofre de TPB já foi de um extremo a outro. Na década de 1980, imaginava-se que os chamados transtornos da personalidade do Eixo II eram duradouros e estáveis ao longo do tempo. Na época, o DSM-III-R afirmava que os transtornos da personalidade "começam na infância ou na adolescência e persistem de forma estável (sem períodos de remissão ou exacerbação) na idade adulta".[17] Essa percepção contrastava com a maioria dos transtornos do Eixo I (depressão maior, alcoolismo, transtorno bipolar, esquizofrenia, etc.), considerados mais episódicos e passíveis de tratamento farmacológico. As taxas de suicídio no TPB se aproximavam de 10%.[18] Todas essas considerações sugeriam que o prognóstico do TPB era provavelmente ruim.

Hoje, é aceitável que os traços de personalidade podem mudar ao longo do tempo, e que essas mudanças ocorrem em qualquer momento da vida.[19] Avaliações feitas em prazos mais elásticos apontaram melhora significativa dos indivíduos com TPB.[20, 21, 22] Nesses estudos, que acompanharam pacientes borderline num período de dez anos, até dois terços deles não apresentaram cinco de nove critérios definidores do transtorno, podendo, portanto, ser considerados "curados", uma vez que não se encaixavam mais na definição formal do DSM. A melhora ocorria com ou sem tratamento, embora os pacientes tratados alcançassem a remissão antes dos outros. A maioria dos pacientes permanecia em tratamento, e as recaídas diminuíam com o tempo. Apesar desses achados otimistas, descobriu-se também que, embora esses pacientes não pudessem mais ser designados formalmente como borderline, alguns seguiam tendo dificuldades com o funcionamento interpessoal que prejudicavam seus relacionamentos sociais e profissionais. Isso sugere que os sintomas mais agudos e proeminentes do TPB (que constituem a principal definição do transtorno), como comportamento suicida ou automutilação, impulsividade destrutiva e pensamento quase psicótico, respondem mais depressa ao tratamento ou ao tempo do que os sintomas de temperamento mais duradouros (medo do abandono, sensação de vazio, dependência, etc.). Em suma, embora o prognóstico seja bem melhor do que se pensava originalmente, alguns indivíduos borderline continuam tendo dificuldades com questões persistentes.

Aqueles que conseguem superar a doença exibem uma capacidade maior de confiar e construir relacionamentos satisfatórios. Têm uma noção mais clara de propósito e uma compreensão mais estável de si mesmos. Em certo sentido, ainda que algumas questões borderline persistam, essas pessoas levam uma vida produtiva salpicada de relíquias fragmentadas da personalidade borderline.

CAPÍTULO DEZ

Compreender e curar

> "*Aqui* é preciso correr o *máximo* que você conseguir para ficar no mesmo lugar, entende? Se quiser chegar a outro lugar, você tem que correr no mínimo duas vezes mais depressa que isso!"
>
> *Do outro lado do espelho*, de Lewis Carroll

"Sinto como se tivesse um vazio dentro de mim que nunca consigo preencher por completo." Elizabeth, uma mulher atraente e espirituosa de 28 anos, foi encaminhada para a terapia pelo clínico geral. Era casada havia seis anos com um homem dez anos mais velho que já tinha sido seu chefe. Cinco meses antes, dera à luz o primeiro filho, e agora estava gravemente deprimida.

Ela desejava algo que pudesse chamar de seu, algo que "mostrasse que o restante do mundo sabia que eu estava aqui". Sentia que o seu "verdadeiro eu" era um pântano de emoções infantis, e que passava o tempo inteiro escondendo os seus sentimentos, que eram "feios e maus". Essas percepções se transformaram em ódio por si mesma; ela queria desistir de tudo.

Pelas suas contas, Elizabeth havia tido seis casos extraconjugais nos seis anos anteriores, todos com homens que conhecia por intermédio do trabalho. Isso havia começado logo após a morte de seu pai. A maioria desses relacionamentos era controlada por Elizabeth, que dava início a eles e depois punha fim. Considerava excitante e empoderador o fato de aqueles homens parecerem tão perplexos com a sua iniciativa e depois com a sua súbita rejeição, que a deixava sozinha. Como a personagem Buddy do musical *Follies*, de Stephen Sondheim, ela vivenciava aquele "baixo astral de ai, meu Deus, por que você não me ama? Ah, você ama? Então pode ir embora". Elizabeth apreciava a proximidade física, mas admitia ter medo de um maior envolvimento emocional. Embora controlasse esses relacionamentos, nunca os considerava sexualmente satisfatórios, tampouco sentia atração sexual pelo marido. Admitia usar o sexo para "equalizar" os relacionamentos, para se manter no controle; sentia-se mais segura assim. Sentia que seu intelecto e sua personalidade não bastavam para segurar um homem.

Criada numa família católica de classe trabalhadora, Elizabeth havia tido três irmãos mais velhos e uma irmã mais nova, que morrera afogada num acidente aos 5 anos. Com apenas 8 anos na época, Elizabeth tivera pouca compreensão desse acontecimento, exceto por observar a mãe ir se tornando cada vez mais introspectiva.

Até onde sua lembrança alcançava, a mãe sempre fora bastante crítica, acusando Elizabeth de ser "má". Quando ela era pequena, a mãe insistia em que fosse à missa, e forçou o pai a construir um altar no quarto da menina. Elizabeth se sentia mais próxima do pai, um homem passivo e calado, dominado pela esposa. Quando a menina entrou na puberdade, ele se tornou mais distante e menos afetuoso.

Na adolescência, Elizabeth era calada e tímida. A mãe reprovava seu envolvimento com meninos, e observava de perto suas amizades com as meninas; a expectativa era que ela tivesse amigas "aceitáveis". Os irmãos eram sempre os preferidos da mãe; Elizabeth brincava com eles, tentando se enturmar, ser "um dos garotos". Tirava boas notas no ensino médio, mas foi desencorajada a fazer faculdade. Depois de se formar, começou a trabalhar como secretária em tempo integral.

Com o passar do tempo, os conflitos com a mãe se intensificaram. Já no ensino médio, a mãe chamava Elizabeth de "vagabunda" e vivia acusando-a de ser promíscua, apesar de a filha não ter nenhuma experiência sexual. Depois de um tempo suportando os bate-bocas, Elizabeth juntou dinheiro e saiu de casa.

Durante esse período turbulento, Lloyd, chefe de Elizabeth, separou-se da mulher e se envolveu num divórcio difícil. Ela lhe ofereceu consolo e empatia. Ele retribuiu com encorajamento e apoio. Os dois começaram a namorar e casaram-se pouco depois de o divórcio sair. A mãe de Elizabeth, naturalmente, criticou-a por ter casado com um divorciado, ainda por cima dez anos mais velho e católico não praticante.

O pai permaneceu distante. Um ano depois de Elizabeth se casar, ele morreu.

Cinco anos mais tarde, o casamento estava desmoronando e Elizabeth culpava o marido. Via Lloyd como um "ladrão que havia lhe roubado a juventude. Tinha apenas 19 anos quando o conhecera, e precisava tanto ser cuidada que trocou a juventude por segurança, justamente os anos em que poderia ter "experimentado quem eu queria ser, quem podia ser, quem deveria ter sido".

Nos primeiros estágios do tratamento, Elizabeth começou a falar sobre David, seu caso mais recente e mais importante. Ele era doze anos mais velho que ela, um amigo de longa data da família e padre em sua paróquia. Era uma pessoa conhecida e amada por toda a sua família, em especial pela mãe. David era o único homem com quem Elizabeth se sentia conectada. E o único relacionamento que ela não controlava. Por um período de dois anos, ela terminava de modo abrupto o relacionamento para depois reatar. Mais tarde, confessou ao psiquiatra que David era o pai de seu filho. Aparentemente, o marido não sabia disso.

Elizabeth foi se mostrando mais fechada. A relação com o marido deteriorou; ele viajava com frequência. Ela foi se distanciando mais da mãe e dos irmãos, e deixou esfriarem as poucas amizades que tinha. Resistia às tentativas de incluir o marido na terapia, pois sentia que Lloyd e o médico se uniam e davam preferência ao "lado dele". Assim, até a terapia reforçava a crença em que ela não podia depositar em ninguém confiança nem fé, porque só iria se decepcionar. Todos os seus pensamentos e sentimentos pareciam repletos de contradições, como se ela estivesse num labirinto de becos sem saída. A sexualidade parecia ser a única alternativa para se livrar dessa rede intrincada.

Muitas vezes, o terapeuta era o alvo de suas reclamações, porque era ele quem estava "no controle". Ela gritava com ele, acusava-o de ser incompetente e ameaçava interromper o tratamento. Esperava que ele fosse se zangar, gritar de volta e parar de tratá-la, ou se mostrar na defensiva e lhe implorar que ficasse. Mas ele não fazia nem uma coisa nem outra, e ela reclamava de sua falta de reação, uma prova de que ele não tinha sentimentos.

Embora estivesse acostumada com as frequentes viagens a trabalho do marido, passou a se tornar mais assustada quando era deixada sozinha. Durante as viagens dele, por motivos que ainda não estavam claros para ela, Elizabeth dormia no chão. Quando Lloyd voltava, Elizabeth tinha acessos de raiva constantes. Sua depressão foi piorando. O suicídio se tornou menos uma opção e mais um destino, como se tudo estivesse conduzindo a esse fim.

A percepção da realidade de Elizabeth se tornou mais tênue. Ela ansiava por ser "psicótica", por viver num mundo de fantasia onde pudesse ir "aonde quisesse" em sua mente. O mundo estaria tão distante da realidade que ninguém, nem mesmo o melhor dos psiquiatras, conseguiria alcançá-la e "ver o que há por baixo".

Em seus devaneios, ela se imaginava protegida por um belo homem que valorizava todas as suas qualidades admiráveis e era muito atencioso. Fantasiou que ele era um ex-professor, depois seu ginecologista, depois o veterinário da família e, finalmente, seu psiquiatra. Elizabeth via esses homens como poderosos, mas no fundo também sabia que eles estavam indisponíveis. Ainda assim, em suas fantasias eles eram subjugados por seu charme e irresistivelmente atraídos por ela, como havia acontecido com David durante algum tempo. Quando a realidade não se encaixava em seu roteiro, e quando um desses homens não correspondia ao seu flerte, ela desanimava e passava a se odiar, sentindo que não era atraente o bastante.

Para onde quer que olhasse, ela via mulheres mais bonitas, mais inteligentes, mais bem-sucedidas. Queria ter os cabelos mais bonitos, os olhos de outra cor, a pele mais lisinha. Quando se olhava no espelho, não via o reflexo de uma linda moça, mas o de uma bruxa velha, com seios caídos, barriga protuberante e batatas das pernas roliças. Desprezava a si mesma por ser mulher, cujo único valor era a beleza. Ansiava por ser homem, como os irmãos, "porque a minha mente também seria levada em conta".

No segundo ano da terapia ambulatorial, Elizabeth passou por várias perdas, entre elas a morte de um tio muito querido de quem tinha se aproximado. Passou a ser assombrada por sonhos recorrentes e pesadelos que não conseguia recordar ao acordar. Tornou-se mais depressiva e mais suicida e acabou sendo internada.

Com a terapia mais intensiva, ela era capaz de recordar acontecimentos traumáticos da infância, abrindo uma caixa de Pandora e causando uma enxurrada de lembranças. Recordou várias surras que levara da mãe e se lembrou dos abusos sexuais praticados por ela, episódios em que a mãe infligia duchas e enemas vaginais e a acariciava para poder "limpar" sua vagina. Esses rituais começaram quando Elizabeth tinha 8 anos, pouco depois da morte da irmã, e duraram até a puberdade. As lembranças incluíam olhar para o rosto da mãe e notar uma expressão benevolente e tranquila; que Elizabeth conseguisse lembrar, aquelas eram as únicas ocasiões em que a mãe não parecia a estar reprovando.

Elizabeth se lembrou de passar horas sentada sozinha dentro do armário e de dormir no chão por medo de ser molestada na cama. Às vezes, ela dormia com uma fita ou um prêmio ganho na escola. Considerava esses atos reconfortantes e continuava a repeti-los na idade adulta, preferindo o chão à cama e passando muito tempo sozinha num quarto silencioso ou dentro de um closet escuro.

No hospital, Elizabeth falou sobre as diferentes facetas de sua personalidade. Descreveu fantasias de ser pessoas diferentes e de dar nomes distintos a esses fragmentos de personalidade. Essas personas eram mulheres independentes, tinham talentos singulares, eram alvo de admiração ou esnobes, evitavam contatos sociais. Elizabeth sentia que, toda vez que conquistava algo ou tinha sucesso, isso se devia aos talentos de um desses segmentos separados de sua personalidade. Tinha grande dificuldade de integrar esses componentes num conceito estável de si.

Ainda assim, reconhecia-os como fragmentos de personalidade, e eles nunca assumiam o controle de seu funcionamento. Ela não apresentava nenhum período claro de amnésia ou dissociação, e seus sintomas tampouco eram considerados aspectos de um transtorno dissociativo de identidade (múltipla personalidade), embora essa síndrome esteja com frequência associada ao TPB.

Elizabeth usava essas "outras mulheres" para expressar desejos e sentimentos que ela própria era forçada a reprimir. Julgava-se sem valor e sentia que essas outras identidades parciais eram entidades distintas, mais fortes. Aos poucos, no hospital, foi descobrindo que sempre haviam feito parte dela. Reconhecer isso lhe trouxe alívio e esperança. Ela começou a acreditar que era mais forte e menos maluca do que imaginara, o que foi um divisor de águas em sua vida.

Mas ainda não estava na hora de cantar vitória. Como um comandante militar, Elizabeth convocou todos os diversos aspectos de sua personalidade para se perfilar diante dela e concluiu que eles não poderiam partir em combate sem uma determinação em comum. No fundo, Elizabeth continuava temendo a mudança, o amor e o sucesso, procurava em vão a segurança, fugia dos relacionamentos. Aceitar a si mesma seria mais difícil do que ela jamais pudera imaginar.

Depois da alta, Elizabeth seguiu em tratamento ambulatorial. Conforme foi melhorando, o relacionamento com o marido deteriorou. Em vez de culpá-lo ou culpar a si mesma, como fazia, tentou resolver os problemas e salvar o casamento. Afastou-se de contatos pouco sadios com parentes. Desenvolveu uma autoestima mais positiva. Começou a fazer cursos de nível superior e se saiu impressionantemente bem, conquistando prêmios acadêmicos. Dormiu com o primeiro prêmio debaixo do travesseiro, como fazia quando criança. Mais tarde, entrou na faculdade de direito e recebeu menções honrosas por ser a melhor aluna da turma. Desenvolveu novos relacionamentos com homens e mulheres e constatou que se sentia à vontade com eles sem precisar estar no controle. Passou a valorizar mais a própria feminilidade.

Aos poucos, Elizabeth começou a se curar. Sentiu "as cortinas começarem a se abrir". Comparou a sensação à de procurar uma antiguidade valiosa num sótão escuro cheio de quinquilharias: sabia que estava ali em algum lugar, mas não conseguia vê-la. Quando finalmente a encontrou, não chegava até ela por estar "enterrada debaixo de uma pilha de lixo inútil". De vez em quando, ela podia ver um caminho livre até esse objeto, como se um raio tivesse iluminado o sótão por um breve instante.

Os clarões eram demasiado breves. As dúvidas antigas ressurgiam como rostos repulsivos num brinquedo de parque de diversões. Ela sentia como se estivesse subindo uma escada rolante que ia na direção oposta, lutando para subir um degrau apenas para descer dois. Continuava querendo se vender barato e dar aos outros o crédito pelas próprias conquistas. Mas seu primeiro desafio de verdade, tornar-se advogada, era quase realidade. Cinco anos antes, ela não teria sequer cogitado fazer faculdade, quanto mais tido a coragem de se matricular no curso. O tom de seu abatimento começou a mudar: a depressão por ter fracassado estava agora evoluindo, admitia ela, e se transformando no medo de ter sucesso.

CRESCER E MUDAR

Elizabeth com frequência comentava: "Mudar é um trabalho difícil à beça!" Exige um afastamento consciente de situações nocivas e disposição para construir bases mais saudáveis. Envolve ter que lidar com a drástica interrupção de um equilíbrio estabelecido há muito tempo.

Como a evolução de Darwin, a mudança individual ocorre de modo quase imperceptível, com muitas tentativas e erros. O indivíduo resiste instintivamente à mudança. Ele pode viver numa espécie de pântano, mas é o *seu* pântano: sabe onde estão os jacarés, o que tem dentro de cada lodaçal e charco. Sair desse pântano significa se aventurar no desconhecido e talvez cair num pântano ainda mais frio, escuro e perigoso.

Para o indivíduo borderline, cujo mundo é tão demarcado por parâmetros de verdades ou mentiras absolutas, a incerteza da mudança é ainda mais ameaçadora. Ele pode se agarrar a um extremo por medo de cair descontroladamente no abismo do outro. Um anoréxico borderline, por exemplo, passa fome pelo pânico de comer, nem que seja um pedacinho só, e isso acarretar perda de controle total e uma obesidade irreversível.

O medo borderline da mudança envolve uma desconfiança básica dos próprios "freios". Em pessoas mais saudáveis, esses freios psicológicos permitem uma descida gradual do ápice de um humor ou comportamento a uma parada suave na "zona cinzenta" do aclive. Com medo de os freios não funcionarem, o adulto borderline teme não conseguir parar e escorregar sem controle até o pé da encosta.

A mudança, por mais gradual que seja, requer uma alteração de reflexos automáticos. O indivíduo está numa situação bem parecida com a de uma criança brincando de "não pode piscar" ou de "não pode rir", lutando para não piscar ou rir enquanto outra criança agita a mão ou faz caretas. Esses reflexos, estabelecidos ao longo de muitos anos, só podem ser ajustados com um esforço consciente e motivado.

Os adultos às vezes fazem brincadeiras parecidas de resistir a um impulso instintivo. Um homem que encontra um cão raivoso latindo num bairro desconhecido resiste ao reflexo automático de correr do perigo. Ele reconhece que, se correr, o cachorro provavelmente vai alcançá-lo e representar uma ameaça ainda maior. Em vez disso ele escolhe a ação oposta (em geral mais prudente): permanece totalmente parado, deixa o cachorro cheirá-lo e depois se afasta devagar.

A mudança psicológica exige resistir a reflexos automáticos improdutivos e, de modo consciente e voluntário, escolher outras alternativas: escolhas diferentes, contrárias até, à reação automática. Às vezes, essas novas formas de se comportar são assustadoras, mas se mostram mais eficientes ao lidar com as situações. Elizabeth e seu psiquiatra embarcaram na jornada de mudança por meio de uma psicoterapia regular, semanal e individual. As primeiras sessões tiveram como foco garantir a segurança de Elizabeth. Técnicas cognitivas e sugestões de contatos caracterizaram os encontros. Durante várias semanas Elizabeth resistiu à recomendação do médico de tomar antidepressivos, mas logo depois de concordar em tomar a medicação ela percebeu uma melhora significativa no humor.

O início da mudança: autoavaliação

Para alguém com transtorno da personalidade borderline, a mudança envolve mais um ajuste fino progressivo do que uma reconstrução total. Em programas racionais de perda de peso, quase sempre contrários à ânsia de emagrecer muito e depressa, os melhores resultados vêm com o tempo, de forma lenta e gradual, e assim é mais provável a perda de peso persistir. Da mesma forma, no TPB é melhor iniciar a mudança aos poucos, com leves alterações no início, e, como num programa de regime bem-sucedido, com aceitação e incentivo apesar das flutuações regressivas inevitáveis. A mudança começa com uma autoavaliação: antes de planejar uma nova rota, o paciente com TPB precisa reconhecer sua situação atual e entender em qual direção a mudança deve progredir.

Imagine a personalidade como uma série de retas que se entrecruzam, cada qual representando um traço de caráter específico (ver a Figura 10-1). Os extremos de cada traço estão situados nas extremidades das retas, com o meio-termo no centro. Na reta "dedicação ao trabalho", um extremo pode indicar uma preocupação obsessiva ou um temperamento workaholic, e o outro, irresponsabilidade ou apatia; o centro seria uma atitude situada em algum lugar entre esses dois extremos, como um profissionalismo tranquilo. Se houvesse uma reta de "preocupação com a aparência", um extremo poderia ser a atenção narcisista à aparência superficial, e o outro, a total falta de interesse. O diagrama da personalidade de alguém ficaria parecido com os raios de uma roda perfeitamente redonda, com todas essas retas se cruzando perto do ponto mediano no "centro" da roda.

É claro que ninguém é "centrado" o tempo todo. É importante identificar cada reta na qual se deseja a mudança e situar a posição em que se está nela em relação ao centro. A mudança, então, se torna um processo de saber onde se está e até onde se quer avançar em direção ao centro. Tirando os extremos, nenhum ponto é intrinsecamente melhor ou pior que outro. O importante é se conhecer (situar-se na reta em questão) e se mover na direção adaptativa.

Se isolarmos a linha "preocupação com os outros" (ver a Figura 10-2), um extremo ("autossacrifício por excesso de preocupação") representa o ponto em que a preocupação com os outros interfere nos cuidados consigo mesmo; uma pessoa assim talvez precise se dedicar inteiramente aos outros para se sentir valorizada. Essa posição pode ser percebida como uma espécie de altruísmo egoísta, pois a "preocupação" de uma pessoa com esse perfil tem por base um interesse próprio inconsciente. No outro extremo ("não estou nem aí") está uma pessoa narcisista, que se importa pouco com os outros e só cuida de si. No centro está um tipo de equilíbrio: uma combinação de preocupação com os outros e obrigação de cuidar também das próprias necessidades. Alguém cujo traço de compaixão se situe nessa zona mediana reconhece que apenas cuidando dos próprios interesses em primeiro lugar pode ajudar os outros, uma espécie de egoísmo altruísta semelhante às instruções das companhias aéreas, que orientam os passageiros a colocar as próprias máscaras de oxigênio antes de cuidar das dos filhos.

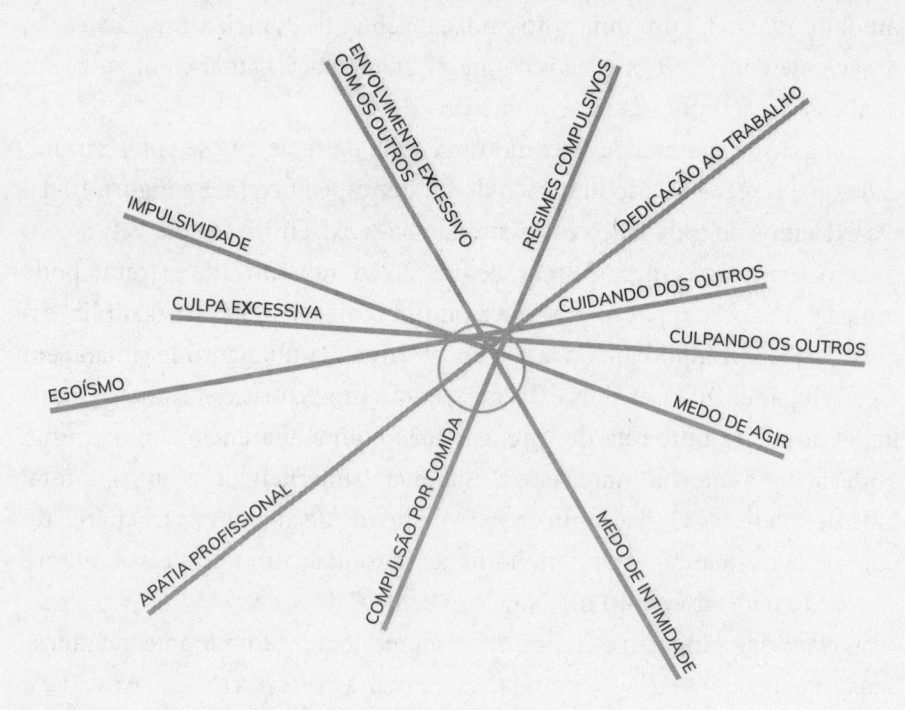

Figura 10-1: A personalidade como uma série de retas que se cruzam

A mudança ocorre quando se adquire consciência para se situar no espectro de forma objetiva, depois compensar ajustando o comportamento num sentido em direção ao centro. Um indivíduo que consiga visualizar de modo realista sua posição atual à esquerda do centro poderia dizer não aos outros com mais frequência e tentar ser mais assertivo. Alguém que estivesse à direita do centro compensaria em direção ao centro escolhendo um curso de ação mais sensível às necessidades alheias. Essa posição reflete os conselhos do antigo erudito e sábio judeu Hillel: "Se eu não for por mim, quem será por mim? Mas se eu for apenas por mim, quem sou eu? Se não agora, quando?"

Ninguém reside "no centro" o tempo todo, é claro; é preciso estar continuamente ajustando a própria posição na reta, equilibrando o desajuste sempre que se pender demais para uma direção ou outra. Ao encontrar uma posição tolerável na reta, é preciso aceitar as próprias inclinações e limitações. Se a pessoa reconhece que elementos como sensibilidade, culpa ou responsabilidade compulsiva a empurram para a esquerda do centro, talvez seja sensato aceitar essa posição enquanto percebe o risco de se afastar demais do centro e identifica as oportunidades de pender para a direita.

```
autossacrifício por excesso ─────────→ | ←───────── não estou nem aí
de preocupação
```

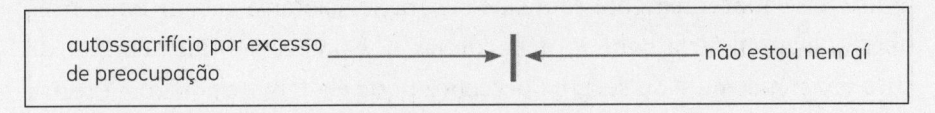

Figura 10-2: A reta do traço de personalidade "preocupação com os outros"

Exercitar a mudança

A verdadeira mudança requer mais que uma experimentação de tentativas isoladas de alterar reflexos automáticos; envolve substituir comportamentos antigos por hábitos novos, que acabam por se tornar tão naturais e confortáveis quanto os antigos. É mais do que se afastar silenciosamente do cachorro bravo; é aprender a fazer amizade com ele e levá-lo para passear.

No início, essas mudanças são desconfortáveis. Para usar uma analogia, um jogador de tênis pode decidir que seu pouco confiável *backhand* precisa de um ajuste. Ele inicia, então, uma série de aulas para melhorar o golpe. No começo, as técnicas que ele aprende para melhorar as jogadas geram resultados ruins. O novo estilo não é tão confortável quando o golpe antigo. Ele se sente tentado a voltar à técnica anterior. Somente após muito treinar é que consegue erradicar os maus hábitos de antes e criar a memória muscular mais eficiente e até mais confortável. Da mesma forma, uma mudança psicológica requer a adoção de novos reflexos para substituir os antigos. Somente após uma prática persistente é que a substituição pode ocorrer de modo eficaz e, portanto, permanente.

Aprender a mancar

Se uma viagem de 1.500 quilômetros começa com um único passo, a jornada do borderline em direção ao processo de cura começa com um único passo manco. A mudança no TPB é uma luta imensa, muito mais difícil do que é para os outros em decorrência de características singulares do transtorno. A clivagem e a falta de constância do objeto (ver o Capítulo 2) se aliam para formar uma ameaçadora barricada contra a confiança em si e nos outros e o desenvolvimento de relacionamentos acolhedores.

Para iniciar a mudança, a pessoa precisa sair de uma posição desagradável e aparentemente sem saída: para se aceitar e aceitar os outros, tem que aprender a confiar, mas confiar nos outros significa confiar de fato em si mesma – ou seja, na percepção que ela tem dos outros. Precisa também aprender a aceitar sua consistência e sua tolerância a falhas, uma tarefa e tanto para alguém que, como uma criança pequena, acredita que os outros "somem" quando deixam um determinado lugar. "Quando eu não vejo você é como se você não existisse", disse Elizabeth ao terapeuta no início do tratamento.

Como alguém com a perna machucada, um indivíduo com TPB precisa aprender a mancar. Se após um trauma ele ficar na cama, os músculos vão atrofiar e contrair; se ele tentar se exercitar com vigor excessivo, vai lesionar a perna com mais gravidade ainda. Em vez disso, precisa aprender a mancar, pondo na perna um peso justo para aumentar a força gradualmente, não tanto a ponto de forçá-la e impedir a cura (tolerando uma leve e não insuportável dor). Da mesma forma, a cura no TPB requer fazer pressão suficiente, desafiando-se a avançar. Conforme a terapia de Elizabeth foi progredindo, as intervenções cognitivas foram sendo substituídas por uma abordagem mais psicodinâmica, com atenção focada nas conexões entre suas experiências do passado e seu funcionamento atual. Durante a transição, as intervenções do terapeuta diminuíram, e Elizabeth ficou responsável por direcionar mais a terapia.

Deixar o passado para trás

A visão borderline do mundo, assim como a da maioria das pessoas, é moldada pelas experiências da infância, nas quais a família funcionava como um microcosmo do universo. Ao contrário de indivíduos mais saudáveis, a pessoa não consegue se separar facilmente dos outros integrantes da família, tampouco distinguir a família do restante do mundo. Enxerga todos os relacionamentos como se fossem os que existem em seu núcleo familiar. E continua aceitando as interações patológicas nele contidas como se fossem normais.

Incapaz de ver o mundo com os olhos de um adulto, o indivíduo borderline tem uma experiência de vida como se ainda estivesse na infância, com as mesmas emoções intensas e o mesmo ponto de vista que tem uma criança. Quando a criança é punida ou repreendida, ela se vê como inquestionavelmente má; a possibilidade de a mãe estar tendo um dia ruim é inconcebível para ela. Conforme a criança saudável amadurece, ela passa a ver o mundo cada vez mais expandido, mais complexo e menos dogmático. No TPB, porém, ela permanece presa ao passado: uma criança num corpo adulto.

"Há sempre um momento na infância em que a porta se abre e deixa o futuro entrar", escreveu Graham Greene em *O poder e a glória*. Em muitas crianças borderline, as responsabilidades da vida adulta chegam demasiado cedo; a porta vai se escancarando cada vez mais depressa, mas a pessoa não consegue suportar a luz. Ou, quem sabe, é a inexorabilidade da porta se abrindo que torna isso tão difícil.

A mudança no TPB ocorre quando a pessoa aprende a ver as experiências atuais e revisar as lembranças do passado através das "lentes" de um adulto. Essa nova "visão" equivale a assistir a um filme de terror antigo na TV que você não vê há anos: quando visto na telinha com as luzes todas acesas, o filme, antes tão apavorante no cinema, parece inofensivo, bobo até; você não consegue entender por que sentiu tanto medo a primeira vez que o assistiu.

Quando Elizabeth já estava bem avançada em sua jornada na psicoterapia, começou a perceber os sentimentos da infância sob outra luz. Passou a aceitá-los, a reconhecer o valor da própria experiência; se não fosse por esses sentimentos e essas experiências iniciais, ela não teria sido capaz de abraçar uma nova carreira no direito com o mesmo fervor e a mesma motivação. "Sentimentos nascidos na infância ainda me assombram", disse ela. "Mas estou vendo tudo isso sob uma luz diferente. Os mesmos comportamentos que antes odiava hoje aceito como partes de mim."

Como em um jogo de cartas

Um dos maiores obstáculos à mudança no TPB é a tendência a avaliar tudo a partir de extremos absolutos. A pessoa deve ser ou totalmente perfeita ou um fracasso total; ela se atribui nota 10 ou, com mais frequência, nota 0. Em vez de aprender com esse 0, ela o usa como a marca de alguém caído em desgraça, cometendo os mesmos erros vezes sem conta, alheia aos padrões do próprio comportamento – padrões a partir dos quais poderia aprender e crescer.

Se a situação apresentada não for perfeita, ela é rejeitada. Sem querer jogar com as cartas que recebeu, a pessoa passa a vida inteira saindo da rodada, perdendo o que investiu e esperando tirar quatro ases. Se não pode ter a vitória garantida, ela não joga. A melhora vem quando a pessoa aprende a aceitar a mão pelo que ela é, e reconhecer que, se jogar com habilidade, ainda pode vencer.

O indivíduo borderline, assim como muitas pessoas, fica paralisado às vezes pela hesitação. Subjugado pelas várias alternativas possíveis, ele se sente incapaz de tomar qualquer decisão. À medida que amadurece, porém, as escolhas parecem menos assustadoras e podem até se tornar uma fonte de orgulho e independência cada vez maior. Nesse ponto, a pessoa reconhece estar diante de decisões que somente ela é capaz de tomar. "Estou começando a ver que as raízes da minha indecisão são o começo do sucesso", observou Elizabeth. "A agonia de precisar escolher significa que eu de repente vejo alternativas."

FIXAR LIMITES: ESTABELECENDO UMA IDENTIDADE

Um dos principais objetivos no tratamento do TPB é adotar uma noção de identidade separada e superar a propensão de se fundir com os outros. Em termos biológicos, é como progredir de uma forma de vida parasita para um estado de simbiose, ou mesmo de independência. Tanto o parasitismo quanto a independência podem ser aterrorizantes, e a maioria das pessoas constata que confiar em si mesma é como aprender a andar.

Em biologia, a existência do parasita depende inteiramente do organismo hospedeiro. Se o carrapato parasita sugar muito sangue do cão hospedeiro, o cão morre e o carrapato não demora a ter o mesmo fim. Os relacionamentos humanos funcionam melhor quando são menos parasitários e mais simbióticos. Na simbiose, dois organismos prosperam melhor juntos, mas podem subsistir de forma independente. Um musgo que cresce numa árvore pode socorrer a árvore protegendo-a do sol direto e ajudar a si mesmo tendo acesso ao grande estoque de água subterrâneo que ali existe. Se o musgo ou a árvore morrerem, o outro pode continuar vivendo, embora não tão bem. A pessoa com TPB às vezes funciona como um parasita, cuja dependência pode destruir o relacionamento com a pessoa a quem ele se agarra com tanta força; quando essa pessoa vai embora, o indivíduo com TPB tende a se mostrar devastado. Se ele conseguir estabelecer relações mais colaborativas, todos aprenderão a viver de modo mais satisfatório.

O conforto crescente que Elizabeth sentia na companhia de outras pessoas começou pelo relacionamento com o terapeuta. Após meses testando a lealdade por meio de reclamações, críticas e ameaças de desistir da terapia, ela começou a confiar em seu comprometimento com ela. Aceitou falhas e erros em vez de vê-los como prova de que o terapeuta inevitavelmente a deixaria na mão. Depois de um tempo, Elizabeth estendeu a mesma confiança em desenvolvimento às pessoas com as quais tinha uma convivência mais próxima. E passou a se aceitar com suas imperfeições, assim como aceitava os outros ao redor.

Conforme seguiu melhorando, Elizabeth se tornou mais confiante em que não iria perder sua essência. Se antes ficava nervosa junto a um grupo de pessoas, sentindo-se constrangida e fora de lugar, agora conseguia se sentir à vontade, deixando que os outros assumissem a responsabilidade por si mesmos enquanto ela seguia a sua cartilha. Se antes se sentia compelida a adotar um papel para se encaixar no grupo, agora podia se agarrar à noção de si mesma mais constante e imutável. Estabelecer uma identidade regular significa desenvolver a capacidade de ficar em pé sozinho, sem depender de que outra pessoa vá definir você. Significa confiar no próprio julgamento e nos próprios instintos e depois agir em vez de esperar o feedback dos outros para então *re*agir.

CONSTRUIR RELACIONAMENTOS

Conforme o indivíduo borderline cria uma noção de identidade central, distinta, ele se diferencia dos outros. Mudar requer a valorização dos outros como pessoas independentes e empatia para compreender suas dificuldades. Suas falhas e imperfeições devem ser reconhecidas e também entendidas como algo separado do paciente borderline – parte do processo de mentalização (ver o Capítulo 8). Quando essa tarefa fracassa, os relacionamentos tropeçam. A princesa Diana passou por um luto ao perder sua fantasia de casamento de conto de fadas com o então príncipe Charles: "Eu tinha tantos sonhos quando menina (...). Ficava querendo, torcendo (...) para meu marido cuidar de mim. Ele seria uma figura paterna e iria me sustentar, me incentivar (...). Mas eu não recebi nada disso. Não consegui acreditar. Foi uma inversão de papéis."[1]

No TPB, é preciso aprender a integrar os aspectos positivos e negativos dos outros indivíduos. Quando a pessoa borderline quer se aproximar de outra, tem que ser suficientemente independente para poder depender de maneira tranquila, não desesperada. Ela aprende a funcionar de forma simbiótica, não parasitária. No processo de cura, desenvolve uma constância em relação a si mesma e aos outros; o resultado é a confiança que deposita em outras pessoas e na percepção que adquire sobre elas. O mundo se torna mais equilibrado, mais matizado.

Algo semelhante acontece quando se está escalando uma montanha: a experiência mais completa se dá quando o montanhista aprecia o cenário completo. Olha para cima e mantém o foco firme no objetivo, olha para baixo e reconhece o progresso que faz conforme avança. Por fim, deve descansar, olhar em volta, admirar a vista do ponto em que está no momento.

Parte da experiência significa reconhecer que ninguém nunca chega ao cume: a vida é uma escalada constante. Boa parte da saúde mental consiste em ser capaz de apreciar a viagem, de entender a Prece da Serenidade recitada na maioria das reuniões dos doze passos: "Deus, dai-me serenidade para aceitar aquilo que não posso mudar, coragem para mudar aquilo que posso, e sabedoria para reconhecer a diferença."

Reconhecer o efeito da mudança nos outros

Assim que começa a fazer terapia, um indivíduo não entende que é *ele*, não os outros, que precisa fazer as mudanças. Quando ele muda, as pessoas importantes em seu entorno também precisam se ajustar. Relacionamentos estáveis são sistemas dinâmicos, flutuantes, que alcançaram um estado de equilíbrio. Quando uma das pessoas desse sistema faz mudanças significativas em seu modo de se relacionar, os outros precisam se adequar para recuperar a homeostase, o estado de equilíbrio. Se esses reajustes não ocorrem, o sistema pode ruir, e a relação, estilhaçar.

Alicia consulta um psicoterapeuta por causa de depressão e ansiedade graves. Nas sessões, reclama do marido dependente e alcoólatra, Adam, a quem culpa pelos sentimentos de inutilidade que desenvolveu sobre si mesma. Finalmente, reconhece o papel que desempenha no naufrágio do casamento: a necessidade que tem de os outros dependerem dela, a necessidade de fazer com que sintam vergonha disso, o temor de tentar alcançar a independência. Começa a culpar todo mundo, menos Adam. Desenvolve novos interesses e relacionamentos independentes. Suas crises de choro cessam; ela para de arrumar briga pelo fato de ele beber e ser irresponsável. O equilíbrio do casamento, então, é alterado.

Do outro lado da moeda, Adam talvez ache a situação atual muito mais desconfortável do que era antes. Pode ser que ele comece a beber ainda mais, numa tentativa inconsciente de restabelecer o equilíbrio antigo e forçar Alicia a voltar para seu papel martirizado de cuidadora. Talvez a acuse de sair com outros homens e tente desestabilizar seu casamento, que agora lhe é insuportável.

Adam pode começar também a pressentir que uma mudança é necessária e a se conscientizar de qual é sua responsabilidade na manutenção desse equilíbrio patológico. Pode aproveitar a oportunidade para observar as próprias ações com mais clareza e reavaliar a vida, do mesmo jeito que viu Alicia fazer.

Participar da terapia tende a ser uma experiência valiosa para todos os envolvidos. Quanto mais interessante e informada Elizabeth se tornava, mais ignorante o marido lhe parecia. Quanto mais mente aberta ela se tornava, mais cinzenta ela percebia a situação em que estava, e mais ele se distanciava do restabelecimento do equilíbrio. Ela sentia que estava "deixando alguém para trás". Essa pessoa era ela mesma, ou, melhor, uma parte dela da qual não mais precisava. Para usar suas próprias palavras, ela estava "crescendo".

Quando o tratamento de Elizabeth foi ficando menos intenso, os encontros com o terapeuta se tornaram menos regulares, apesar de ela ainda ter que lidar com outras pessoas importantes em sua vida. Brigou com o irmão, que se recusou a reconhecer o problema que tinha com as drogas. Ele a acusou de ser "metida", de "usar aquela bobagem psicológica como munição". Os dois discutiram violentamente sobre a falta de comunicação na família. Ele lhe disse que, mesmo depois de todos os "psis", ela continuava "ruim da cabeça". Elizabeth brigou com a mãe, que continuava exigente, queixosa, e incapaz de demonstrar qualquer tipo de amor. Brigou com o marido, que jurou paixão mas seguiu bebendo em excesso e ainda criticou o desejo da esposa de continuar os estudos. Ele se recusou a ter uma participação ativa na criação dos filhos, e depois de um tempo ela descobriu que suas ausências frequentes estavam relacionadas a um caso extraconjugal.

Por fim, Elizabeth reconheceu que não tinha o poder de mudar os outros. Usou técnicas SET-UP para entender melhor os membros de sua família e manter limites que a impedissem de ser tragada por outros conflitos. Começou a aceitar as pessoas como eram, a amá-las da melhor maneira que fosse capaz, a seguir em frente. Reconheceu a necessidade de ter novos amigos e novas atividades em sua vida. Elizabeth chamou isso de "ir para casa".

APÊNDICE A

Modelos alternativos para o diagnóstico do TPB

Apesar das críticas de alguns médicos e pesquisadores, na 5ª edição do DSM a Associação Americana de Psiquiatria manteve o modelo de diagnóstico para o TPB idêntico ao das edições anteriores. A Seção II do DSM-5 lista nove critérios, dos quais pelo menos cinco precisam ser apresentados pelo paciente para confirmar o diagnóstico de TPB. Para uma discussão aprofundada, ver o Capítulo 2.

Essa abordagem *categórica* tem algumas limitações.

1. Todos os critérios têm igual peso ou importância, mas o nível de severidade qualitativo e a importância comparativa não são avaliados. Isso impede o desenvolvimento de planos de tratamento mais individualizados para as apresentações distintas dos pacientes TPB e inibe a construção de previsões mais exatas de desfecho.
2. Muitos desses critérios se aplicam a outros diagnósticos de transtorno da personalidade, o que resulta em múltiplos diagnósticos.
3. "Transtorno da personalidade" está definido no DSM-5 como "um padrão persistente" que é "difuso e inflexível", "estável ao longo do tempo", e causa "sofrimento ou prejuízo".[1] No entanto, um indivíduo que apresente cinco critérios e em determinado momento elimine um sintoma (não tendo mais inclinações suicidas, por exemplo) não preenche mais as exigências do diagnóstico, apesar da angústia contínua. De uma hora para outra, um nível "persistente", "difuso", "inflexível" e "estável" de funcionamento da personalidade desaparece.

4. Por fim, o sistema categórico agrupa quaisquer cinco dos nove critérios definidores. Assim, muitos pacientes podem corresponder à definição categórica do TPB, mas ser muito diferentes entre si e apresentar comportamentos proeminentes bem distintos, exigindo diferentes abordagens de tratamento.

As terapias atualmente recomendadas se concentram em determinados subtipos de TPB e podem não ser tão úteis para outros sintomas centrais. A terapia comportamental dialética (TCD) pode ter como alvo principal os comportamentos autoprejudiciais, mas ser menos útil quando a sensação de vazio ou os problemas de identidade forem mais proeminentes. A psicoterapia focada na transferência (TFT) pode destacar o funcionamento interpessoal, mas ser menos relevante para alguns tipos de impulsividade direcionada contra si. (Ver o Capítulo 8 para uma discussão mais detalhada da TCD, da TFT e de outras modalidades de tratamento.)

Por esse motivo, foram propostos modelos *dimensionais*. Esses construtos reconhecem que a patologia da personalidade funciona junto da normalidade, num *continuum*, não isolada numa realidade distinta. Os modelos dimensionais se concentram mais nos traços principais do TPB, entre eles desregulação do humor, impulsividade destrutiva, hostilidade, problema de identidade e distanciamento interpessoal.[2] Eles avaliam os níveis de funcionamento e o grau de comprometimento que determina em que ponto a frustração e a oscilação de humor normais se transformam em raiva patológica e instabilidade emocional. Os conceitos dimensionais reconhecem níveis de intensidade nos sintomas que resultam em graus de gravidade distintos nos indivíduos borderline. O sistema categórico, ao contrário, determina que um sintoma, e em última instância um transtorno da personalidade, está presente ou não está, o que é subjetivamente definido pelo médico.

MODELO ALTERNATIVO DO DSM-5 PARA OS TRANSTORNOS DA PERSONALIDADE (MATP)

Na tentativa de resolver as dificuldades da abordagem categórica, a Seção III do DSM-5 descreve um modelo alternativo, embora bem mais complexo, para definir os transtornos da personalidade. Esse modelo (MATP) enfatiza uma visão dimensional dos transtornos como estando num *continuum* com a realidade e em determinados graus de severidade. No entanto, o modelo mantém alguns determinantes categóricos que descrevem transtornos específicos.

Esse modelo abarca três componentes principais:

O primeiro é uma métrica de severidade em quatro áreas específicas: (1) *identidade* (autoimagem crítica, sensação de vazio); (2) *autodirecionamento* (instabilidade em objetivos, valores); (3) *empatia* (incapacidade de reconhecer sentimentos e necessidades de terceiros); (4) *intimidade* (relacionamentos instáveis e conflituosos). O nível de comprometimento nessas áreas determina a existência de um transtorno da personalidade.

Em segundo lugar, traços de personalidade patológicos são organizados em cinco grandes grupos descritos por 25 exemplos (facetas características). Esses cinco grupos lembram a discussão no Capítulo 10, Figura 10-1, quando descrevemos retas de personalidade que se cruzam e o desejo de encontrar um meio-termo saudável.

Os cinco grupos são:

Afetividade negativa (ansioso, deprimido, zangado, etc.) versus *Estabilidade emocional*

Distanciamento (esquivo, retraído, etc.) versus *Extroversão*

Antagonismo (enganador, manipulador, grandioso, etc.) versus *Afabilidade*

Desinibição (impulsivo, afeito a risco, etc.) versus *Diligência*

Psicoticismo (excêntrico, comportamento bizarro, etc.) versus *Lucidez*

(Naturalmente, o extremo oposto num grupo também poderia ser patológico. Assim, *Extroversão* poderia se transmutar em mania. *Diligência* extrema poderia se transformar em obsessão-compulsão.)

Por fim, o MATP abrange um elemento categórico, que descreve seis transtornos da personalidade: borderline, antissocial, narcisista, esquivo, obsessivo-compulsivo, esquizotípico. Eles correspondem aos da Seção II do DSM-5, embora os critérios definidores apresentem certa variação. Um ponto interessante: quatro dos transtornos descritos na Seção II (paranoico, esquizoide, histriônico, dependente) são eliminados no MATP em consequência da falta de estudos que delineiem os quatro transtornos desse modelo.

Depois de estabelecer uma deficiência moderada, ou até maior, no funcionamento da personalidade, o modelo lista sete "traços" patológicos identificados com o TPB. Assim como na Seção II, na qual pelo menos cinco dos nove critérios de TPB são necessários para se aceitar o diagnóstico, pelo menos quatro dos sete "traços" a seguir devem ser demonstrados para confirmar o diagnóstico de TPB no MATP.[3]

1. *Instabilidade emocional* (um aspecto de *Afetos negativos*): mudanças de humor frequentes, emoções intensas desproporcionais às circunstâncias
2. *Ansiedade* (um aspecto de *Afetos negativos*): sensação de pânico, medo da incerteza, medo de perder o controle
3. *Insegurança da separação* (um aspecto de *Afetos negativos*): medo de rejeição, medo de dependência excessiva e perda da autonomia
4. *Depressividade* (um aspecto de *Afetos negativos*): sentimentos de desesperança, pessimismo, vergonha, falta de valor, pensamentos suicidas
5. *Impulsividade* (um aspecto de *Desinibição*): reações impulsivas sem objetivo ou consideração de resultados; dificuldade para se ater a planos, lesão autoprovocada quando sob estresse
6. *Comportamento de risco* (um aspecto de *Desinibição*): atividades perigosas e potencialmente autoprejudiciais, negação de limites pessoais e da realidade de risco pessoal
7. *Hostilidade* (um aspecto de *Antagonismo*): rompantes de raiva em resposta a deslizes sem importância

Pelo menos um dos critérios apresentados deve ser Impulsividade, Comportamento de risco ou Hostilidade.

Esses critérios para o TPB descartam alguns dos listados na Seção II, em especial sensação crônica de vazio e pensamentos paranoicos ou experiências dissociativas passageiras relacionadas ao estresse. O padrão de relacionamentos instáveis e intensos, com extremos de idealização e desvalorização, que é uma característica separada e proeminente do TPB, é apenas sugerido nesse paradigma.

Evidentemente, o MATP é muito mais complexo que o modelo da Seção II do DSM-5. Pode ser útil para pesquisadores, mas é impraticável para médicos, e tem que ser muito burilado no futuro para alcançar aceitação. É, contudo, uma primeira tentativa de entender melhor os transtornos de personalidade e desenvolver tratamentos mais eficazes.

MODELO CID-11 DOS TRANSTORNOS DE PERSONALIDADE

A Classificação Internacional de Doenças (CID), publicada pela Organização Mundial da Saúde (OMS), é o modelo mais utilizado para descrever todos os problemas médicos, inclusive transtornos psiquiátricos mundo afora. A revisão atual, CID-10,[4] reconhece o diagnóstico de Transtorno da Personalidade Emocionalmente Instável. Duas variantes desse diagnóstico são descritas: o Tipo Impulsivo (explosivo, raivoso, ameaçador) e o Tipo Borderline (autoimagem perturbada, sensação de vazio, medo do abandono, relacionamentos instáveis, crises emocionais e ameaças de suicídio ou atos de lesão autoprovocada). A décima primeira edição foi publicada no início de 2022.

A ênfase no CID-11 está em estabelecer a existência de um transtorno da personalidade com disfunção pessoal significativa e perturbações envolvendo terceiros, que provoquem abalo ou comprometimento importantes. A prioridade seguinte é estabelecer se o grau de severidade é leve, moderado ou severo.

O sistema CID-11 lista seis padrões de personalidade, que estão num *continuum* com a normalidade. Com algumas variações, correspondem aos cinco grupos descritos no MATP. Uma sexta designação é o *Padrão borderline*. Ele é descrito com base nos critérios listados na Seção II do DSM-5, embora não haja um número obrigatório de critérios necessários para certificar o diagnóstico.[5] As perspectivas dimensionais tanto da Seção III do DSM-5 quando do CID-11 preveem que a melhora do paciente pode resultar numa diminuição de designação de severidade concomitante à manutenção de um diagnóstico de transtorno da personalidade. Em contrapartida, o sistema da Seção II do DSM-5 permite apenas a presença ou a ausência de um transtorno da personalidade.

FERRAMENTA DE PESQUISA

Nos Estados Unidos, o Instituto Nacional de Saúde Mental (NIMH, na sigla em inglês) iniciou o Research Domain Criteria (Projeto de Pesquisa em Domínio de Critérios, RDoC, na sigla em inglês) como um projeto de pesquisa. Ao contrário do DSM ou da CID, ele não é considerado prático para um diagnóstico clínico. O RDoC é, isto, sim, uma ferramenta que procura usar o conhecimento cada vez mais vasto da neurociência para determinar as causas e o desenvolvimento de transtornos mentais.[6]

O RDoC propõe padrões de comportamento que representam sistemas de emoção, cognição, motivação e interação social. Essas áreas serão associadas a novas pesquisas sobre genes, moléculas, células, circuitos neurais, fisiologia, tendências comportamentais, testemunhos e testagem formal.[7]

As áreas identificadas que serão correlacionadas com essas novas áreas de pesquisa são:

Valência negativa (medo, ansiedade, perda)

Valência positiva (esforço, resposta com base em recompensas)

Sistemas cognitivos (atenção, percepção, impulsividade, memória, linguagem)

Processos sociais (comunicação, autoconhecimento, cultura, família, trauma)

Sistemas de ativação e regulação (ciclos de sono e vigília, ativação)

Sistemas sensório-motores (estímulos motores reflexos, iniciação/inibição)

Novas pesquisas podem vir a revelar outras percepções do TPB. As conexões genéticas tendem a esclarecer melhor elementos de negatividade (vazio, medo do abandono). Os circuitos neurológicos estão relacionados à impulsividade. A sensibilidade biológica aos estímulos internos e externos pode afetar os sistemas social, de ativação e sensório-motores. Pode ser possível relacionar sintomas específicos a novas descobertas da ciência.

O DSM do futuro adotará muitas dessas avaliações alternativas. Conforme aprendermos mais sobre a ciência da doença mental, seremos capazes de ter mais precisão nos diagnósticos. E isso tornará o tratamento individualizado mais eficaz.

APÊNDICE B
Evolução da síndrome borderline

O conceito de personalidade borderline evoluiu por meio de formulações teóricas dos autores da psicanálise. Os critérios atuais do DSM-5 – princípios observáveis, objetivos confiáveis estatisticamente para definir o transtorno – derivam dos escritos mais abstratos e especulativos de teóricos da psicanálise ao longo dos últimos cem anos.

FREUD

Na época de Sigmund Freud, na virada do século XIX, a psiquiatria era um ramo da medicina intimamente alinhado com a neurologia. As síndromes psiquiátricas eram definidas por comportamentos observáveis, em oposição a mecanismos inobserváveis, mentais ou "inconscientes", e a maioria das formas de doença mental era atribuída a aberrações neurofisiológicas.

Embora ele próprio fosse um neurofisiologista experiente, Freud explorou a mente através de outros portais. Foi ele quem desenvolveu o conceito de inconsciente, dando início a uma tradição de exploração psicológica do comportamento humano, não fisiológica. Apesar disso, se mostrou convencido de que, no futuro, houvesse descobertas de mecanismos fisiológicos que coincidiriam com suas teorias psicológicas.

Mais de um século depois do trabalho seminal de Freud, fizemos um círculo quase completo. Hoje, as classificações diagnósticas são mais uma vez definidas por fenômenos observáveis, e novas fronteiras de pesquisa sobre o TPB e outros tipos de doenças mentais estão mais uma vez explorando os fatores neurofisiológicos, ao mesmo tempo que reconhecem o impacto de fatores psicológicos e ambientais.

A explicação de Freud sobre a mente inconsciente é a base da psicanálise. Segundo ele, a psicopatologia resulta de um conflito entre impulsos primitivos e inconscientes e a necessidade da mente consciente de impedir esses pensamentos horrendos e inaceitáveis de entrar na consciência. Ele usou primeiro a hipnose, depois a "livre associação" e outras técnicas psicanalíticas clássicas para explorar suas teorias.

Ironicamente, a intenção original de Freud era que a psicanálise clássica fosse uma ferramenta investigativa, mais que uma forma de tratamento. Seus vívidos casos clínicos – "O homem dos ratos", "O homem dos lobos", "O Pequeno Hans", "Anna O.", etc. – foram publicados tanto para sustentar suas teorias em desenvolvimento quanto para promover a psicanálise como método de tratamento. Muitos psiquiatras atuais acreditam que esses pacientes, que Freud pensava que apresentavam histeria e outros tipos de neurose, seriam hoje identificados como pessoas que apresentam personalidade borderline.

AUTORES PSICANALÍTICOS PÓS-FREUD

Os psicanalistas que sucederam Freud foram os que mais contribuíram para o conceito moderno de síndrome borderline.[1] Em 1925, *O caráter impulsivo*, de Wilhelm Reich, descreveu tentativas de aplicar a psicanálise a determinados transtornos de caráter pouco habituais que ele havia encontrado em sua clínica. O autor constatou que o "caráter impulsivo" estava com frequência imerso em dois estados emocionais contraditórios ao mesmo tempo, mas conseguia manter esses estados sem desconforto aparente usando o mecanismo da clivagem, conceito que se tornou central em todas as teorias subsequentes sobre a síndrome borderline, em especial a de Kernberg (descrita adiante).

No fim dos anos 1920 e início dos 1930, os seguidores da psicanalista britânica Melanie Klein investigaram casos de muitos pacientes que pareciam estar além do alcance da psicanálise, e hoje podem ser considerados pacientes borderline. O foco dos kleinianos era a dinâmica psicológica, em oposição a fatores biológicos-constitutivos.

O termo *borderline* foi cunhado pela primeira vez por Adolph Stern, em 1938, para descrever um grupo de pacientes que não parecia se encaixar nas principais classificações diagnósticas de neuroses e psicoses.[2] Segundo Stern, essas pessoas estavam no *border*, ou seja: na fronteira, no limiar. Eram indivíduos mais doentes que pacientes neuróticos, na verdade "doentes demais para a psicanálise", mas apesar disso não interpretavam mal o mundo real de forma contínua, como os psicóticos. Muito embora, como pacientes com neuroses, exibissem uma gama de sintomas de ansiedade, os pacientes neuróticos tinham uma noção mais sólida e mais consistente de identidade e usavam mecanismos de adaptação mais maduros.

Durante as décadas de 1940 e 1950, outros psicanalistas começaram a reconhecer uma população de pacientes que não se encaixava nas descrições de patologias existentes. Alguns pareciam ser neuróticos ou apresentar sintomas brandos, mas ao iniciarem uma psicoterapia tradicional, em especial a psicanálise, "saíam do controle". Da mesma forma, a internação exacerbava os sintomas e aumentava o comportamento infantil do paciente e sua dependência em relação ao terapeuta e ao hospital.

Outros pacientes pareciam gravemente psicóticos, muitas vezes com um diagnóstico de esquizofrenia, mas se recuperavam de modo súbito e inesperado num espaço de tempo bem curto. (Uma melhora dramática assim não se encaixa na apresentação habitual da esquizofrenia.) Outros ainda demonstravam sintomas sugestivos de depressão, mas suas oscilações de humor radicais não se encaixavam no perfil habitual de transtornos maníaco-depressivos ou depressivos.

Testes psicológicos confirmaram a presença de uma classificação nova e singular. Determinados pacientes tinham um desempenho normal em testes psicológicos estruturados (como testes de QI), mas em testes projetivos não estruturados, que exigissem respostas narrativas personalizadas (como o teste da mancha de Rorschach), as respostas eram muito mais parecidas com as de pacientes psicóticos, que exibiam pensamentos e fantasias num nível mais regredido, mais infantil.

Durante o período pós-guerra, psicanalistas se agarraram a diferentes aspectos da síndrome na tentativa de desenvolver uma descrição sucinta. Sob muitos aspectos, a situação era como a velha história dos deficientes visuais reunidos em volta de um elefante, que tocavam várias partes do corpo na tentativa de identificar o animal. Cada homem, é claro, descrevia um animal diferente, dependendo da parte que tocasse. Da mesma forma, pesquisadores eram capazes de tocar e identificar diferentes aspectos da síndrome borderline, mas não chegavam a ver o organismo como um todo. Muitos (Zilboorg, Hoch e Polatin, Bychowski e outros),[3,4,5] e também o DSM-II (1968),[6] se prendiam aos aspectos semelhantes à esquizofrenia do transtorno, usando expressões como "esquizofrenia ambulatorial", "pré-esquizofrenia", "esquizofrenia pseudoneurótica" e "esquizofrenia latente" para descrever a doença. Outros se concentravam na falta de noção central de identidade desses pacientes. Em 1942, Helene Deutsch descreveu um grupo de pacientes que superava uma sensação intrínseca de vazio com uma alteração camaleônica de suas experiências emocionais internas e externas de modo a se adaptar às pessoas e situações com as quais estavam envolvidos no momento. Ela denominou essa tendência a adotar as qualidades alheias como uma forma de conquistar ou manter seu amor a "como-se-fosse a personalidade".[7]

Em 1953, Robert Knight revitalizou o termo *borderline* em sua reflexão sobre "estados borderline".[8] Ele reconheceu que, muito embora determinados pacientes apresentassem sintomas marcadamente diferentes e fossem categorizados em diagnósticos distintos, estavam expressando a mesma patologia.

Após a publicação do trabalho de Knight, o termo *borderline* passou a ser mais reconhecido, e a possibilidade de usar o conceito geral de borderline de Stern como diagnóstico tornou-se mais aceitável. Em 1968, Roy Grinker e seus colegas definiram quatro subtipos de paciente borderline: (1) um grupo gravemente afetado, que chegava às raias da psicose; (2) um cluster de "essência borderline", com relacionamentos interpessoais turbulentos, estados emocionais intensos e solidão; (3) um grupo "como-se-fosse", influenciável pelos outros e carente de uma identidade estável; e (4) um grupo levemente comprometido, com baixa autoconfiança e nos limites da extremidade neurótica do espectro.[9]

No entanto, mesmo com todas essas pesquisas pioneiras, o diagnóstico de personalidade borderline entre os profissionais da medicina permaneceu mergulhado em ambiguidade. Ele era considerado por muitos um "diagnóstico guarda-chuva", um lugar onde jogar os pacientes que não fossem bem compreendidos, que resistissem à terapia, ou que não melhorassem; a situação permaneceu assim até a década de 1970.

À medida que a personalidade borderline se tornou mais definida e distinguível de outras síndromes, tentou-se mudar seu nome ambíguo e um pouco estigmatizante. Em determinado momento, no fim dos anos 1970, o termo "personalidade instável" foi considerado por um curto período durante a elaboração do DSM-III. Mas a patologia da personalidade borderline era considerada mais estável em sua instabilidade, e esse rótulo não descrevia melhor a síndrome e não se sustentou. Em 2020, o Real Colégio de Psiquiatria da Inglaterra publicou um artigo de opinião ("Serviços para pessoas diagnosticáveis com transtorno da personalidade"), questionando se até mesmo a expressão *transtorno da personalidade* seria depreciativa. No entanto, nenhum outro nome foi proposto de forma proeminente como substituto para transtorno da personalidade borderline.

Nas décadas de 1960 e 1970, duas escolas de pensamento importantes se desenvolveram para esboçar um conjunto de critérios consistente para definir a síndrome. Assim como algumas outras disciplinas das ciências naturais e sociais, a psiquiatria dividiu-se ideologicamente em dois campos principais: um mais orientado para o conceito, outro mais influenciado por comportamentos descritivos e observáveis, que pudessem ser mais facilmente testados de novo e estudados em condições de laboratório.

A escola empírica, liderada por John G. Gunderson de Harvard e preferida por muitos pesquisadores, desenvolveu uma definição estruturada, mais comportamental, com base em critérios passíveis de serem relatados e mais acessíveis à pesquisa e ao estudo. Essa definição é a mais aceita, e em 1980 foi adotada pelo DSM-III e perpetuada no DSM-IV e no DSM-5 (ver o Capítulo 2).

Outra escola de orientação mais conceitualista, liderada por Otto Kernberg, de Cornell, e preferida por muitos psicanalistas, propõe uma abordagem mais psicoestrutural, que descreve a síndrome com base no funcionamento intrapsíquico e nos mecanismos de defesa em vez de nos comportamentos explícitos.

A ORGANIZAÇÃO DA PERSONALIDADE BORDERLINE, DE KERNBERG

Em 1967, Otto Kernberg apresentou seu conceito de organização da personalidade borderline (OPB), mais amplo que o de transtorno da personalidade borderline (TPB) atual do DSM-5. A conceitualização de Kernberg situa a OPB a meio caminho entre as organizações das personalidades neurótica e psicótica.[10,11] Um paciente com OPB, na definição de Kernberg, tem menos limitações que um paciente psicótico, cuja percepção gravemente deformada da realidade torna impossível um funcionamento normal. Por outro lado, o indivíduo com TPB é mais incapacitado que uma pessoa com organização da personalidade neurótica, cujos conflitos emocionais se traduzem em ansiedade. A percepção de identidade do paciente neurótico e seu sistema de mecanismos de defesa são mais adaptativos que os da OPB.

A Organização da Personalidade Borderline abarca o TPB e outros transtornos de caráter, como os de personalidade paranoica, esquizoide, antissocial, histriônica e narcisista. Inclui ainda os transtornos obsessivo-compulsivo e de ansiedade crônica, a hipocondria, as fobias, as perversões sexuais e as reações dissociativas (como no transtorno dissociativo de identidade, também conhecido como transtorno da múltipla personalidade). No sistema de Kernberg, os pacientes atualmente diagnosticados com TPB só representariam cerca de 10% a 25% dos pacientes classificados com OPB. Um indivíduo diagnosticado com TPB é visto como ocupando um nível de funcionamento um pouco inferior e de gravidade um pouco superior dentro do diagnóstico global de OPB. Embora o sistema de Kernberg não tenha sido oficialmente adotado pelo DSM da Associação Americana de Psiquiatria, seu trabalho teve (e continua a ter) uma influência significativa como modelo teórico, tanto para médicos quanto para pesquisadores. A psicoterapia focada na transferência tem por base formulações de Kernberg (ver o Capítulo 8). Em geral, o esquema de Kernberg enfatiza os mecanismos internos inferidos que serão discutidos a seguir.

Noção de realidade variável

Como aqueles com sintomas neuróticos, os pacientes borderline mantêm contato com a realidade durante a maior parte do tempo; sob estresse, porém, podem regredir para um breve estado psicótico. Marjorie, uma mulher casada de 29 anos, procurou a terapia por causa de uma depressão crescente e uma desarmonia conjugal. Inteligente e articulada, ela se comunicou calmamente ao longo das oito primeiras sessões. Concordou, animada, em fazer uma sessão conjunta com o marido, mas durante a terapia mostrou-se destemperada e beligerante. Deixando de lado a fachada de autocontrole, começou a criticar o marido por supostas infidelidades. Acusou o terapeuta de tomar partido do marido ("Vocês, homens, sempre se unem!") e acusou ambos de conspirarem contra ela. A transformação repentina de uma mulher calma e levemente deprimida numa mulher enraivecida e paranoica é bastante típica dos limites de realidade observados em indivíduos borderline.

Fraqueza inespecífica de funcionamento

Os pacientes borderline têm grande dificuldade de tolerar a frustração e lidar com a ansiedade. Na estrutura de Kernberg, o comportamento impulsivo é uma tentativa de desarmar essa tensão. Esses indivíduos também impõem ferramentas de sublimação defeituosas, ou seja, são incapazes de canalizar as frustrações e os desconfortos de maneira socialmente adaptativa. Demonstram empatia, afeto e culpa, mas essas expressões são robotizadas, são gestos manipuladores para fins de exibição em vez de manifestações genuínas do que estão sentindo. O paciente borderline pode agir como se tivesse esquecido por completo uma demonstração dramática ocorrida poucos segundos antes, de modo bem parecido com uma criança que sai de um chilique cheia de sorrisos.

Pensamento primitivo

Os indivíduos borderline são capazes de ter um bom desempenho num trabalho estruturado ou no ambiente profissional, mas por baixo da superfície têm grandes dúvidas em relação a si mesmos, desconfianças e medos. Esses processos de pensamento podem ser pouco sofisticados e primitivos, camuflados por uma fachada estável de lugares-comuns aprendidos e ensaiados. Qualquer circunstância que penetre a estrutura que protege a pessoa pode liberar uma enxurrada de paixões caóticas escondidas. O exemplo de Marjorie ilustra esse ponto.

Os testes psicológicos projetivos revelam processos de pensamentos primitivos na OPB. Esses testes, como o de Rorschach e o Teste de Apercepção Temática (TAT), provocam associações a estímulos ambíguos, como manchas de tinta ou imagens, em torno das quais o paciente cria uma história. As interpretações borderline se parecem com as dos esquizofrênicos e outros pacientes psicóticos. Ao contrário das respostas coerentes e organizadas observadas numa população com sintomas neuróticos, as dos pacientes borderline muitas vezes contêm imagens bizarras e primitivas – a exemplo de animais cruéis devorando um ao outro, ao passo que a pessoa neurótica vê uma borboleta.

Mecanismos de defesa primitivos

Os mecanismos adaptativos da clivagem (ver o Capítulo 2) preservam a percepção borderline de um mundo de extremos – visão na qual pessoas e objetos são bons ou maus, amistosos ou hostis, amados ou odiados – de modo a evitar a ansiedade da ambiguidade e da incerteza.

Na conceitualização de Kernberg, a clivagem acarreta um pensamento mágico: superstições, fobias, obsessões e compulsões são usadas como talismãs para evitar temores inconscientes. A clivagem resulta também em mecanismos de defesa derivados:

- **Idealização primitiva** – colocar com insistência uma pessoa (ou um objeto) na categoria "inteiramente boa", para evitar a ansiedade que acompanha o reconhecimento de seus defeitos.
- **Desvalorização** – visão negativa persistente de uma pessoa ou um objeto; o oposto da idealização. Ao usar esse mecanismo, a pessoa borderline evita a culpa relacionada à própria raiva: a pessoa "inteiramente má" a merece totalmente.
- **Onipotência** – sensação de poder ilimitado, na qual a pessoa se sente incapaz de fracassar ou às vezes até de morrer. (A onipotência é também um traço frequente da personalidade narcisista.)
- **Projeção** – negar traços inaceitáveis para si e atribuí-los a outros.
- **Identificação projetiva** – uma forma mais complexa de projeção, na qual quem projeta mantém um envolvimento manipulador contínuo

com a pessoa que é o objeto da projeção. A outra pessoa "usa" essas características inaceitáveis para quem projeta, e este se esforça para garantir sua expressão contínua.

Mark, um homem jovem casado diagnosticado com TPB, considera inaceitáveis os próprios impulsos de sadismo e raiva e os projeta na esposa, Sally, que é definida por Mark como uma "mulher totalmente raivosa". Todas as suas ações são interpretadas como sádicas. Inconscientemente, ele a provoca para causar reações de raiva, confirmando assim suas projeções. ("Não sou eu que estou com raiva. Quem está com raiva é você!") Desse modo, Mark tem medo mas, simultaneamente, controla a própria percepção de Sally.

Conceito patológico de si

Difusão de identidade é a concepção de Kernberg da falta de uma noção central de identidade na pessoa borderline. A identidade borderline tem a consistência de uma gelatina: pode ser moldada em qualquer configuração, mas escorrega por entre os dedos quando se tenta pegá-la. Essa falta de substância conduz às perturbações de identidade delineadas no Critério 3 da descrição do TPB pelo DSM-5 (ver o Capítulo 2).

Conceito patológico dos outros

Assim como a difusão de identidade descreve a falta de um conceito estável de si, a *constância do objeto* se refere à falta de um conceito estável dos outros. Assim como a autoestima depende das circunstâncias atuais, o indivíduo borderline baseia sua atitude no encontro mais recente que teve com outra pessoa em vez de numa percepção mais estável e duradoura fundamentada numa série de experiências.

Muitas vezes, o indivíduo não consegue se agarrar à lembrança de alguém ou de um objeto quando ele não está à vista. Como uma criança que se apega a um objeto de transição que representa uma figura materna tranquilizadora (como Linus ao seu cobertor, nas tiras do *Peanuts*), ele usa objetos, como fotos e roupas, para simular a presença de outro indivíduo. Quando alguém com características borderline é separado de casa, ainda que por um período curto, leva muitos objetos pessoais para servirem de lembretes tranquilizadores de um entorno conhecido. Ursinhos e outros animais de pelúcia vão com ele para cama e fotos de sua família são dispostas no quarto. Se a pessoa fica em casa quando o cônjuge viaja, ela muitas vezes olha a fotografia e o armário do outro com saudade, para além de cheirar seu travesseiro em busca do conforto da familiaridade.

Para o indivíduo borderline, "longe dos olhos, longe do coração" é uma máxima dolorosamente real. Quando ele se separa de alguém que ama, o pânico se instala, pois a separação parece permanente. Como a lembrança não pode ser usada para reter uma imagem, ele esquece a aparência, o som e a sensação do objeto de sua preocupação. Para escapar do pânico do abandono e da solidão, o indivíduo borderline tenta desesperadamente telefonar, escrever e usar qualquer meio para manter contato.

Ao longo do último século, os avanços na conceituação da síndrome borderline resultaram em maior compreensão e melhor tratamento desses pacientes. Conforme avançarmos pelo século atual, podemos esperar novos progressos em nosso entendimento das influências neurobiológicas, genéticas e ambientais na humanidade que todos compartilhamos.

Agradecimentos

Dr. Kreisman é eternamente grato à sua esposa, Judy, cujo apoio tornou possível tudo que ele faz.

Um agradecimento especial à agente Danielle Egan-Miller, da Browne & Miller Literary Associates, e a Lauren Appleton, da Penguin Random House, por seu incentivo e seu apoio a este projeto.

Referências

MATERIAIS IMPRESSOS

Visão geral

"Borderline Personality Disorder", *Journal of the California Alliance for the Mentally Ill* 8, nº 1, 1997. Comentários de especialistas, familiares e pessoas com TPB.

Bokian, N. R., V. Porr e N. E. Villagran. *New Hope for People with Borderline Personality Disorder*. Roseville, CA: Prima Publishing, 2002. Livro de leitura fácil para o público leigo, com ênfase num prognóstico melhor.

Friedel, R. O. *Borderline Personality Disorder Demystified: An Essential Guide for Understanding and Living with BPD*, edição revista. Boston: De Capo Press, 2018. Um guia de leitura fácil para famílias.

Gunderson, J. G. *Borderline Personality Disorder: A Clinical Guide*, 2ª ed. Washington, DC: American Psychiatric Publishing, 2008. Direcionado a profissionais de saúde; inclui uma lista completa de referências.

Gunderson, J. G. e P. D. Hoffman. *Understanding and Treating Borderline Personality Disorder: A Guide for Professionals and Families*. Washington, DC: American Psychiatric Publishing, 2005. Uma visão geral de fácil leitura para profissionais e familiares.

Kreisman, J. J. e H. Straus. *Sometimes I Act Crazy: Living with Borderline Personality Disorder*. Hoboken, NJ: Wiley, 2004. Visão detalhada dos sintomas do TPB, muitos do ponto de vista de pacientes, e recomendações sobre como lidar com o transtorno; direcionado a famílias.

Relatos familiares e pessoais

Aguirre, B. A. *Borderline Personality Disorder in Adolescents: A Complete Guide to Understanding and Coping When Your Adolescent Has BPD*. Beverly, MA: Fair Winds Press, 2007. Como lidar com o adolescente borderline.

Gunderson, J. G. e P. D. Hoffman. *Beyond Borderline: True Stories of Recovery from Borderline Personality Disorder*. Oakland, CA: New Harbinger Publications, 2016. Histórias pessoais de TPB.

Kreger, R. *The Essential Family Guide to Borderline Personality Disorder*. Center City, MN: Hazelden, 2008. A continuação de *Walking on Eggshells*, com sugestões para a família.

Kreger, R. e P. T. Mason. *Stop Walking on Eggshells: Taking Your Life Back When Someone You Care About Has Borderline Personality Disorder*, 2ª ed. Oakland, CA: New Harbinger Publications, 2010. Um manual instrutivo.

Kreisman, J. J. *Talking to a Loved One with Borderline Personality Disorder: Communication Skills to Manage Intense Emotions, Set Boundaries & Reduce Conflict*. Oakland, CA: New Harbinger Publications, 2018. Técnicas práticas de comunicação.

Manning, S. Y. *Loving Someone with Borderline Personality Disorder*. Nova York: Guilford Press, 2011. Como lidar com uma pessoa amada com TPB.

Moskovitz, R. *Lost in the Mirror: An Inside Look at Borderline Personality Disorder*, 2ª ed. Dallas: Taylor Publications, 2001. Descrições íntimas da dor de ser borderline.

Reiland, R. *Get Me Out of Here: My Recovery from Borderline Personality Disorder*. Center City, MN: Hazelden Publishing, 2004. Um relato pessoal.

Roth, K. e F. B. Friedman. *Surviving a Borderline Parent: How to Heal Your Childhood Wounds and Build Trust, Boundaries, and Self-Esteem*. Oakland, CA: New Harbinger Publications, 2003. Para filhos de pais borderline.

Walker, A. *Siren's Dance: My Marriage to a Borderline: A Case Study*. Emmaus, PA: Rodale, 2003. A experiência de um cônjuge.

SITES

BORDERLINE PERSONALITY DISORDER DEMYSTIFIED
www.bpddemystified.com
Site produzido pelo dr. Robert O. Friedel, psiquiatra renomado e autor de *Borderline Personality Disorder Demystified*.

BORDERLINE PERSONALITY DISORDER RESOURCE CENTER
bpdresourcecenter@nyp.org
888-694-2273
Contém material educativo e recursos para tratamento.

BPD CENTRAL
www.bpdcentral.com
Um dos sites mais antigos, com muitas sugestões de livros e artigos.

BPD RECOVERY
www.bpdrecovery.com
Um site para pessoas que estão se recuperando do TPB, com ênfase no tratamento cognitivo comportamental.

FACING THE FACTS
www.bpdfamily.com
Um dos maiores sites a fornecer informação e apoio a famílias.

MAYO CLINIC INFORMATION
mayoclinic.com/health/borderline-personality-disorder/DS00442
Informações gerais e respostas a perguntas.

NATIONAL EDUCATION ALLIANCE FOR BORDERLINE PERSONALITY DISORDER (NEA-BPD)
www.borderlinepersonalitydisorder.com
Apoio e informação para pacientes, parentes e profissionais.

NATIONAL INSTITUTE OF MENTAL HEALTH SUMMARY
www.nimh.nih.gov/health/publications/borderline-personality-disorder-
-fact-sheet/index.shtml
Informações gerais.

PERSONALITY DISORDERS AWARENESS NETWORK (PDAN)
www.pdan.org
A PDAN trabalha para conscientizar as pessoas sobre o impacto do TPB em crianças, nos relacionamentos e na sociedade.

TREATMENT AND RESEARCH ADVANCEMENTS ASSOCIATION FOR PERSONALITY DISORDER (TARA4BPD)
www.tara4bpd.org
ONG americana voltada para indivíduos com TPB e seus familiares, organiza workshops e seminários, administra um centro de recursos e de referência em nível nacional, e faz a ponte com membros do poder legislativo sobre questões ligadas ao TPB.

Notas

CAPÍTULO UM O mundo do transtorno da personalidade borderline

1 Bridget F. Grant, S. Patricia Chou, Rise B. Goldstein et al., "Prevalence Correlates, Disability, and Comorbidity of DSM-IV Borderline Personality Disorder: Results from the Wave 2 National Epidemiologic Survey on Alcohol and Related Conditions", *Journal of Clinical Psychiatry* 69 (2008): 533-44.

2 Rachel L. Tomko, Timothy J. Trull, Phillip K. Wood et al., "Characteristics of Borderline Personality Disorder in a Community Sample: Comorbidity, Treatment Utilization, and General Functioning", *Journal of Personality Disorders* 28 (2014): 734-50.

3 Klaus Lieb, Mary C. Zanarini, Christian Schmahl et al., "Borderline Personality Disorder", *The Lancet* 364 (2004): 453-61.

4 Mark Zimmerman, Louis Rothschild e Iwona Chelminski, "The Prevalence of DSM-IV Personality Disorders in Psychiatric Outpatients", *American Journal of Psychiatry* 162 (2005): 1911-18.

5 Donna S. Bender, Andrew E. Skodol, Maria E. Pagano et al., "Prospective Assessment of Treatment Use by Patients with Personality Disorders", *Psychiatric Services* 57 (2006): 254-57.

6 Marvin Swartz, Dan Blazer, Linda George et al., "Estimating the Prevalence of Borderline Personality Disorder in the Community", *Journal of Personality Disorders* 4 (1990): 257-72.

7 James J. Hudziak, Todd J. Boffeli, Jerold J. Kreisman et al., "Clinical Study of the Relation of Borderline Personality Disorder to Briquet's Syndrome (Hysteria), Somatization Disorder, Antisocial Personality Disorder, and Substance Abuse Disorders", *American Journal of Psychiatry* 153 (1996): 1598-606.

8 Mary C. Zanarini, Frances R. Frankenburg, John Hennen et al., "Axis I Comorbidity in Patients with Borderline Personality Disorder: 6-Year Follow-Up and Prediction of Time to Remission", *American Journal of Psychiatry* 161 (2004): 2108-114.

9 Renée El-Gabalawy, Laurence Y. Katz e Jitender Sareen, "Comorbidity and Associated Severity of Borderline Personality Disorder and Physical Health Conditions in a Nationally Representative Sample", *Psychosomatic Medicine* 72 (2010): 641-47.

10 Lachlan A. McWilliams e Kristen S. Higgins, "Associations Between Pain Conditions and Borderline Personality Disorder Symptoms: Findings from the National Comorbidity Survey Replication", *Clinical Journal of Pain* 29 (2013): 527-32.

11 Frances R. Frankenburg e Mary C. Zanarini, "The Association Between Borderline Personality Disorder and Chronic Medical Illnesses, Poor Health-Related Lifestyle Choices, and Costly Forms of Health Care Utilization", *Journal of Clinical Psychiatry* 65 (2004): 1660-65.

12 Frances R. Frankenburg e Mary C. Zanarini, "Personality Disorders and Medical Comorbidity", *Current Opinion in Psychiatry* 19 (2006): 428-31.

13 Cheng-Che Shen, Li-Yu Hu e Ya-Han Hu, "Comorbidity Study of Borderline Personality Disorder: Applying Association Rule Mining to the Taiwan National Health Insurance Research Database", *BMC Medical Informatics and Decision Making* 17 (2017): 8.

14 Taylor Barber, Whitney Ringwald, Aidan Wright et al., "Borderline Personality Disorder Traits Associate with Midlife Cardiometabolic Risk", *Personality Disorders: Theory, Research, and Treatment* 11 (2020): 151-56.

15 Mehmet Dokucu e Robert Cloninger, "Personality Disorders and Physical Comorbidities: A Complex Relationship", *Current Opinion in Psychiatry* 32 (2019): 435-41.

16 Craig Johnson, David Tobin e Amy Enright, "Prevalence and Clinical Characteristics of Borderline Patients in an Eating-Disordered Population", *Journal of Clinical Psychiatry* 50 (1989): 9-15.

17 Joel Paris e Hallie Zweig-Frank, "A 27-Year Follow-Up of Patients with Borderline Personality Disorder", *Comprehensive Psychiatry* 42 (2001): 482-84.

18 Alexander McGirr, Joel Paris, Alain Lesage et al., "Risk Factors for Suicide Completion in Borderline Personality Disorder: A Case-Control Study of Cluster B Comorbidity and Impulsive Aggression", *Journal of Clinical Psychiatry* 68 (2007): 721-29.

19 Thomas Widiger e Paul T. Costa Jr., "Personality and Personality Disorders", *Journal of Abnormal Psychology* 103 (1994): 78-91.

20 John M. Oldham, "Guideline Watch: Practice Guideline for the Treatment of Patients with Borderline Personality Disorder", *Focus* 3 (2005): 396-400.

21 Robert L. Spitzer, Michael B. First, Jonathan Shedler et al., "Clinical Utility of Five Dimensional Systems for Personality Diagnosis", *Journal of Nervous and Mental Disease* 196 (2008): 356-74.

22 Manual Diagnóstico e Estatístico de Transtornos Mentais, 5ª ed., texto revisado (Washington, DC: *Associação Americana de Psiquiatria*, 2013): 663.

23 Lisa Laporte e Herta Guttman, "Traumatic Childhood Experiences as Risk Factors for Borderline and Other Personality Disorders", *Journal of Personality Disorders* 10 (1996): 247-59.

24 Mary C. Zanarini, Lynne Yong, Frances R. Frankenburg et al., "Severity of Reported Childhood Sexual Abuse and Its Relationship to Severity of Borderline Psychopathology and Psychosocial Impairment Among Borderline Inpatients", *Journal of Nervous and Mental Disease* 190 (2002): 381-87.

25 Elizabeth Lippard e Charles Nemeroff, "The Devastating Clinical Consequences of Child Abuse and Neglect: Increased Disease Vulnerability and Poor Treatment Response in Mood Disorders", *American Journal of Psychiatry* 177 (2020): 20-36.

26 Kyle Esteves, Christopher Jones, Mark Wade et al., "Adverse Childhood Experiences: Implications for Offspring Telomere Length and Psychopathology", *American Journal of Psychiatry* 177 (2020): 47-57.

27 Ayline Maier, Caroline Gieling, Luca Heinen-Ludwig et al., "Association of Childhood Maltreatment with Interpersonal Distance and Social Touch Preferences in Adulthood", *American Journal of Psychiatry* 177 (2020): 37-46.

28 Carolyn Z. Conklin e Drew Westen, "Borderline Personality Disorder in Clinical Practice", *American Journal of Psychiatry* 162 (2005): 867-75.

29 Thomas H. McGlashan, "The Chestnut Lodge Follow-Up Study III: Long-Term Outcome of Borderline Personalities", *Archives of General Psychiatry* 43 (1986): 20-30.

30 L. Hastrup, P. Jennum, R. Ibsen et al., "Societal Costs of Borderline Personality Disorders: A Matched-Controlled Nationwide Study of Patients and Spouses", *Acta Psychiatrica Scandinavica* 140 (2019): 458-67.

31 Louis Sass, "The Borderline Personality", *The New York Times Magazine*, 22 de agosto de 1982, 102.

32 Mary C. Zanarini, Frances R. Frankenburg, John Hennen et al., "Prediction of the 10-Year Course of Borderline Personality Disorder", *American Journal of Psychiatry* 163 (2006): 827-32.

33 Mary C. Zanarini, Frances R. Frankenburg, D. Bradford Reich et al., "Time to Attainment of Recovery from Borderline Personality Disorder and Stability of Recovery: A 10-Year Prospective Follow-Up Study", *American Journal of Psychiatry* 168 (2010): 663-67.

34 Mary C. Zanarini, Frances R. Frankenburg, D. Bradford Reich et al., "Attainment and Stability of Sustained Remission and Recovery Among Patients with Borderline

Personality Disorder and Axis II Comparison Subjects: A 16-Year Prospective Follow-Up Study", *American Journal of Psychiatry* 169 (2012): 476-83.

35 Mary C. Zanarini, Frances R. Frankenburg, D. Bradford Reich et al., "Fluidity of the Subsyndromal Phenomenology of Borderline Personality Disorder Over 16 Years of Prospective Follow-Up", *American Journal of Psychiatry* 173 (2016): 688-94.

36 J. Christopher Perry, Elisabeth Banon, and Floriana Ianni, "Effectiveness of Psychotherapy for Personality Disorders", *American Journal of Psychiatry* 156 (1999): 1312-21.

CAPÍTULO DOIS Caos e vazio

1 Stefano Pallanti, "Personality Disorders: Myths and Neuroscience", *CNS Spectrums* 2 (1997): 53-63.

2 Jerold J. Kreisman e Hal Straus, *Sometimes I Act Crazy: Living with Borderline Personality Disorder* (Hoboken, NJ: Wiley, 2004): 13.

3 K. Schroeder, H. L. Fisher, I. Schafer et al., "Psychotic Symptoms in Patients with Borderline Personality Disorder: Prevalence and Clinical Management", *Current Opinion Psychiatry* 26 (2013): 113-19.

4 Heather Schultz e Victor Hong, "Psychosis in Borderline Personality Disorder: How Assessment and Treatment Differs from a Psychotic Disorder", *Current Psychiatry* 16 (2017): 25-29.

5 Jess G. Fiedorowicz e Donald W. Black, "Borderline, Bipolar, or Both?", *Current Psychiatry* 9 (2010): 21-32.

6 Mark Zimmerman, Caroline Balling, Kristy Dalrymple et al., "Screening for Borderline Personality Disorder in Psychiatric Outpatients with Major Depressive Disorder and Bipolar Disorder", *Journal of Clinical Psychiatry* 80 (2019): 18m12257.

7 Adam Bayes e Gordon Parker, "Differentiating Borderline Personality Disorder (BPD) from Bipolar Disorder: Diagnostic Efficiency of DSM BPD Criteria", *Acta Psychiatrica Scandinavica* 141 (2020): 142-48.

8 M. Zimmerman e T. Morgan, "The Relationship Between Borderline Personality Disorder and Bipolar Disorder", *Dialogues in Clinical Neuroscience* 15 (2013): 79-93.

9 Mark Zimmerman, "Borderpolar: Patients with Borderline Personality Disorder and Bipolar Disorder", palestra em congresso de psicologia, 4 de outubro de 2019.

10 Henrik Anckarsater, Ola Stahlberg, Tomas Larson et al., "The Impact of ADHD and Autism Spectrum Disorders on Temperament, Character, and Personality Development", *American Journal of Psychiatry* 163 (2006): 1239-44.

11 Ralf Kuja-Halkola, Kristina Lind Juto, Charlotte Skoglund et al., "Do Borderline Personality Disorder and Attention-Deficit/Hyperactivity Disorder Co-Aggregate

in Families? A Population-Based Study of 2 Million Swedes", *Molecular Psychiatry* (2021): 341-49.

12 Carlin J. Miller, Janine D. Flory, Scott R. Miller et al., "Childhood Attention-Deficit/Hyperactivity Disorder and the Emergence of Personality Disorders in Adolescence: A Prospective Follow-Up Study", *Journal of Clinical Psychiatry* 69 (2008): 1477-84.

13 Alexandra Philipsen, Mathias F. Limberger, Klaus Lieb et al., "Attention-Deficit Hyperactivity Disorder as a Potentially Aggravating Factor in Borderline Personality Disorder", *British Journal of Psychiatry* 192 (2008): 118-23.

14 Andrea Fossati, Liliana Novella, Deborah Donati et al., "History of Childhood Attention Deficit/Hyperactivity Disorder Symptoms and Borderline Personality Disorder: A Controlled Study", *Comprehensive Psychiatry* 43 (2002): 369-77.

15 Pavel Golubchik, Jonathan Sever, Gil Zalsman et al., "Methylphenidate in the Treatment of Female Adolescents with Co-occurrence of Attention Deficit/Hyperactivity Disorder and Borderline Personality Disorder: A Preliminary Open-Label Trial", *International Clinical Psychopharmacology* 23 (2008): 228-31.

16 C. Schmahl, M. Meinzer, A. Zeuch et al., "Pain Sensitivity Is Reduced in Borderline Personality Disorder, but Not in Posttraumatic Stress Disorder and Bulimia Nervosa", *World Journal of Biological Psychiatry* 11 (2010): 364-71.

17 Randy A. Sansone e Lori A. Sansone, "Chronic Pain Syndromes and Borderline Personality", *Innovations in Clinical Neuroscience* 9 (2012): 10-14.

18 Matthias Vogel, Lydia Frenzel, Christian Riediger et al., "The Pain Paradox of Borderline Personality and Total Knee Arthroplasty (TKA): Recruiting Borderline Personality Organization to Predict the One-Year Postoperative Outcome", *Journal of Pain Research* 13 (2020): 49-55.

19 Randy A. Sansone e Lori A Sansone, "Borderline Personality and the Pain Paradox", *Psychiatry* 4 (2007): 40-46.

20 James J. Hudziak, Todd J. Boffeli, Jerold J. Kreisman et al., "Clinical Study of the Relation of Borderline Personality Disorder to Briquet's Syndrome (Hysteria), Somatization Disorder, Antisocial Personality Disorder, and Substance Abuse Disorders", *American Journal of Psychiatry* 153 (1996): 1598-606.

21 Vedat Sar, Gamze Akyuz, Nesim Kugu et al., "Axis I Dissociative Disorder Comorbidity in Borderline Personality Disorder and Reports of Childhood Trauma", *Journal of Clinical Psychiatry* 67 (2006): 1583-90.

22 Richard P. Horevitz e Bennett G. Braun, "Are Multiple Personalities Borderline?", *Psychiatric Clinics of North America* 7 (1984): 69-87.

23 Julia A. Golier, Rachel Yehuda, Linda M. Bierer et al., "The Relationship of Borderline Personality Disorder to Posttraumatic Stress Disorder and Traumatic Events", *American Journal of Psychiatry* 160 (2003): 2018-24.

24 Melanie S. Harned, Shireen L. Rizvi e Marsha M. Linehan, "Impact of Co-Occurring Posttraumatic Stress Disorder on Suicidal Women with Borderline Personality Disorder", *American Journal of Psychiatry* 167 (2010): 1210-17.

25 Jack Tsai, Ilan Harpaz-Rotem, Corey E. Pilver et al., "Latent Class Analysis of Personality Disorders in Adults with Posttraumatic Stress Disorder: Results from the National Epidemiologic Survey on Alcohol and Related Conditions", *Journal of Clinical Psychiatry* 75 (2014): 276-84.

26 Andrew E. Skodol, John G. Gunderson, Thomas H. McGlashan et al., "Functional Impairment in Patients with Schizotypal, Borderline, Avoidant, or Obsessive-Compulsive Personality Disorder", *American Journal of Psychiatry* 159 (2002): 276-83.

27 T. J. Trull, D. J. Sher, C. Minks-Brown et al., "Borderline Personality Disorder and Substance Use Disorders: A Review and Integration", *Clinical Psychological Review* 20 (2000): 235-53.

28 Mary C. Zanarini, Frances R. Frankenburg, John Hennen et al., "Axis I Comorbidity in Patients with Borderline Personality Disorder: 6-Year Follow-Up and Prediction of Time to Remission", *American Journal of Psychiatry* 161 (2004): 2108-14.

29 Randy A. Sansone e Lori A. Sansone, "Substance Use Disorders and Borderline Personality: Common Bedfellows", *Innovations in Clinical Neuroscience* 8 (2011): 10-13.

30 Drew Westen e Jennifer Harnden-Fischer, "Personality Profiles in Eating Disorders: Rethinking the Distinction Between Axis I and Axis II", *American Journal of Psychiatry* 158 (2001): 547-62.

31 Alexia E. Miller, Sarah E. Racine, E. David Klonsky, "Symptoms of Anorexia Nervosa and Bulimia Nervosa Have Differential Relationships to Borderline Personality Disorder Symptoms", *Eating Disorders* (15 de julho de 2019): 1-14 doi: 10.1080/10640266.2019.1642034.

32 Randy A. Sansone e Lori A. Sansone, "Personality Pathology and Its Influence on Eating Disorders," *Innovations in Clinical Neuroscience* 3 (2011): 14-18.

33 Regina C. Casper, Elke D. Eckert, Katherine A. Halmi et al., "Bulimia: Its Incidence and Clinical Importance in Patients with Anorexia Nervosa", *Archives of General Psychiatry* 37 (1980): 1030-35.

34 Shirley Yen, Jessica Peters, Shivani Nishar et al., "Association of Borderline Personality Disorder Criteria with Suicide Attempts", *JAMA Psychiatry* 78 (2021): 187-94.

35 Sidra Goldman-Mellor, Mark Olfson, Cristina Lidon-Moyano et al., "Association of Suicide and Other Mortality with Emergency Department Presentation", *JAMA Network Open* 2 (2019); doi: 10.1001/jamanetworkopen.2019.17571.

36 Beth S. Brodsky, Kevin M. Malone, Steven P. Elli, et al., "Characteristics of Borderline Personality Disorder Associated with Suicidal Behavior", *American Journal of Psychiatry* 154 (1997): 1715-19.

37 Paul H. Soloff, Kevin G. Lynch, Thomas M. Kelly et al., "Characteristics of Suicide Attempts of Patients with Major Depressive Episode and Borderline Personality Disorder: A Comparative Study", *American Journal of Psychiatry* 157 (2000): 601-8.

38 Alexander McGirr, Joel Paris, Alain Lesage et al., "Risk Factors for Suicide Completion in Borderline Personality Disorder: A Case-Control Study of Cluster B Comorbidity and Impulsive Aggression", *Journal of Clinical Psychiatry* 68 (2007): 721-29.

39 Christina M. Temes, Frances R. Frankenburg, Garrett M. Fitzmaurice et al., "Deaths by Suicide and Other Causes Among Patients with Borderline Personality Disorder and Personality-Disordered Comparison Subjects Over 24 Years of Prospective Follow-Up", *Journal of Clinical Psychiatry* 80 (2019): 30-36.

40 D. E. Rodante, L. N. Grendas, S. Puppo et al., "Predictors of Short- and Long-Term Recurrence of Suicidal Behavior in Borderline Personality Disorder", *Acta Psychiatrica Scandinavica* 140 (2019): 158-68.

41 American Psychiatric Association, DSM-5 (2013): 663-66.

42 Christian G. Schmahl, Bernet M. Elzinga, Eric Vermetten et al., "Neural Correlates of Memories of Abandonment in Women with and Without Borderline Personality Disorder", *Biological Psychiatry* 54 (2003): 142-51.

43 Norman Rosten, *Marilyn: A única estória não revelada,* São Paulo: Nova Época, 1975.

44 Natalie Dinsdale e Bernard Crespi, "The Borderline Empathy Paradox: Evidence and Conceptual Models for Empathic Enhancements in Borderline Personality Disorder", *Journal of Personality Disorders* 27 (2013): 172-95.

45 Gregor Domes, Nicole Ower, Bernadette von Dawans et al., "Effects of Intranasal Oxytocin Administration on Empathy and Approach Motivation in Women with Borderline Personality Disorder: A Randomized Controlled Trial", *Translational Psychiatry Open Access* 9 (2019); doi:10.1038/s41398-019-0658-4.

46 Norman Mailer, *Marilyn: A Biography* (Nova York: Grosset & Dunlap, 1973), 86.

47 Mailer, *Marilyn*, 108.

48 Robert Wolf, Phillip Thomann, Fabio Sambataro et al., "Orbitofrontal Cortex and Impulsivity in Borderline Personality Disorder: An MRI Study of Baseline Brain Perfusion", *European Archives of Psychiatry and Clinical Neuroscience* 262 (2012): 677-85.

49 Barbara Stanley, Marc J. Gameroff, Venezia Michalsen et al., "Are Suicide Attempters Who Self-Mutilate a Unique Population?", *American Journal of Psychiatry* 158 (2001): 427-32.

50 John G. Gunderson e Lois W. Choi-Kain, "Working with Patients Who Self-Injure", *JAMA Psychiatry* 76 (2019): 976-77.

51 Randy A. Sansone, George A. Gaither e Douglas A. Songer, "Self-Harm Behaviors Across the Life Cycle: A Pilot Study of Inpatients with Borderline Personality", *Comprehensive Psychiatry* 43 (2002): 215-18.

52 P. Moran, C. Coffey, H. Romaniuk et al., "The Natural History of Self-Harm from Adolescence to Young Adulthood: A Population-Based Cohort Study", *The Lancet* 379 (2012): 236-43.

53 Paul H. Soloff, Kevin G. Lynch e Thomas M. Kelly, "Childhood Abuse as a Risk Factor for Suicidal Behavior in Borderline Personality Disorder", *Journal of Personality Disorders* 16 (2002): 201-14.

54 Nikolaus Kleindienst, Martin Bohus, Petra Ludascher et al., "Motives for Nonsuicidal Self-Injury Among Women with Borderline Personality Disorder", *Journal of Nervous and Mental Disease* 196 (2008): 230-36.

55 Rosemarie Kleutsch, Christian Schmahl, Inga Niedtfeld et al., "Alterations in Default Mode Network Connectivity During Pain Processing in Borderline Personality Disorder", *Archives of General Psychiatry* 69 (2012): 993-1002.

56 Thomas H. McGlashan, Carlos M. Grilo, Charles A. Sanislow et al., "Two-Year Prevalence and Stability of Individual DSM-IV Criteria for Schizotypal, Borderline, Avoidant, and Obsessive-Compulsive Personality Disorders: Toward a Hybrid Model of Axis II Disorders", *American Journal of Psychiatry* 162 (2005): 883-89.

CAPÍTULO TRÊS Raízes da síndrome borderline

1 Randy A. Sansone e Lori A. Sansone, "The Families of Borderline Patients: The Psychological Environment Revisited", *Psychiatry* 6 (2009): 19-24.

2 A. Amed, N. Ramoz, P. Thomas, et al., "Genetics of Borderline Personality Disorder: Systematic Review and Proposal of an Integrative Model", *Neuroscience & Biobehavioral Reviews* 40 (2014): 6-19.

3 Charlotte Skoglund, Annika Tiger, Christian Rück et al., "Familial Risk and Heritability of Diagnosed Borderline Personality Disorder: A Register Study of the Swedish Population", *Molecular Psychiatry*, publicado on-line em 3 de junho de 2019: 1-10; doi.org/10.1038/s41380-019-0442-0.

4 John G. Gunderson, Mary C. Zanarini, Lois W. Choi-Kain et al., "Family Study of Borderline Personality Disorder and Its Sectors of Psychopathology", *Archives of General Psychiatry* 68 (2011): 753-62.

5 M. A. Distel, J. J. Hottenga, T. J. Trull et al., "Chromosome 9: Linkage for Borderline Personality Disorder Features", *Psychiatric Genetics* 18 (2008): 302-7.

6 Ibid.

7 Joanne Ryan, Isabelle Chaudieu, Marie-Laure Ancelin et al., "Biological Underpinnings

of Trauma and Post-Traumatic Stress Disorder: Focusing on Genetics and Epigenetics", *Epigenomics* 8 (2016): 1553-69.

8 Jerold J. Kreisman e Hal Straus, *Sometimes I Act Crazy: Living with Borderline Personality Disorder* (Hoboken, NJ: Wiley, 2004), 13-15.

9 Katja Bertsch, Matthias Gamer, Brigitte Schmidt et al., "Oxytocin and Reduction of Social Threat Hypersensitivity in Women with Borderline Personality Disorder", *American Journal of Psychiatry* 170 (2013): 1169-77.

10 Sabine Herpertz e Katja Bertsch, "A New Perspective on the Pathophysiology of Borderline Personality Disorder: A Model of the Role of Oxytocin," *American Journal of Psychiatry* 172 (2015): 840-51.

11 Natalie Thomas, Caroline Gurvich e Jayashri Kulkarni, "Borderline Personality Disorder, Trauma, and the Hypothalamus-Pituitary-Adrenal Axis", *Neuropsychiatric Disease and Treatment* 15 (2019): 2601-12.

12 Barbara Stanley e Larry J. Liever, "The Interpersonal Dimension of Borderline Personality Disorder: Toward a Neuropeptide Model", *American Journal of Psychiatry* 167 (2010): 24-39.

13 Alan R. Prossin, Tiffany M. Love, Robert A. Koeppe et al., "Dysregulation of Regional Endogenous Opioid Function in Borderline Personality Disorder", *American Journal of Psychiatry* 167 (2010): 925-33.

14 Eric Lis, Brian Greenfield, Melissa Henry et al., "Neuroimaging and Genetics of Borderline Personality Disorder: A Review", *Journal of Psychiatry and Neuroscience* 32 (2007): 162-73.

15 Dan J. Stein, "Borderline Personality Disorder: Toward Integration", *CNS Spectrums* 14 (2009): 352-56.

16 Ning Yuan, Yu Chen, Yan Xia et al., "Inflammation-Related Biomarkers in Major Psychiatric Disorders: A Cross-Disorder Assessment of Reproducibility and Specificity in 43 Meta-Analyses", *Translational Psychiatry* 9 (2019): 1-13.

17 Paul A. Andrulonis, Bernard C. Glueck, Charles F. Stroebel et al., "Organic Brain Dysfunction and the Borderline Syndrome", *Psychiatric Clinics of North America* 4 (1980): 47-66.

18 Margaret Mahler, Fred Pine e Anni Bergman, *The Psychological Birth of the Human Infant* (Nova York: Basic Books, 1975).

19 Carta de T. E. Lawrence a Charlotte Shaw (18 de agosto de 1927), citada por John E. Mack, *A Prince of Our Disorder: The Life of T. E. Lawrence* (Boston: Little, Brown, 1976), 31.

20 Sally B. Smith, *Diana in Search of Herself* (Nova York: Random House, 1999), 38.

21 Jenna Kirtley, John Chiocchi, Jon Cole et al., "Stigma, Emotion Appraisal, and the Family Environment as Predictors of Carer Burden for Relatives of Individuals

Who Meet the Diagnostic Criteria of Borderline Personality Disorder", *Journal of Personality Disorders* 33 (2019): 497-514.

22 Andrea Fossati e Antonella Somma, "Improving Family Functioning to (Hopefully) Improve Treatment Efficacy of Borderline Personality Disorder: An Opportunity Not to Dismiss", *Psychopathology* 57 (2018): 149-59.

23 Norman Mailer, *Marilyn: A Biography* (Nova York: Grosset & Dunlap, 1973): 86.

24 *The Mail on Sunday* (1º de junho de 1986), citado em Sally B. Smith, *Diana in Search of Herself*, 10.

25 Andrew Morton, *Diana: Her True Story – In Her Own Words* (Nova York: Simon & Schuster, 1997), 33-34.

26 John G. Gunderson, John Kerr e Diane Woods Englund, "The Families of Borderlines: A Comparative Study", *Archives of General Psychiatry* 37 (1980): 27-33.

27 Hallie Frank e Joel Paris, "Recollections of Family Experience in Borderline Patients", *Archives of General Psychiatry* 38 (1981): 1031-34.

28 Ronald B. Feldman e Herta A. Gunman, "Families of Borderline Patients: Literal--Minded Parents, Borderline Parents, and Parental Protectiveness", *American Journal of Psychiatry* 141 (1984): 1392-96.

CAPÍTULO QUATRO A sociedade borderline

1 Christopher Lasch, *A cultura do narcisismo: A vida americana em uma era de expectativas decrescentes* (São Paulo: Fósforo Editora).

2 Louis Sass, "The Borderline Personality", *The New York Times Magazine* (22 de agosto de 1982), 13.

3 Peter L. Giovacchini, Psychoanalysis of Character Disorders (Nova York: Jason Aronson, 1975).

4 Christopher Lasch (1978): 5.

5 David S. Greenwald, *No Reason to Talk About It* (Nova York: Norton, 1987).

6 Paul A. Andrulonis, comunicação pessoal, 1987.

7 Patrick E. Jamieson e Dan Romer, "Unrealistic Fatalism in U.S. Youth Ages 14 to 22: Prevalence and Characteristics", *Journal of Adolescent Health* 42 (2008): 154-60.

8 World Health Organization, Global Health Estimates, "Adolescent Health Epidemiology", 2016.

9 Oren Miron, Kun Hsing Yu, Rachel Wilf-Miron et al., "Suicide Rates Among Adolescents and Young Adults in the United States, 2000-2017", *JAMA* 321 (2019): 2362-64.

10 Nikki Graf, "A Majority of U.S. Teens Fear a Shooting Could Happen at Their School, and Most Parents Share Their Concern", Pew Research Center, 18 de abril de 2018.

11 "Number, Time, and Duration of Marriages and Divorces", Washington, DC: U.S. Census Bureau, 2005: 7-10; Philip N. Cohen, "The Coming Divorce Decline", *Socius* 5 (2019): 1-6; https://doi.org/10.1177/2378023119873497.

12 Philip N. Cohen, "The Coming Divorce Decline", *Socius* 5 (2019): 1-6; https://doi.org/10.1177/2378023119873497.

13 Christopher Lasch, *A cultura do narcisismo*.

14 Pew Research Center, Fact Sheet, 14 de maio de 2019, https://www.pewforum.org/fact-sheet/changing-attitudes-on-gay-marriage.

15 Robert P. Jones e Daniel Cox, "How Race and Religion Shape Millennial Attitudes on Sexuality and Reproductive Health", Findings from the 2015 Millennials, Sexuality, and Reproductive Survey, Public Research Institute, 2015.

16 Jason Fields, "Children's Living Arrangements and Characteristics: March 2002", Current Population Reports, P20-547, U.S. Census Bureau, 2003.

17 U.S. Census Bureau Report, "American Families and Living Arrangements", 17 de novembro de 2016.

18 Stephanie Kramer, "U.S. Has Highest Rate of Children Living in Single-Parent Households", Pew Research Center, 12 de dezembro de 2019.

19 Jason Fields, U.S. Census Bureau, 2003.

20 Edward F. Zigler, "A Solution to the Nation's Child Care Crisis", artigo apresentado no National Health Policy Forum, Washington, DC (1987), 1.

21 U.S. Department of Health and Human Services Administration for Children and Families, *Child Maltreatment 2003* (Washington, DC: U.S. Government Printing Office, 2003), Summary of Key Findings, 4-34.

22 David Brooks, "The Nuclear Family Was a Mistake", *The Atlantic* (março de 2020).

23 U.S. Department of Health and Human Services Administration for Children, Youth, and Families, Child Maltreatment 2007 (Washington, DC: U.S. Government Printing Office, 2009), 24.

24 Judith L. Herman, Father-Daughter Incest (Cambridge, MA: Harvard University Press, 1981).

25 National Clearinghouse on Child Abuse and Neglect Information, Long-Term Consequences of Child Abuse and Neglect, Washington, DC, 2005.

26 Susan Jacoby, "Emotional Child Abuse: The Invisible Plague", *Glamour* (outubro de 1984); Edna J. Hunter, citado em USA Today (agosto de 1985): 11.

27 W. Hugh Missildine, *Your Inner Child of the Past* (Nova York: Simon & Schuster, 1963).

28 Judith Wallerstein e J. B. Kelly, "The Effect of Parental Divorce: Experiences of the Preschool Child", *Journal of the American Academy of Child Psychiatry* 14 (1975): 600-16.

29 Ibid.

30 M. Hetherington, "Children and Divorce", em *Parent-Child Interaction: Theory, Research, and Prospect*, org. R. Henderson, *Psychiatric Opinion* 11 (1982): 6-15.

31 David A. Brent, Joshua A. Perper, Grace Moritz et al., "Post-Traumatic Stress Disorders in Peers of Adolescent Suicide Victims: Predisposing Factors and Phenomenology", *Journal of the American Academy of Child and Adolescent Psychiatry* 34 (1995): 209-15.

32 Chaim F. Shatan, "Through the Membrane of Reality: Impacted Grief and Perceptual Dissonance in Vietnam Combat Veterans", *Psychiatric Opinion* 11 (1974): 6-15.

33 Chaim F. Shatan, "The Tattered Ego of Survivors", *Psychiatric Annals* 12 (1982): 1031-38.

34 "Concern Mounts Over Rising Troop Suicides", CNN.com, 3 de fevereiro de 2008; www.cnn.com/2008/US/02/01/military.suicides (acessado em 18 de agosto de 2009).

35 Chaim F. Shatan, "War Babies", *American Journal of Orthopsychiatry* 45 (1975): 289.

36 "Faith in Flux: Changes in Religious Affiliation in the U.S.", Pew Forum on Religion and Public Life, 27 de abril de 2009, http://pewforum.org/Faith-in-Flux.aspx (acessado em 7 de julho de 2010).

37 Amanda Lenhart e Mary Madden, "Social Networking Websites and Teens", Pew Internet and American Life Project, 7 de janeiro de 2007, www.pewinternet.org/Reports/2007/Social-Networking-Websites-and-Teens.aspx (acessado em 2 de setembro de 2009).

38 Monica Anderson e Jinjing Jiang, "Teens, Social Media, and Technology", Pew Research Center, https://www.pewresearch.org/internet/2018/05/31/teens-social-media-technology-2018.

39 Robin Hamman, "Blogging4business: Social Networking and Brands", Cybersoc.com, 4 de abril de 2007, www.cybersoc.com/2007/04/blogging4busine /(acessado em 14 de setembro de 2009). Artigo apresentado em 4 de abril de 2007 resumindo os achados da Microsoft.

40 Jean M. Twenge e W. Keith Campbell, *The Narcissism Epidemic: Living in the Age of Entitlement* (Nova York: Free Press, 2009), 1-4.

41 Amanda Lenhart, "Teens and Mobile Phones over the Past Five Years", Pew Research Center, 2009.

42 "Mass Shooting Tracker", *Mass Shooting Tracker*. Arquivado a partir do original em 14 de janeiro de 2018.

43 Michael S. Schmidt, "F.B.I. Confirms a Sharp Rise in Mass Shootings Since 2000", *The New York Times*, 24 de setembro de 2014; "Mass Shootings in America 2009-2020", Everytownresearch.org (acessado em 25 de abril de 2020).

44 "Healthcare, Mass Shootings, 2020 Presidential Election Causing Americans Significant Stress", American Psychological Association, Stress in America Survey, 2019.

45 Substance Abuse and Mental Health Services Administration (SAMHSA), *Key Substance Use and Mental Health Indicators in the U.S.: Results from the National Survey on Drug Use and Health* (Rockville, MD: Center for Behavioral Health Statistics and Quality, 2019).

46 Larry Alton, "We're Underestimating the Role of Social Media in Mass Shootings, and It's Time to Change", thenextweb.com (acessado em 6 de maio de 2020).

47 Jonathan Wareham, "Should Social Media Platforms Be Regulated?", *Forbes*, 10 de fevereiro de 2020.

48 Nili Solomonov e Jacques P. Barber, "Conducting Psychotherapy in the Trump Era: Therapists' Perspectives on Political Self-Disclosure, the Therapeutic Alliance, and Politics in the Therapy Room", *Journal of Clinical Psychology* 75 (2019): 1508-18.

49 Sarah R. Lowe e Sandro Galea, "The Mental Health Consequences of Mass Shootings", *Trauma, Violence, and Abuse* 18 (2017): 62-82.

50 Sarah R. Lowe e Sandro Galea, 2017, 79-82.

51 Declarações no programa MSNBC All In, com Chris Hayes, 12 de março de 2020, e na MSNBC News, 14 de março de 2020.

52 Megan A. Moreno, "Cyberbullying", *JAMA Pediatrics* 168 (2014): 500.

53 Mitch van Geel, Paul Vedder e Jenny Tanilon, "Relationship Between Peer Victimization, Cyberbullying, and Suicide in Children and Adolescents: A Meta-analysis", *JAMA Pediatrics* 168 (2014): 435-42.

54 "Identity Theft by Households, 2005-2010", U.S. Department of Justice, Bureau of Justice Statistics, 2011, NCJ 236245; "Victims of Identity Theft, 2016", Bureau of Justice Statistics, 2019, NCJ 251147.

55 GlobalWebIndex (2015), "The Demographics of Tinder Users" (acessado em 27 de abril de 2020).

56 "Crimes Linked to Tinder and Grindr Increase Seven-Fold", Daily Telegraph (Reino Unido), 16 de março de 2016; Alyssa Murphy, "Dating Dangerously: Risks Lurking Within Mobile Dating Apps", *Catholic University Journal of Law and Technology* 26 (2018).

57 J. Strubel e T. A. Petrie, "Love Me Tinder: Body Image and Psychosocial Functioning Among Men and Women", *Body Image* 21 (2017): 34-38.

CAPÍTULO SEIS Parentes e amigos: como lidar

1. C. Porter, J. Palmier-Claus, A. Branitsky et al., "Childhood Adversity and Borderline Personality Disorder: A Meta-analysis", *Acta Psychiatrica Scandinavica* 141 (2020): 6-20.

2. Jasmin Wertz, Avshalom Caspi, Antony Ambler et al., "Borderline Symptoms at Age 12 Signal Risk for Poor Outcomes During the Transition to Adulthood: Findings from a Genetically Sensitive Longitudinal Cohort Study", *Journal of the American Academy of Child and Adolescent Psychiatry* 59 (2020): 1165-77.e2.

3. Andrew M. Chanen, Martina Jovev e Henry J. Jackson, "Adaptive Functioning and Psychiatric Symptoms in Adolescents with Borderline Personality Disorder", *Journal of Clinical Psychiatry* 68 (2007): 297-306.

4. David A. Brent, Joshua A. Perper, Charles E. Goldstein et al., "Risk Factors for Adolescent Suicide: A Comparison of Adolescent Suicide Victims with Suicidal Inpatients", *Archives of General Psychiatry* 45 (1988): 581-88.

5. Alexander McGirr, Joel Paris, Alain Lesage et al., "Risk Factors for Suicide Completion in Borderline Personality Disorder: A Case-Control Study of Cluster B Comorbidity and Impulsive Aggression", *Journal of Clinical Psychiatry* 68 (2007): 721-29.

6. Trees Juurlink, Margreet Ten Have, Femke Lamers et al., "Borderline Personality Symptoms and Work Performance: A Population-Based Survey", *BMC Psychiatry* 18 (2018): 202.

7. Jerold J. Kreisman e Hal Straus, *Sometimes I Act Crazy: Living with Borderline Personality Disorder* (Hoboken, NJ: Wiley, 2004).

8. Jerold J. Kreisman, *Talking to a Loved One with Borderline Personality Disorder: Communication Skills to Manage Intense Emotions, Set Boundaries & Reduce Conflict* (Oakland, CA: New Harbinger, 2018).

9. Barbara Stanley, Marc Gameroff, Venezia Michalsen et al., "Are Suicide Attempters Who Self-Mutilate a Unique Population?", *American Journal of Psychiatry* 158 (2001): 427-32.

10. Randy Sansone, George Gaither e Douglas Songer, "Self-Harm Behaviors Across the Life Cycle: A Pilot Study of Inpatients with Borderline Personality Disorder", *Comprehensive Psychiatry* 43 (2002): 215-18.

11. Leo Sher, Sarah Rutter, Antonia New et al., "Gender Differences and Similarities in Aggression, Suicidal Behavior, and Psychiatric Comorbidity in Borderline Personality Disorder", *Acta Psychiatrica Scandinavica* 139 (suplemento) (2019): 145-53.

12. Galit Geulayov, Deborah Casey, Liz Bale et al., "Suicide Following Presentation to Hospital for Non-fatal Self-Harm in the Multicentre Study of Self-Harm: A Long-Term Follow-up Study", *The Lancet Psychiatry* 6 (2019): 1021-30.

13 Anna Szücs, Katalin Szanto, Aidan Wright et al., "Personality of Late- and Early-Onset Elderly Suicide Attempters", *International Journal of Geriatric Psychiatry* 35 (2020): 384-95.

14 Hannah Gordon, Selina Nath, Kylee Trevillion et al., "Self-Harm Ideation, and Mother-Infant Interactions: A Prospective Cohort Study", *Journal of Clinical Psychiatry* 80 (2019): 37-44.

15 J. J. Muehlenkamp, L. Claes, L. Havertape et al., "International Prevalence of Adolescent Non-Suicidal Self-Injury and Deliberate Self-Harm", *Child and Adolescent Psychiatry and Mental Health* 6 (2012): artigo no 10; doi: 10.1186/1753-2000-6-10.

16 Bryan Denny, Jin Fan, Samuel Fels et al., "Sensitization of the Neural Salience Network to Repeated Emotional Stimuli Following Initial Habituation in Patients with Borderline Personality Disorder", *American Journal of Psychiatry* 175 (2018): 657-64.

CAPÍTULO SETE Como buscar, encontrar e perseverar na terapia

1 Associação Americana de Psiquiatria, "Practice Guideline for the Treatment of Patients with Borderline Personality Disorder", *American Journal of Psychiatry* 158 (2001, suplemento de outubro): 4.

2 Paul Links, Ravi Shah e Rahel Eynan, "Psychotherapy for Borderline Personality Disorder: Progress and Remaining Challenges", *Current Psychiatry Reports* 19 (2017): 16.

3 Otto Kernberg, *Borderline Conditions and Pathological Narcissism* (Nova York: Jason Aronson, 1975).

4 James F. Masterson, *Psychotherapy of the Borderline Adult* (Nova York: Brunner/Mazel, 1976).

5 Norman D. Macaskill, "Therapeutic Factors in Group Therapy with Borderline Patients", *International Journal of Group Psychotherapy* 32 (1982): 61-73.

6 Wendy Froberg e Brent D. Slife, "Overcoming Obstacles to the Implementation of Yalom's Model of Inpatient Group Psychotherapy", *International Journal of Group Psychotherapy* 37 (1987): 371-88.

7 Leonard Horwitz, "Indications for Group Therapy with Borderline and Narcissistic Patients", *Bulletin of the Menninger Clinic* 1 (1987): 248-60.

8 Judith K. Kreisman e Jerold J. Kreisman, "Marital and Family Treatment of Borderline Personality Disorder", em Family Treatment of Personality Disorders: Advances in Clinical Practice, org. Malcolm M. MacFarlane (Nova York: Haworth Clinical Practice Press, 2004): 117-48.

9 Bina Nir, "Transgenerational Transmission of Holocaust Trauma and Its Expressions in Literature", *Genealogy* 2 (2018): 49; https://doi.org/10.3390/genealogy2040049.

10 Maria Ridolfi, Roberta Rossi, Giorgia Occhialini et al., "A Clinical Trial of a Psychoeducation Group Intervention for Patients with Borderline Personality Disorder", *Journal of Clinical Psychiatry* 81 (2020): 41-46.

11 Thomas A. Widiger e Allen J. Frances, "Epidemiology and Diagnosis, and Comorbidity of Borderline Personality Disorder", em *American Psychiatric Press Review of Psychiatry*, org. Allen Tasman, Robert E. Hales e Allen J. Frances, vol. 8 (Washington, DC: American Psychiatric Publishing, 1989): 8-24.

CAPÍTULO OITO Abordagens psicoterapêuticas específicas

1 Anna Bartak, Djora I. Soeteman, Roes Verheul et al., "Strengthening the Status of Psychotherapy for Personality Disorders: An Integrated Perspective on Effects and Costs", *Canadian Journal of Psychiatry* 52 (2007): 803-9.

2 John G. Gunderson, *Borderline Personality Disorder: A Clinical Guide*, 2ª ed. (Washington, DC: American Psychiatric Publishing, 2008): 242-43.

3 Cameo F. Borntrager, Bruce F. Chorpita, Charmaine Higa-McMillan et al., "Provider Attitudes Toward Evidence-Based Practices: Are the Concerns with the Evidence or with the Manuals?", *Psychiatric Services* 60 (2009): 677-81.

4 Aaron T. Beck, Arthur Freeman e Denise D. Davis, *Cognitive Therapy of Personality Disorders*, 2ª ed. (Nova York: Guilford, 2004).

5 Marsha M. Linehan, *Cognitive-Behavioral Treatment of Borderline Personality Disorder* (Nova York: Guilford, 1993).

6 Marsha M. Linehan, *DBT Skills Training Handouts and Worksheets*, 2ª ed. (Nova York: Guilford, 2014).

7 Nancee Blum, Bruce Pfohl, Don St. John et al., "STEPPS: A Cognitive-Behavioral Systems-Based Group Treatment for Outpatients with Borderline Personality Disorder – A Preliminary Report", *Comprehensive Psychiatry* 43 (2002): 301-10.

8 Donald Black e Nancee Blum, Systems Training for Emotional Predictability and Problem Solving for Borderline Personality Disorder: Implementing STEPPS Around the Globe, 1ª ed. (Nova York: Oxford University Press, 2017).

9 Jeffrey E. Young, Janet S. Klosko, e Marjorie E. Weishaar, *Schema Therapy: A Practitioner's Guide* (Nova York: Guilford, 2003).

10 Otto F. Kernberg, Michael A. Selzer, Harold W. Koeningsberg et al., *Psychodynamic Psychotherapy of Borderline Patients* (Nova York: Basic Books, 1989).

11 Frank E. Yeomans, John F. Clarkin e Otto F. Kernberg, *A Primer for Transference--Focused Psychotherapy for the Borderline Patient* (Lanham, MD: Jason Aronson, 2002).

12 Peter Fonagy, "Thinking About Thinking: Some Clinical and Theoretical Considerations in the Treatment of a Borderline Patient", *International Journal of Psychoanalysis* 72, parte 4 (1991): 639-56.

13 Anthony Bateman e Peter Fonagy, "Mentalization-Based Treatment", *Journal for Mental Health Professionals* 33 (2013): 595-613.

14 Anthony Bateman e Peter Fonagy, *Mentalization-Based Treatment for Borderline Personality Disorder: A Practical Guide* (Oxford, Reino Unido: Oxford University Press, 2006).

15 Anthony Bateman e Peter Fonagy, "8-Year Follow-Up of Patients Treated for Borderline Personality Disorder: Mentalization-Based Treatment Versus Treatment as Usual", *American Journal of Psychiatry* 165 (2008): 631-38.

16 Maaike Smits, Dine Feenstra, Hester Eeren et al., "Day Hospital versus Intensive Out-Patient Mentalisation-Based Treatment for Borderline Personality Disorder: Multicentre Randomised Clinical Trial", *British Journal of Psychiatry* 216 (2020): 79-84.

17 John Gunderson, *Handbook of Good Psychiatric Management for Borderline Personality Disorder* (Washington, D.C.: American Psychiatric Publishing, 2014).

18 Robert J. Gregory e Anna L. Remen, "A Manual-Based Psychodynamic Therapy for Treatment-Resistant Borderline Personality Disorder", *Psychotherapy: Theory, Research, Practice, Training* 45 (2008): 15-27.

19 Eric M. Plakun, "Making the Alliance and Taking the Transference in Work with Suicidal Borderline Patients", *Journal of Psychotherapy Practice and Research* 10 (2001): 269-76.

20 Allan Abbass, Albert Sheldon, John Gyra et al., "Intensive Short-Term Dynamic Psychotherapy for DSM-IV Personality Disorders: A Randomized Controlled Trial", *Journal of Nervous and Mental Disease* 196 (2008): 211-16.

21 Antonio Menchaca, Orietta Perez e Astrid Peralta, "Intermittent-Continuous Eclectic Therapy: A Group Approach for Borderline Personality Disorder", *Journal of Psychiatric Practice* 13 (2007): 281-84.

22 John F. Clarkin, Kenneth N. Levy, Mark F. Lenzenweger et al., "Evaluating Three Treatments for Borderline Personality Disorder: A Multiwave Study", *American Journal of Psychiatry* 164 (2007): 922-28.

23 Josephine Giesen-Bloo, Richard van Dyck, Philip Spinhoven et al., "Outpatient Psychotherapy for Borderline Personality Disorder: Randomized Trial of Schema--Focused Therapy vs. Transference-Focused Psychotherapy", *Archives of General Psychiatry* 63 (2006): 649-58.

24 Antoinette D. I. van Asselt e Carmen D. Dirksen, "Outpatient Psychotherapy for Borderline Personality Disorder: Cost-Effectiveness of Schema-Focused Therapy vs. Transference-Focused Psychotherapy", *British Journal of Psychiatry* 192 (2008): 450-57.

25 Shelley McMain, Tim Guimond, David Steiner et al., "Dialectical Behavior Therapy Compared with General Psychiatric Management for Borderline Personality Disorder: Clinical Outcomes and Functioning Over a 2-Year Follow-Up", *American Journal of Psychiatry* 169 (2012): 650-61.

26 Robert J. Gregory e S. Sachdeva, "Naturalistic Outcomes of Evidence-Based Therapies for Borderline Personality Disorder at a Medical University Clinic", *American Journal of Psychotherapy* 70 (2016): 167-84.

CAPÍTULO NOVE Remédios: a ciência e a promessa

1 Ted Reichborn-Kjennerud, "Genetics of Personality Disorders", Psychiatric Clinics of North America 31 (2008): 421-40.

2 Randy A. Sansone e Lori A. Sansone, "The Families of Borderline Patients: The Psychological Environment Revisited", *Psychiatry* 6 (2009): 19-24.

3 Bernadette Grosjean e Guochuan E. Tsai, "NMDA Neurotransmission as a Critical Mediator of Borderline Personality Disorder", *Journal of Psychiatry and Neuroscience* 32 (2007): 103-15.

4 Antonia S. New, Marianne Goodman, Joseph Triebwasser et al., "Recent Advances in the Biological Study of Personality Disorders", Psychiatric Clinics of North America 31 (2008): 441-61.

5 Bonnie Jean Steinberg, Robert L. Trestman e Larry J. Siever, "The Cholinergic and Noradrenergic Neurotransmitter Systems and Affective Instability in Borderline Personality Disorder", em *Biological and Neurobehavioral Studies of Borderline Personality Disorder* (Washington, DC: American Psychiatric Publishing, 2005): 41-62.

6 Katja Bertsch, Ilinca Schmidinger, Inga D. Neumann et al., "Reduced Plasma Oxytocin Levels in Female Patients with Borderline Personality Disorder", *Hormones and Behavior* 63 (2013): 424-29.

7 Mary C. Zanarini, Catherine R. Kimble e Amy A. Williams, "Neurological Dysfunction in Borderline Patients and Axis II Control Subjects," em Biological and Neurobehavioral Studies of Borderline Personality Disorder (Washington, DC: American Psychiatric Publishing, 2005): 159-75.

8 José Manuel De la Fuente, Julio Bobes, Coro Vizuete et al., "Neurologic Soft Signs in Borderline Personality Disorder," *Journal of Clinical Psychiatry* 67 (2006): 541-46.

9 Eric Lis, Brian Greenfield, Melissa Henry et al., "Neuroimaging and Genetics of Borderline Personality Disorder: A Review," *Journal of Psychiatry and Neuroscience* 32 (2007): 162-73.

10 Niall McGowan, Guy Goodwin, Amy Bilderbeck et al., "Actigraphic Patterns, Impulsivity and Mood Instability in Bipolar Disorder, Borderline Personality Disorder and Healthy Controls", *Acta Psychiatrica Scandinavica* 141 (2020): 374-84.

11 Associação Americana de Psiquiatria, "Practice Guideline for the Treatment of Patients with Borderline Personality Disorder", *American Journal of Psychiatry* 158 (2001, suplemento de outubro).

12 Mary C. Zanarini e Frances R. Frankenburg, "Omega-3 Fatty Acid Treatment of Women with Borderline Personality Disorder: A Double- Blind Placebo-Controlled Pilot Study", *American Journal of Psychiatry* 160 (2003): 167-69.

13 Christopher Pittenger, John H. Krystal e Vladimir Coric, "Initial Evidence of the Beneficial Effects of Glutamate-Modulating Agents in the Treatment of Self-Injurious Behavior Associated with Borderline Personality Disorder" (carta ao editor), *Journal of Clinical Psychiatry* 66 (2005): 1492-93.

14 Kyle Lapidus, Laili Soleimani e James Murrough, "Novel Glutamatergic Drugs for the Treatment of Mood Disorders", *Neuropsychiatric Disease and Treatment* 9 (2013): 1101-12.

15 Ulrike Feske, Benoit Mulsant, Paul Pilkonis et al., "Clinical Outcome of ECT in Patients with Major Depression and Comorbid Borderline Personality Disorder", *American Journal of Psychiatry* 161 (2004): 2073-80.

16 Kfir Feffer, Sarah K. Peters, Kamaldeep Bhui et al., "Successful Dorsomedial Prefrontal rTMS for Major Depression in Borderline Personality Disorder: Three Cases", *Brain Stimulation* 10 (2017): 716-17.

17 Associação Americana de Psiquiatria, *Diagnostic and Statistical Manual of Mental Disorders*, 3ª ed. (DSM-III-R) (Washington, DC: Associação Americana de Psiquiatria, 1987): 16.

18 Michael H. Stone, *The Fate of Borderline Patients: Successful Outcome and Psychiatric Practice* (Nova York: Guilford, 1990).

19 Wiebke Bleidorn, Patrick Hill, Mitza Back et al., "The Policy Relevance of Personality Traits", *American Psychologist* 74 (2019): 1056-67.

20 Mary C. Zanarini, Frances R. Frankenburg, John Hennen et al., "The McLean Study of Adult Development (MSAD): Overview and Implications of the First Six Years of Prospective Follow-Up", *Journal of Personality Disorders* 19 (2005): 505-23.

21 Andrew E. Skodol, John G. Gunderson, M. Tracie Shea et al., "The Collaborative Longitudinal Personality Disorders Study: Overview and Implications", *Journal of Personality Disorders* 19 (2005): 487-504.

22 John G. Gunderson, Robert L. Stout, Thomas H. McGlashan et al., "Ten-Year Course of Borderline Personality Disorder: Psychopathology and Function from the Collaborative Longitudinal Personality Disorders Study", *Archives of General Psychiatry* 68 (2011): 827-37.

CAPÍTULO DEZ Compreender e curar

1 Andrew Morton, *Diana: Sua nova vida* (Rio de Janeiro: Record, 1994), 155.

APÊNDICE A Modelos alternativos para o diagnóstico do TPB

1 Manual Diagnóstico e Estatístico de Transtornos Mentais (DSM-5), 5ª ed. (Washington, DC: Associação Americana de Psiquiatria, 2013): 645.

2 Lee Anna Clark, Bruce Cuthbert, Roberto Lewis-Fernandez et al., "Three Approaches to Understanding and Classifying Mental Disorder: ICD- 11, DSM-5, and the National Institute of Mental Health's Research Domain Criteria (RDoC)", *Psychological Science in the Public Interest* 18 (2017): 72-145.

3 Manual Diagnóstico e Estatístico de Transtornos Mentais (DSM-5), 5ª ed. : 663-66.

4 Classificação Internacional de Doenças, 10ª revisão (ICD-10) (Genebra: Organização Mundial da Saúde, 1992).

5 Classificação Internacional de Doenças, 11ª revisão proposta (ICD-11) (Genebra: Organização Mundial da Saúde, 2019).

6 Joel Yager e Robert E. Feinstein, "Potential Applications of the National Institute of Mental Health's Research Domain Criteria (RDoC) to Clinical Psychiatric Practice: How RDoC Might Be Used in Assessment, Diagnostic Processes, Case Formulation, Treatment Planning, and Clinical Notes", *Journal of Clinical Psychiatry* 78 (2017): 423-32.

7 K. Bertsch, Section Editor, "The NIMH Research Domain Criteria (RDoC) Initiative and Its Implications for Research on Personality Disorder", *Current Psychiatry Reports* 21 (2019).

APÊNDICE B Evolução da síndrome borderline

1 Michael H. Stone, "The Borderline Syndrome: Evolution of the Term, Genetic Aspects, and Prognosis", *American Journal of Psychotherapy* 31 (1977): 345-65.

2 Adolph Stern, "Psychoanalytic Investigation of and Therapy in the Border Line Group of Neuroses", *Psychoanalytic Quarterly* 7 (1938): 467-89.

3 Gregory Zilboorg, "Ambulatory Schizophrenia", *Psychiatry* 4 (1941): 149-55.

4 Paul Hoch e Philip Polatin, "Pseudoneurotic Forms of Schizophrenia", *Psychiatric Quarterly* 23 (1949): 248-76.

5 Gustav Bychowski, "The Problem of Latent Psychosis", *Journal of the American Psychoanalytic Association* 4 (1953): 484-503.

6 *Diagnostic and Statistical Manual of Mental Disorders*, 2ª ed. (DSM-II) (Washington, DC: Associação Americana de Psiquiatria, 1968).

7 Helene Deutsch, "Some Forms of Emotional Disturbance and the Relationship to Schizophrenia", *Psychoanalytic Quarterly* 11 (1942): 301-21.

8 Robert P. Knight, "Borderline States", *Bulletin of the Menninger Clinic* 17 (1953): 1-12.

9 Roy R. Grinker, Beatrice Werble e Robert C. Drye, *The Borderline Syndrome* (Nova York: Basic Books, 1968).

10 Otto Kernberg, "Borderline Personality Organization", *Journal of the American Psychoanalytic Association* 15 (1967): 641-85.

11 Otto Kernberg, *Borderline Conditions and Pathological Narcissism* (Nova York: Jason Aronson, 1975).

CONHEÇA ALGUNS DESTAQUES DE NOSSO CATÁLOGO

- Augusto Cury: Você é insubstituível (2,8 milhões de livros vendidos), Nunca desista de seus sonhos (2,7 milhões de livros vendidos) e O médico da emoção
- Dale Carnegie: Como fazer amigos e influenciar pessoas (16 milhões de livros vendidos) e Como evitar preocupações e começar a viver
- Brené Brown: A coragem de ser imperfeito – Como aceitar a própria vulnerabilidade e vencer a vergonha (600 mil livros vendidos)
- T. Harv Eker: Os segredos da mente milionária (2 milhões de livros vendidos)
- Gustavo Cerbasi: Casais inteligentes enriquecem juntos (1,2 milhão de livros vendidos) e Como organizar sua vida financeira
- Greg McKeown: Essencialismo – A disciplinada busca por menos (400 mil livros vendidos) e Sem esforço – Torne mais fácil o que é mais importante
- Haemin Sunim: As coisas que você só vê quando desacelera (450 mil livros vendidos) e Amor pelas coisas imperfeitas
- Ana Claudia Quintana Arantes: A morte é um dia que vale a pena viver (400 mil livros vendidos) e Pra vida toda valer a pena viver
- Ichiro Kishimi e Fumitake Koga: A coragem de não agradar – Como se libertar da opinião dos outros (200 mil livros vendidos)
- Simon Sinek: Comece pelo porquê (200 mil livros vendidos) e O jogo infinito
- Robert B. Cialdini: As armas da persuasão (350 mil livros vendidos)
- Eckhart Tolle: O poder do agora (1,2 milhão de livros vendidos)
- Edith Eva Eger: A bailarina de Auschwitz (600 mil livros vendidos)
- Cristina Núñez Pereira e Rafael R. Valcárcel: Emocionário – Um guia lúdico para lidar com as emoções (800 mil livros vendidos)
- Nizan Guanaes e Arthur Guerra: Você aguenta ser feliz? – Como cuidar da saúde mental e física para ter qualidade de vida
- Suhas Kshirsagar: Mude seus horários, mude sua vida – Como usar o relógio biológico para perder peso, reduzir o estresse e ter mais saúde e energia

sextante.com.br